RESONANCIA MAGNÉTICA PARA TÉCNICOS

Conceptos básicos

Eloy Calvo Pérez

Resonancia Magnética para Técnicos
Conceptos básicos
© Eloy Calvo Pérez
e-mail: eloycalvop@gmail.com
http://tecnicaradiologica-ecp.jimdo.com
© Fotografía de portada: Eloy Calvo Pérez.
I.S.B.N.: 9781520879116

Índice

CAUSAS Y RAZONES

Pertenezco, por edad, a una generación de Técnicos Especialistas que se formaron justo cuando las aplicaciones médicas de la RMN estaban dando sus primeros pasos. Quiere esto decir que ni los principios físicos en que se basa esta técnica de imagen ni sus usos en el diagnóstico médico estaban incluidos en los planes de estudio. Me estoy refiriendo a la mitad de la década de los ochenta.

Mi primer contacto con un equipo de RMN corrió paralelo a la llegada del nuevo siglo y he de reconocer que no fue fácil. A la par que el manejo del equipo había que incorporar nuevos conceptos, muchos de ellos, desconocidos para mí hasta ese momento.

La mayor dificultad radicó en encontrar bibliografía sencilla y acorde con el nivel que un Técnico debía poseer. Probablemente por no saber buscar, todo lo que encontraba tenía un nivel demasiado alto para lo que yo precisaba. Equivocadamente, o no, concluí que la Resonancia Magnética, a nivel teórico, no era una materia fácil.

En el verano de 2004 tuve la oportunidad de realizar un curso de "Introducción a la biofísica de la Resonancia Magnética" organizado y dirigido por el profesor Jaume Gili, en el Hospital Vall d´Hebron en Barcelona. En ese momento terminé de descubrir toda la dificultad de este fenómeno físico pero también, lo que es más importante, que existían herramientas pedagógicas para abordar su estudio de una forma mucho más didáctica.

En 2006 me comprometí en un proyecto educativo para impartir docencia, en la formación de alumnos del Ciclo Superior de Imagen Diagnóstica, en el Hospital Universitario de Guadalajara. Durante estos últimos años, aquel curso y el profesor Gili han estado siempre presentes. Siempre que he tenido oportunidad, dentro y fuera de las aulas, me he referido a él y quiero, desde aquí, otorgarle mi agradecimiento pues mi interés actual por la Resonancia Magnética, y mis modestos conocimientos, se los debo a aquel curso.

Durante los años que he impartido clases de Resonancia, a futuros Técnicos, he corroborado muchas de las circunstancias por las que yo atravesé y que han quedado ya reflejadas. He de decir, sin falsa modestia, que sin un gran esfuerzo didáctico, por mi parte, muchos de los contenidos de la materia hubieran pasado "sin pena ni gloria".

Y es esto, en definitiva, lo que quiero resaltar como colofón a esta introducción: el fenómeno de Resonancia no es fácil de entender, pero si uno se "fabrica" modelos didácticos que le ayuden a comprenderlo habrá dado el primer paso para facilitar la comprensión por parte de los demás.

A este objetivo, y con la ayuda de muchos autores, voy a dedicar las páginas siguientes.

Intentaré sistematizar toda la información que ha constituido la materia de mis clases durante los últimos 7 años y procuraré hacerlo al nivel que un Técnico requiere.

Si, una vez concluido, el empeño sirve de ayuda a futuros Técnicos o, simplemente, a mis compañeros de Hospital me sentiré más que satisfecho.

Guadalajara, Abril de 2012- Diciembre de 2013

PRINCIPIOS FÍSICOS Y SECUENCIAS CLÁSICAS

¿A QUÉ LLAMAMOS RESONANCIA MAGNÉTICA?

A cualquiera que formulemos esta pregunta, a nivel de la calle, nos dará una respuesta que no se alejará demasiado de la realidad. Un aparato para estudiar el cuerpo humano, una técnica de diagnóstico por imagen, un "tomógrafo" para el diagnóstico de diferentes patologías…

Efectivamente la Resonancia Magnética (RM), en su vertiente práctica, es esencialmente eso. Pero, antes que nada, tiene una formulación teórica que es la que permite, en la práctica, su utilización para el diagnóstico y seguimiento de diferentes patologías y enfermedades.

La RM es una técnica de diagnóstico que vio la luz en 1946. Sus "padres", los físicos *Edward Purcell* de la Universidad de Harvard y *Felix Bloch* de la Universidad de Stanford, obtuvieron por sus trabajos el Premio Nobel de Física en 1952.

Muchos años después las investigaciones en el campo de la RM merecieron otros dos premios Nobel. En 1991 *R.R. Ernst* obtuvo el premio Nobel de Química, por sus investigaciones en el campo de la espectroscopia por RM, y *a Paul Lauterbur* y *Peter Mansfield* les fue concedido el Nobel de Medicina y Fisiología en 2003 por el desarrollo de la técnica de la imagen por RM.

En un principio, el método se utilizó para realizar estudios de espectroscopia en objetos sólidos con el fin de analizarlos y estudiar su estructura interna.

A principios de los años 70 se tuvo la certeza de que esta técnica podía facilitar imágenes y fue entonces cuando se probó con seres humanos y se patentó el primer equipo de RM para diferenciar tejidos. Diez años más tarde, en 1981, se instaló, en Londres, el primer prototipo de tomógrafo por Resonancia Magnética y dos años más tarde, en 1983, se instaló en el *Centre Mèdic de Ressonància Magnètica* de Barcelona el que sería el primer equipo de RM, para diagnóstico humano, que se ubicara en España.

Han transcurrido tres décadas desde entonces y la RM se ha consolidado como una técnica diagnóstica que produce imágenes de muy alta calidad, de los órganos y estructuras del cuerpo humano, permitiendo estudiar numerosas lesiones y enfermedades incluso en etapas iniciales.

Conocidos los orígenes de esta técnica de imagen es el momento de definir los principios físicos en que se basa.

*Podemos resumir la RM como un **fenómeno físico por el cual ciertas partículas**, como los electrones y los protones, **y los núcleos atómicos con un número impar de protones** (Z impar) **y/o un número impar de neutrones** (N impar) **pueden absorber de manera selectiva energía de radiofrecuencia cuando son colocados bajo un potente campo magnético**.*

Aunque no es el único núcleo atómico que presenta este fenómeno (C-13, N-15, F-19, P-31…), las imágenes de RM utilizadas en el diagnóstico clínico se obtienen a partir de la información que suministra el núcleo de **H (Z=1)**. Debido a ello, nosotros siempre, nos referiremos a la **Resonancia Magnética Nuclear** (RMN).

Imaginémonos el proceso:

1. Tenemos el tejido biológico, con sus núcleos de hidrógeno, en el interior de un potente campo magnético (**imán**).

2. La presencia de éste dispone a los núcleos para poder absorber energía de una determinada frecuencia (ondas de radio). En sentido estricto, éste es el fenómeno de **Resonancia**.

3. Inmediatamente después, de absorber esta energía, los núcleos de H devolverán al medio el exceso energético mediante una liberación de ondas de radiofrecuencia. Se trata del fenómeno de **Relajación Nuclear**.

4. Esta liberación de energía va a determinar una serie de cambios magnéticos que se van a traducir, en última instancia, en la inducción de una **señal eléctrica** que podrá ser recogida por una **antena** (receptora).

5. Por último, trabajando esta señal (una vez realizada una codificación espacial) se podrá obtener una imagen (**IRM**). Pero se podría, también, realizar un análisis espectroscópico (**ERM**) u obtener una combinación de ambas (**imágenes espectroscópicas**).

La IRM y la ERM serían, por tanto, dos formas distintas de mostrar una información que procede del fenómeno de la RMN.

Debemos aclarar que la señal, obtenida durante la relajación, procede de los núcleos de H presentes en el tejido estudiado pero es modulada tanto por factores externos (por ejemplo, el valor del campo magnético del imán con el que trabajemos) como por factores propios del tejido (por ejemplo, el tipo de molécula a la que pertenezca el núcleo de H).

Ello significa que la señal que captamos, en la antena receptora, es enormemente rica en información. De saber extraer toda esa información, o de hacerlo con corrección, dependerá que obtengamos imágenes de calidad, contrastadas o potenciadas en los parámetros que nos interesen.

1946	Descubrimiento del fenómeno de la RMN por **Bloch** y **Purcell**.
1952	**Bloch** y **Purcell** reciben en Premio Nobel de Física.
De 1950 a 1970	Desarrollo y aplicación de la RMN como herramienta de análisis molecular.
1973	**Lauterbur** obtiene la primera imagen por RMN.
1975	**Ernst** utiliza la transformación de Fourier en IRM.
1977	**Mansfield** introduce la técnica eco-planar en IRM.
1981	Primero prototipo de tomógrafo por RMN.
1983	Primera imagen de RMN obtenida en España.
1991	**Ernst** recibe el Premio Nobel de Química.
1993	Aparece la IRM funcional cerebral.
2003	**Lauterbur** y **Mansfield** reciben el Premio Nobel de Fisiología y Medicina.

Cronología de algunos hechos relevantes en la historia de la RMN

SOBRE EL CAMPO MAGNÉTICO Y LOS GRADIENTES

Cualquier carga eléctrica, aunque permanezca quieta, produce modificaciones en el espacio a su alrededor. Cuando esto ocurre se dice que existe un campo eléctrico. ¿Pero qué es exactamente un campo eléctrico? El **campo eléctrico**, asociado a una carga o a un conjunto de cargas, es aquella región del espacio en la que se dejan notar sus efectos, que no son otros que la aparición de fuerzas de atracción y repulsión entre ellas (**fuerzas electrostáticas**).

Cuando las cargas eléctricas están en movimiento van a aparecer otras propiedades en el espacio a su alrededor. En este caso hablaremos de la existencia de un campo magnético. Diremos, entonces, que en un punto del espacio existe un **campo magnético** (CM) cuando, además de las fuerzas electrostáticas, se ejerce una fuerza sobre los materiales magnéticos y sobre las partículas cargadas en movimiento. Dicha fuerza recibe el nombre de **Inducción Magnética**.

El campo magnético se representa por **B** y se trata de una magnitud vectorial. Quiere esto decir que cuando nos refiramos a él, además de su valor, habremos de hacer referencia a su dirección y sentido.

Los campos magnéticos suelen representarse mediante "**líneas de campo magnético**" o "**líneas de fuerza**".

En un punto determinado, la **dirección del campo magnético** es igual a la dirección de las líneas de fuerza y la **intensidad** del mismo será inversamente proporcional a la distancia entre las líneas; es decir, donde las líneas de fuerza estén más separadas el campo magnético será más débil.

Aunque a la fuerza que define el campo magnético la hemos denominado inducción magnética, en no pocas ocasiones, encontraremos referencias a ella simplemente como intensidad del campo magnético o fuerza del campo magnético.

¿En que se mide la inducción magnética? La unidad en el Sistema Internacional es el **Tesla** y es la unidad que se utiliza cuando hacemos referencia a campos magnéticos de cierta entidad. En el Sistema CGS se utiliza el **Gauss** y como norma general se utiliza para campos de intensidad baja (por ejemplo, para los gradientes magnéticos).

La equivalencia entre las dos unidades es la siguiente: **1 Tesla = 10.000 Gauss**

Hemos dicho que una carga eléctrica en movimiento crea un campo magnético; por lo tanto cualquier **corriente eléctrica** creará a su alrededor un campo magnético. Pero para que éste sea estable el sentido de la corriente debe mantenerse constante. Es decir, se requiere que la corriente sea **continua**.

Ahora bien, el valor del campo magnético creado por una corriente continua que circule por un conducto lineal decrece a medida que nos alejamos del **hilo conductor**, por lo que este campo creado sería muy heterogéneo.

En RMN se precisa que los campos magnéticos sean muy homogéneos por lo que es de suma importancia diseñar la forma del conductor. Debido a ello, la forma más utilizada es la de un hilo conductor con forma de **espiral** o **solenoide** que consigue en su **isocentro** un campo magnético muy homogéneo. Cuando se proceda a explorar a un paciente, éste, será introducido en el interior del solenoide de tal forma que la zona a explorar se sitúe en el centro, que es donde el campo magnético es más homogéneo.

En los equipos de RMN los "aparatos" que crean el campo magnético reciben el nombre de **imanes**. En la actualidad existen comercializados aparatos, para el diagnóstico humano, de hasta 3 Teslas.

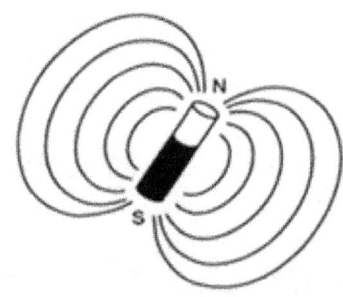

Campo Magnético y líneas de fuerza

CORRECCIÓN DE LAS HETEROGENEIDADES DEL CAMPO Y APANTALLAMIENTO MAGNÉTICO

La falta de homogeneidad del campo afecta negativamente a secuencias muy importantes, que estudiaremos en los capítulos siguientes, como la GRE, la FAT-SAT y la Espectroscopia.

Hay muchas circunstancias que provocan pequeñas heterogeneidades en el campo magnético (por ejemplo, la simple introducción del paciente en el imán o cualquier pequeña partícula de metal). Los equipos vienen preparados para corregir estas heterogeneidades realizando lo que se denomina **homogeneización** o *shimming*.

Existen dos maneras de homogeneizar el campo magnético:

1. Una homogeneización **pasiva**, que se realiza durante el proceso de fabricación y, que consiste en introducir unas pequeñas piezas metálicas en el interior del imán.

   Se mide la intensidad del campo magnético en todas las zonas del imán y las diferencias entre zonas se compensan colocando pequeñas piezas de hierro, para rectificar las líneas de fuerza, y de esta forma mejorar la homogeneidad.

2. Una homogeneización **activa**, en la que una serie de bobinas adicionales crean pequeños campos magnéticos que se suman o restan al campo magnético principal, favoreciendo la homogeneidad del mismo.

   En los equipos más modernos son las mismas bobinas de gradiente las que realizan esta función (*autoshimm*).

También es muy importante, en RMN, minimizar los efectos del campo magnético fuera de lo que es el solenoide de exploración. Este proceso recibe el nombre de **apantallamiento** o *shielding* y se puede efectuar de forma pasiva o activamente:

1. El apantallamiento o *shielding* **pasivo** se basa en la utilización de una estructura de hierro que rodea al imán y constituye una técnica barata y sencilla.

   Presenta un gran inconveniente, y es que el material ferromagnético del que está compuesto complica el *shimming*.

2. El apantallamiento o *shielding* **activo** se consigue utilizando 2 bobinas de campo magnético.

Una de ellas sería la bobina principal y la otra sería la bobina secundaria y estaría situada por fuera de la bobina principal. En ambas bobinas la corriente circula en sentido contrario por lo que los campos magnéticos, creados por cada una, se restan (recordemos que el campo magnético es una magnitud vectorial).

De esta forma, tendríamos que internamente prevalecería el campo magnético creado por la bobina principal y externamente el creado por la bobina secundaria. En la práctica, lo que se consigue es apantallar el imán hacia el exterior y además hacerlo sin complicar el shimming.

Una manera sencilla de comprobar el apantallamiento, existente en el interior de una sala de RMN, es acercarse lentamente al imán portando un pequeño objeto paramagnético. Notaremos como la fuerza de atracción, que es prácticamente inexistente durante los primeros metros, aumenta de forma muy brusca en la proximidad de la abertura del imán.

Tipos de imanes

Existen varios tipos diferentes de imanes y los vamos a clasificar siguiendo diferentes criterios:

1. Si hacemos referencia al diseño de los mismos los podemos dividir en **cerrados** y **abiertos**. Estos segundos resultan muy apropiados para explorar a pacientes claustrofóbicos.
2. En cuanto a su inducción magnética (intensidad) podemos clasificarlos como de **bajo campo** (menores de 0,5 Teslas), de **medio campo** (entre 0,5 y 1 Tesla) y de **alto campo** (de 1 a 3 Teslas).
3. Por su composición pueden ser **permanentes** y **electroimanes**. Los primeros son los imanes naturales o de magnetita. Presentan imantación permanente, no consumen corriente eléctrica y no requieren refrigeración alguna. Los segundos son aquellos que crean el campo magnético a través de una corriente eléctrica.

Los imanes utilizados en RMN son **electroimanes** y, a su vez, pueden ser de dos tipos:

a. **Resistivos**: Están construidos con bobinas por los que circula corriente eléctrica continua de alta intensidad, tienen un alto consumo eléctrico y se refrigeran por agua. De forma coloquial, diríamos que son imanes que se ponen en marcha al comenzar la jornada de trabajo y se apagan cuando finaliza la misma.

b. **Superconductivos**: Se basan en la propiedad que poseen determinadas aleaciones metálicas, como por ejemplo el Niobio-Titanio, de perder su resistencia al paso de la corriente eléctrica cuando son enfriadas a temperaturas próximas al cero absoluto (0° K = -273° C). El refrigerante que utilizan es Helio líquido.

Los imanes superconductivos consiguen campos magnéticos más elevados y mucho más uniformes que los imanes resistivos.

Para concluir con los tipos de imanes podemos añadir que, en la actualidad, los equipos que se instalan corresponden a dos tipos. O bien imanes abiertos, de bajo campo y resistivos o bien imanes cerrados, de alto campo y superconductivos.

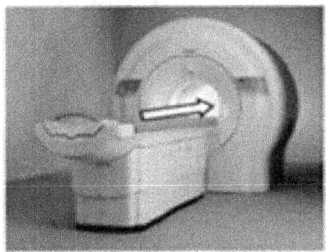 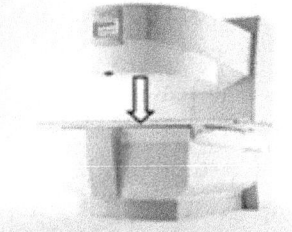

Modelo de RMN cerrada   Modelo de RMN abierta
Las flechas indican la dirección del campo magnético.

Gradientes magnéticos

Además del valor del campo magnético externo, los **gradientes magnéticos** son uno de los componentes más importantes de los equipos de RM, tanto por su importancia en diversas fases de la obtención de la imagen como por el papel que han desarrollado en la evolución tecnológica de la RMN.

Los gradientes magnéticos son campos magnéticos muy pequeños que varían con la posición y que se superponen al campo magnético principal. Consiguen que en cada elemento de volumen, vóxel, el CM sea ligeramente distinto y que por tanto cada vóxel entre en resonancia a una frecuencia distinta.

Cuando una magnitud varía de valor a lo largo de una dirección se dice que existe un gradiente de la magnitud en esa dirección. *Los gradientes magnéticos son variaciones del campo magnético (CM) medidas a lo largo de una dirección.*

En RMN es muy importante obtener campos magnéticos muy uniformes y para conseguirlo se utilizan los gradientes magnéticos. Los empleados en RMN deben ser lineales. ¿Qué queremos decir con esto? Pues que la variación del valor del CM en la dirección del gradiente ha de ser lo más uniforme posible.

¿Cómo conseguimos obtener un gradiente magnético lineal en una dirección? Para ello utilizaremos un par de bobinas circulares enfrentadas (de tipo **Antihelmotz**) recorridas por corriente continua en sentido contrario. Una de ellas será recorrida por la corriente en el mismo sentido que la del bobinado principal (la que produce el CM externo o principal) y creará un CM que se sumará vectorialmente al campo magnético principal. La otra bobina, que estará situada en el extremo opuesto, será recorrida por la corriente en sentido contrario, por lo que el CM que cree se restará vectorialmente al CM principal.

El resultado de aplicar estas dos bobinas será la creación, a lo largo del eje del CM principal, de una variación uniforme del CM. Es decir, habremos establecido un **gradiente magnético lineal decreciente**.

Estas bobinas reciben el nombre de **bobinas de gradiente.**

Dentro del imán, y perfectamente centradas respecto al eje del solenoide y a su isocentro, existirán tres pares de bobinas que crearán gradientes magnéticos en las tres direcciones del espacio y permitirán, según el par de bobinas que se active en cada momento, obtener cortes transversales, sagitales o coronales. Cuando se quieran adquirir cortes oblicuos se activarán varias bobinas, a la vez.

El valor de un gradiente se expresa midiendo la variación del CM por unidad de longitud en la dirección del gradiente. El valor máximo que puede alcanzar un gradiente (**intensidad del gradiente**) se expresa en militeslas/metro (mT/ m) o en Gauss/cm (G/cm). Pueden alcanzar valores hasta de 100 mT/m.

A lo largo de una exploración de RM, los gradientes magnéticos intervienen durante breves instantes (microsegundos) y siempre en momentos muy importantes. Por eso normalmente se habla de **pulsos de gradiente**.

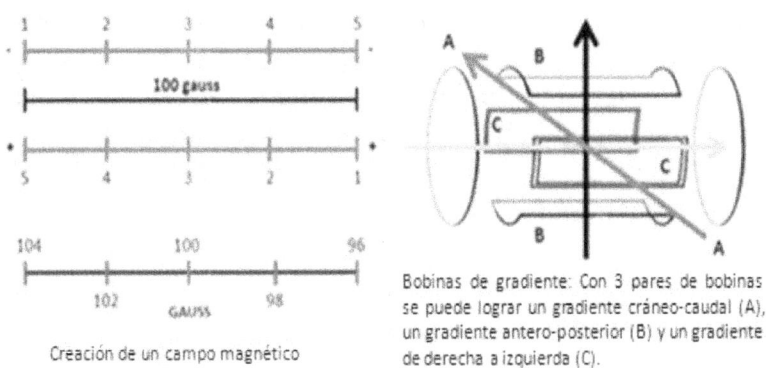

Creación de un campo magnético

Bobinas de gradiente: Con 3 pares de bobinas se puede lograr un gradiente cráneo-caudal (A), un gradiente antero-posterior (B) y un gradiente de derecha a izquierda (C).

A la hora de elegir un equipo de IRM se ha de tener en cuenta la intensidad de los gradientes magnéticos. Pero no sólo eso. Conviene tener en cuenta, además, otros dos parámetros: el tiempo que transcurre desde que se activan hasta que alcanzan su valor máximo (**tiempo de ascenso** o "*rise time*") y el tiempo que tarda en volver a caer al valor cero (**tiempo de caída** o "*fall time*"). Debido a la simetría del diseño de los gradientes, estos tiempos son idénticos por lo que, habitualmente, se habla del **tiempo de ascenso**. Se miden en microsegundos y, en los equipos más modernos, podemos encontrar tiempos de ascenso inferiores a los 100 μs.

De manera coloquial, se hace referencia a estos tiempos como **"tiempos de entrada y salida"** de los gradientes.

Un último término hace referencia a la rapidez con que se instauran los gradientes. Es el "*slew rate*" o **SR**. Cuanto mayor sea el SR más rápida será una secuencia y, por tanto, menos se tardará en obtener la imagen. Un valor SR de 60 T/s, podría considerarse ya bastante elevado.

El ruido característico de los equipos de RM se debe a los gradientes en el momento de su instauración y dependiendo del tipo de secuencia utilizada será más o menos molesto.

Decir al respecto, a modo de curiosidad, que se están realizando investigaciones para intentar eliminar el ruido de las secuencias creando un "**antiruido**" que lo neutralice.

*El papel de los gradientes es importantísimo en IRM. Ya hemos hecho referencia a su labor en **la selección del plano** de estudio, función que desarrollaremos en capítulos posteriores. De igual manera, juegan un papel fundamental a la hora de **codificar la señal** que se obtiene en la antena receptora, como también estudiaremos más adelante.*

Diremos, para terminar la parte dedicada a los gradientes magnéticos, que el conjunto de un gradiente y su gradiente inverso (de igual valor pero de sentidos contrarios) se utiliza mucho en RMN y recibe el nombre de **gradiente bipolar**.

Susceptibilidad magnética

¿Tienen todos los materiales propiedades magnéticas? ¿Se comportan de igual forma en presencia de un campo magnético? Ésta y otras cuestiones son las que vamos a intentar desvelar a partir de un somero conocimiento de las propiedades magnéticas de la materia.

Cualquier material, independientemente de su composición, posee cargas eléctricas en continuo movimiento (imaginemos los electrones girando en sus órbitas); como ya sabemos que una carga eléctrica en movimiento da lugar, en sus proximidades, a un campo magnético podemos confirmar que todos los cuerpos materiales poseen propiedades magnéticas.

Las sustancias tienden a magnetizarse cuando se colocan en el interior de un campo magnético externo y existe un concepto denominado **Susceptibilidad Magnética (X)**, que nos da idea de la tendencia que muestra cada sustancia. Con arreglo a ello podemos establecer la siguiente clasificación:

a. Sustancias **Diamagnéticas** (X < 0): En su interior el campo magnético es menor que el campo magnético al que están sometidos. En general no se mueven al ser colocados en un campo magnético o tienden a desplazarse, mínimamente, hacia las regiones donde el campo magnético es menor.

Como ejemplos podemos destacar la plata, el oro, el titanio, el platino, la silicona, el aluminio y el tungsteno o wolframio.

Este grupo de materiales tiene mucha importancia pues, cada vez con mayor frecuencia, se utilizan técnicas intervencionistas en RMN que requieren el uso de **materiales compatibles** dentro del campo magnético.

b. Sustancias **Paramagnéticas** (X >0): En su interior el campo magnético es mayor que el campo al que está sometido y tienden a desplazarse hacia las zonas donde el campo magnético es mayor.

Podemos destacar algunos iones metálicos como el cobre, el manganeso y el gadolinio (como veremos más adelante, el gadolinio, forma parte de los contrastes más utilizados en las exploraciones de Resonancia Magnética).

c. Sustancias **Ferromagnéticas** o Superparamagnéticas (X >> 0): Se encuentran dentro del grupo de sustancias paramagnéticas y son aquellas que son atraídas con fuerza por el campo magnético. Hierro, níquel y cobalto son las tres únicas sustancias que engloban esta categoría.

Aunque más adelante abordaremos algunos aspectos sobre bioseguridad en RMN podemos ya adelantar que estas sustancias son "totalmente" **incompatibles** en RMN.

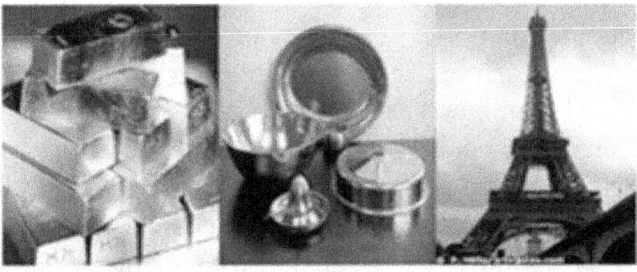

Diamagnético   Paramagnético   Ferromagnético

Ya conocemos como se comportan las distintas sustancias en presencia de un campo magnético, pero ¿cómo se comporta nuestro cuerpo cuando es sometido a un campo magnético muy intenso? Bien, lo primero que habría que decir es que el organismo en su conjunto es diamagnético. Quiere ello decir que no va a ser atraído por el imán pero, sin embargo, los distintos órganos y tejidos presentan valores diferentes de susceptibilidad magnética. Este hecho es importante porque va a originar que en las **interfases** (fronteras) entre tejidos de diferente susceptibilidad magnética se produzcan pequeñas variaciones de campo magnético a nivel local que reciben el nombre de **gradientes por susceptibilidad** y van a ser los responsables, por un lado, de un tipo de artefactos, que estudiaremos más adelante, que reciben el nombre de **artefactos por susceptibilidad** y, por otro, de **pérdidas locales de señal** en las imágenes que obtengamos.

Una vez sabido que al introducirnos en un imán no vamos a ser "fagocitados" por él, cabe preguntarse por qué, como ya avanzamos en el primer capítulo, las imágenes de RMN se obtienen, sólo, a partir de la información que suministra el núcleo de Hidrógeno.

Para ello vamos a simplificar, e intentaremos hacerlo de una manera comprensible, las propiedades magnéticas del núcleo de Hidrógeno.

A los núcleos de H podemos imaginarlos como pequeñitas esferas girando sobre sí mismas alrededor de su eje. Este movimiento de giro recibe el nombre de **spin**. Al igual que la carga o la masa, el spin es una propiedad intrínseca de las partículas. Pero existe una diferencia importante pues, mientras las primeras pueden explicarse en el marco de la Física Clásica, para entender el spin hay que hay hacerlo desde los postulados de la Física Cuántica, ya que la Clásica es incapaz de explicar su existencia.

El movimiento de spin confiere al núcleo de H unas propiedades mecánicas que podríamos representar por un vector denominado **vector de spin**, **s**, que estaría orientado sobre el eje de giro.

El núcleo de H contiene en su interior un protón que, como sabemos, tiene carga eléctrica positiva. El movimiento de spin conlleva, por tanto, que tengamos una carga eléctrica en movimiento y ello confiere al núcleo de H unas propiedades magnéticas que vendrán representadas por un **vector momento magnético**, **µ**, orientado sobre el eje de giro.

El spin sólo adquiere ciertos valores discretos, enteros o fraccionarios. Las partículas elementales (electrones, protones y neutrones) tienen spin de valor ½. Pues bien, todas las partículas con spin no nulo tienen asociado un vector **momento magnético**, al que nos hemos referido en el párrafo anterior.

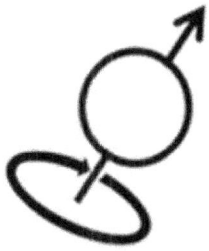
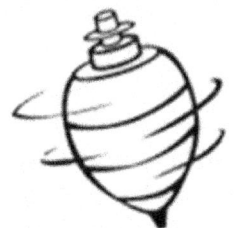

Núcleo de H girando
sobre su propio eje.

El giro del núcleo de Hidrógeno
es similar al giro de una peonza.

El valor del spin de un núcleo estará en función del número de protones y de neutrones que contenga. Los protones y neutrones dentro del núcleo tienden, por apareamiento, a la anulación del spin total ya que se trata de una situación muy favorable desde el punto de vista energético.

Los núcleos que se van a mostrar activos desde el punto de vista magnético son aquellos cuyo spin resultante sea distinto de cero; es decir, los que presenten un número impar de protones y/o neutrones.

Al disponer de un solo protón, el núcleo de H, reúne esta condición y es, por tanto, una elección natural para utilizarlo en las técnicas de Resonancia Magnética.

Si al hecho de presentar spin $s = \frac{1}{2}$ unimos que el H es el elemento más abundante en el organismo humano, fundamentalmente en forma de agua y moléculas grasas (el 70% del organismo es agua y cada milímetro cúbico de agua contiene del orden de 100 trillones de átomos de H), entenderemos porque es, el H, el elemento elegido en los estudios de RMN.

Nos referiremos, por tanto, a partir de ahora al núcleo de H o protón.

¿CÓMO SE COMPORTAN LOS NÚCLEOS DE H BAJO UN CAMPO MAGNÉTICO?

En ausencia de un campo magnético los núcleos de H del organismo se encuentran distribuidos al azar. En esta situación sus momentos magnéticos están anulados y ello hace que no muestren propiedades magnéticas.

Al situar a un paciente bajo un campo magnético los núcleos de H se van a ordenar en la dirección del mismo. En cada volumen de su organismo aparecerán propiedades magnéticas que son la resultante del comportamiento de los núcleos de H. Diremos, entonces, que ha aparecido una **magnetización** en ese elemento de volumen.

Ya hemos comentado que podemos imaginarnos los núcleos de H como pequeñas bolitas girando sobre sí mismas y que este movimiento proporciona al núcleo unas propiedades de tipo mecánico que se representa por el vector de spin **s**. Comentamos también que, por tener una carga eléctrica, el movimiento de giro otorgaba al núcleo unas propiedades magnéticas que se representan por el vector momento magnético **μ**. Por tanto, este movimiento de giro hace que los núcleos de H se comporten como pequeños imanes.

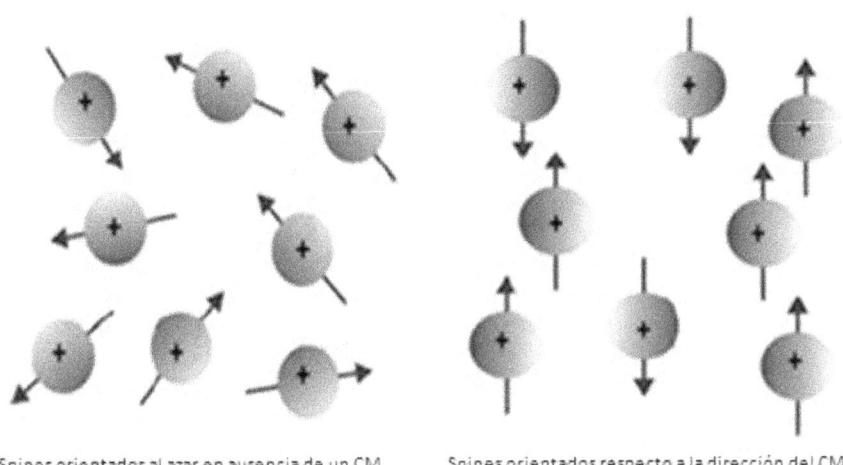

Spines orientados al azar en ausencia de un CM   Spines orientados respecto a la dirección del CM

Para cualquier núcleo se cumple que $\mu = \gamma \cdot S$, donde γ es el denominado **cociente giromagnético nuclear**, que depende de la relación entre la carga y la masa del núcleo.

Sabemos, pues ya hemos estudiado el concepto de resonancia magnética, que si sometemos un núcleo de H a un potente campo magnético presenta, de forma natural, la propiedad de absorber energía de radiofrecuencia de una frecuencia determinada. Desde un punto de vista energético, esto significa que un núcleo de H puede encontrarse en 2 estados energéticos distintos; uno de menor energía (antes de absorber energía) y otro de mayor energía (tras la absorción de la misma).

El estado de menor energía recibe el nombre de **estado paralelo** o estado *up*, mientras que al estado de mayor energía se le denomina estado **antiparalelo** o *down*.

Un protón que se encuentre en el estado de energía más bajo (paralelo) puede sufrir una transición y pasar al estado más alto (antiparalelo) absorbiendo un fotón cuya energía sea precisamente la diferencia de energía entre los dos estados.

Al existir dos estados energéticos se puede decir que existen dos posibles orientaciones del vector momento magnético **μ** respecto a la dirección del campo magnético **B**. Ateniéndonos a las leyes de la mecánica clásica, esta afirmación se puede mantener debido a que el vector momento magnético **μ** realiza un movimiento de giro alrededor de la dirección del campo magnético **B**. Este movimiento recibe el nombre de **movimiento de precesión**.

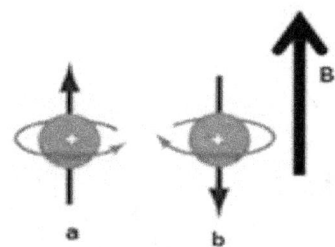

Orientación Paralelo (a) /Antiparalelo (b) en
relación a la dirección del campo magnético (B)

Cada uno de estos estados energéticos va a presentar una orientación distinta respecto a la dirección del campo magnético **B**, ya que los núcleos *up* se van a orientar en el sentido del campo magnético mientras que los núcleos *down* lo hacen en sentido contrario a la dirección del mismo.

Mientras el núcleo precesa no realiza desplazamiento alguno. Únicamente gira sobre sí mismo (movimiento de **spinning**) y alrededor de la dirección del campo magnético. Gráficamente sería similar al giro de una peonza.

Conviene dejar claro que la precesión se produce por estar el núcleo de H sometido al efecto del campo magnético y que, para ello, no es necesaria la emisión de energía de radiofrecuencia.

Según establece la **Ley de Larmor** el movimiento de precesión se realiza a una frecuencia denominada **frecuencia de precesión** o frecuencia de resonancia y, como veremos a continuación, es proporcional al valor del campo magnético percibido por el núcleo:

$fp = \gamma B$, donde **fp** es la frecuencia de precesión, expresada en ciclos/s (Hz); γ es el **cociente giromagnético nuclear** o constante giromágnetica nuclear y **B** es el valor del campo magnético percibido por el núcleo.

El valor de γ depende de la relación entre la carga y la masa del núcleo, como ya hemos comentado. Esto quiere decir que presentará un valor distinto para cada tipo de núcleo.

En concreto, el valor del cociente giromagnético para el núcleo de H es 42,57493. Por tanto, la **fp** del núcleo de H tendrá un valor de 42,57493 Mhz en un CM de 1 Tesla mientras que un campo de 1,5 Teslas su valor será de 63,86240 Mhz.

Si volvemos la vista a la página anterior, recordaremos que un núcleo de H que se encuentre en el estado de energía más bajo (paralelo) puede pasar al de energía más alta (antiparalelo) absorbiendo energía de una frecuencia determinada. A esta frecuencia se la denomina, en muchos textos, **Frecuencia de Larmor** y es la misma a la que nosotros hemos denominado de Precesión o de Resonancia.

Venimos haciendo continuas referencias al "campo magnético percibido por el núcleo" y es, éste, un buen momento para aclarar que el campo magnético **B** no es único sino que se trata de la suma (no olvidemos que el campo magnético es una magnitud vectorial) de tres posibles componentes:

    a. El **campo magnético principal** o estático creado por el imán, **Bo**.

b. El **campo magnético de los gradientes**, **BGRAD,** añadido al anterior y que es, aproximadamente, unas mil veces menor que **Bo**.

(Recordemos que los **gradientes magnéticos** son variaciones del campo magnético medidas a lo largo de una dirección del espacio).

c. El **campo magnético molecular o bioquímico**, **BBIOQ,** que es el campo magnético percibido por cada núcleo dependiendo de la molécula de la que forme parte y del entorno bioquímico en que se encuentre. Cuantitativamente es unas mil veces menor que el anterior y un millón de veces menor que **Bo.**

Podríamos, por tanto, esquematizarlo de la siguiente manera:

$$B = Bo + BGRAD + BBIOQ$$

La ley de Larmor adquirirá, para nosotros, toda su dimensión una vez que entendamos que va a dirigir no sólo la absorción de energía, por parte de los núcleos de H, sino también la liberación posterior de la misma cuyos cambios magnéticos generarán la señal eléctrica que, adecuadamente tratada, será convertida en imagen:

1. El núcleo de H va a absorber energía a la frecuencia que le impone el campo magnético en el momento de la **absorción**.
2. El núcleo de H va a devolver la energía (se relajará) a la frecuencia que le impone el campo magnético en el momento de la **relajación**.

En lo expuesto anteriormente radica la importancia de la **Ley de Larmor** puesto que variando el campo magnético podemos conseguir que las frecuencias durante estos dos procesos (Absorción y Relajación) sean distintas. Es fácilmente comprensible que no podemos modificar **Bo** ni tampoco **BBIOQ**; pero el que si podemos modificar, a nuestra voluntad, es el CM adicional al que hemos denominado **BGRAD**.

Esta dependencia de los procesos de absorción y relajación con el campo magnético es importantísima en RMN porque en ella se va a fundamentar tanto la selección del plano de estudio (**plano tomográ-**

fico) como la **codificación espacial de la señal,** recogida en la antena receptora:

a. **Selección del plano** = variación de **BGRAD** durante la excitación de los núcleos de H

b. **Codificación de la señal** = variación de **BGRAD** durante la relajación de los núcleos de H

En el capítulo anterior hacíamos mención, por primera vez, al concepto de **Magnetización** de un elemento de volumen. Si recordáis, denominábamos así al momento en que los núcleos de H adquirían propiedades magnéticas. Vamos a desarrollar, con más detalle, todo lo que acontece desde el momento en que un núcleo de H es sometido a la acción de un campo magnético externo.

En ausencia de un campo magnético externo los núcleos de H presentan los spines orientados al azar. Esta forma de orientación supone que sus momentos magnéticos se "anulen" y, coloquialmente, podríamos decir que, en esta situación, carecen de propiedades magnéticas.

Esto es, de forma muy gráfica, lo que acontece al colocar los núcleos de H bajo un campo magnético **Bo**:

1. En cada uno de los *voxels* del organismo, que contenga núcleos de H, van a aparecer propiedades magnéticas. Diremos entonces que ha aparecido una **Magnetización** en cada elemento de volumen.

   Esta Magnetización es también una magnitud vectorial, **M**, orientada en la dirección del campo magnético **Bo**. El valor de la misma dependerá de la densidad (cantidad) de núcleos de H que haya en el volumen considerado.

2. Los núcleos de H se van a alinear en la dirección del campo magnético **precesando** en torno a la misma.

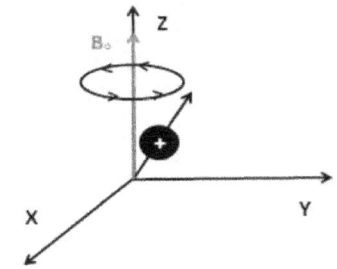

Movimiento de Precesión del núcleo de H

Pero, conviene resaltar que, las frecuencias de precesión de cada núcleo serán ligeramente distintas entre sí pues estarán "influenciadas" por el entorno bioquímico (**BBIOQ**) en el que cada núcleo se encuentre. Esto supone que unos núcleos se "adelanten" respecto a otros. En esta situación se dice que los núcleos están **desfasados** o, lo que es lo mismo, que no están **en fase**.

3. Al ser posibles 2 estados energéticos, los núcleos se van a repartir según una "**distribución de *Boltzman***" en, lo que se denomina, equilibrio térmico. Esto quiere decir que existirán más núcleos en la posición menos energética *up* que en la más energética *down*. La proporción entre ambos tipos de núcleos dependerá de la intensidad del campo magnético y del valor de la Temperatura absoluta (a modo de ejemplo, la proporción *up/down* será mayor cuando trabajemos con un imán de 1.5 T que cuando lo hagamos con uno de 1 T y será también mayor cuanto más nos acerquemos al 0 absoluto).

A temperatura ambiente (que es la situación normal) y para un campo magnético de 1,5 T el exceso de spines *up* es de unas 10 ppm (partes por millón) y ello explica en cierto modo porqué la señal es tan débil en IRM, hecho que obliga a que la misma deba ser amplificada.

Ya hemos comentado que cuando se aplica un campo magnético los núcleos *up* (estado paralelo) se alinean en la dirección del mismo, **Bo**, mientras que los núcleos *down* (estado antiparalelo) lo hacen en sentido contrario a esa misma dirección y que, por tratarse del estado de mínima energía, hay un mayor número de núcleos de H que se disponen paralelos al campo magnético.

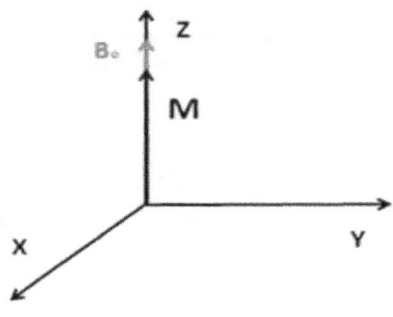

Vector de Magnetización M

Los núcleos en paralelo tendrán como **resultante** un vector, que será la suma vectorial de sus momentos magnéticos. Los núcleos en antiparalelo tendrán su propia resultante pero, al ser numéricamente menos, ésta será menor que la resultante de los núcleos *up*.

Al existir más núcleos en el estado menos energético, la **resultante total** (resultante *up* menos resultante down) se orientará en la dirección y sentido del campo magnético y la denominaremos **vector de magnetización**, **M**. Dependerá de la densidad de núcleos de H que exista en el vóxel, teniendo un valor mayor cuanto mayor sea la cantidad de éstos.

Esta disposición del vector M alineado en paralelo al campo magnético es la situación de equilibrio de los núcleos de H; es la situación de mínima energía y, en consecuencia, aquella a la que los núcleos retornarán de forma natural después de cualquier "perturbación" (por ejemplo, después de absorber energía, como veremos en los capítulos siguientes).

Desde un punto de vista didáctico resulta de gran utilidad tomar como referencia un sistema cartesiano de representación. En él distinguiremos el **eje longitudinal** (el eje Z) y el plano perpendicular al anterior denominado **plano transversal** (plano xy).

La dirección del campo magnético, **Bo**, será para nosotros el **eje Z** de este sistema cartesiano del espacio. De igual manera el plano **xy** nos servirá, a efectos didácticos, para trabajar con las proyecciones de los spines nucleares.

Si recapitulamos lo expuesto en los últimos párrafos podríamos resumirlo de la siguiente manera:

1. En presencia de un campo magnético externo los núcleos de H, de un vóxel determinado, se encuentran en estado de reposo o de **equilibrio térmico**.

2. En este estado el vector Magnetización, **M**, está sobre el eje Z y tiene un valor que dependerá de la cantidad o densidad de núcleos de H que contenga el vóxel. Existe, por tanto, una **Magnetización Longitudinal**.

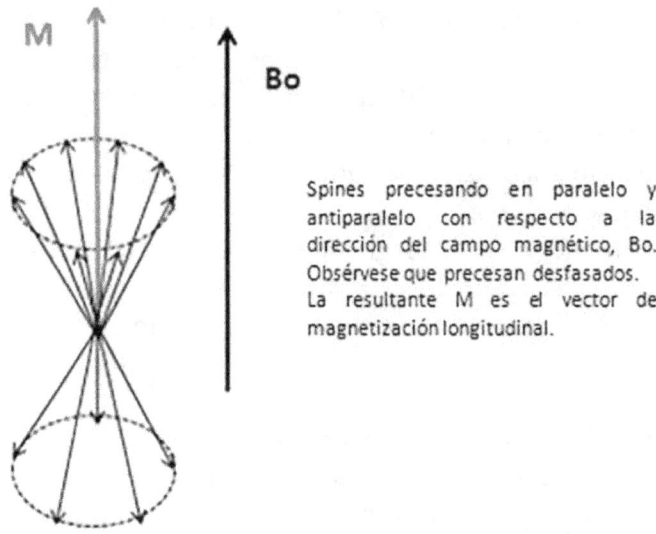

Spines precesando en paralelo y antiparalelo con respecto a la dirección del campo magnético, Bo. Obsérvese que precesan desfasados. La resultante M es el vector de magnetización longitudinal.

3. La resultante de la proyección de los spines sobre el plano transversal (xy) es nula lo que indica una orientación al azar de los mismos (ello es debido a que los núcleos de H "condicionados" por el entorno bioquímico precesan de manera desfasada). Esto quiere decir que la **Magnetización Transversal** tiene un valor igual a cero.

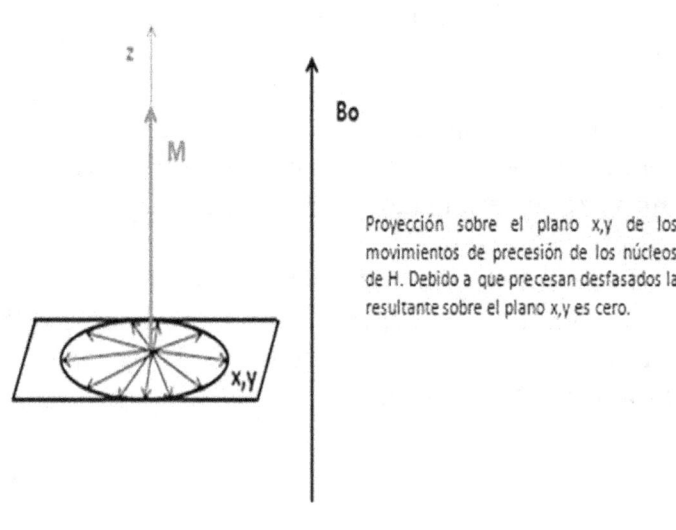

Proyección sobre el plano x,y de los movimientos de precesión de los núcleos de H. Debido a que precesan desfasados la resultante sobre el plano x,y es cero.

Si llamamos **Mz** a la Magnetización Longitudinal y **Mxy** a la Magnetización Transversal podemos expresarlo de la siguiente manera:

$$\mathbf{Mz > 0}$$
$$\mathbf{Mxy = 0}$$

Cerraremos este capítulo recordando al lector que, tras situar a los núcleos de H bajo el efecto de un campo magnético externo, hemos creado las condiciones para que puedan absorber energía de Radio-frecuencia o lo que es lo mismo para que puedan "experimentar" el fenómeno de Resonancia Magnética.

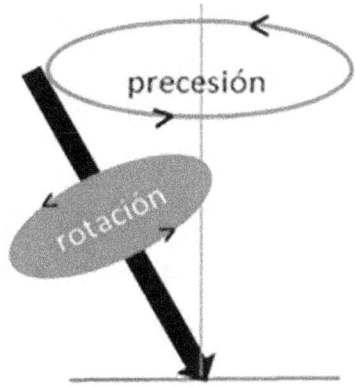

En el movimiento de precesión el núcleo gira sobre la dirección del campo magnético pero no realiza ningún tipo de desplazamiento. Sería similar al movimiento de una peonza.

ABSORCIÓN DE ENERGÍA O EXCITACIÓN NUCLEAR

En presencia de un campo magnético externo el vector de magnetización, **M**, se encuentra en equilibrio. Para obtener información de los spines es necesario excitarlos y ello se consigue aplicándoles un **pulso de radiofrecuencia** cuya frecuencia sea igual a la **Frecuencia de Larmor** o **Frecuencia de Resonancia** de los núcleos que se pretenda excitar.

¿Cómo hacemos esto? Conceptualmente no resulta difícil de entender. Veámoslo de una forma sencilla.

Se trata de dirigir una **antena emisora** hacia el volumen de tejido que queremos excitar e ir cambiando la frecuencia de emisión. Cuando ésta coincida, exactamente, con la frecuencia de precesión de los núcleos de H del volumen considerado éstos absorberán energía o, dicho de otra manera, **entrarán en resonancia**.

¿Qué es lo que ha ocurrido? Pues que núcleos en estado *up* han pasado al estado *down* tras absorber, de manera selectiva, una cantidad de energía exactamente igual a la diferencia energética que existía entre ellos y que, no olvidemos, les era impuesta por el campo magnético.

Si pudiéramos observarlo, a nivel macroscópico, veríamos que el vector de magnetización **M** mientras dura la aplicación de la radiofrecuencia, sin dejar de precesar alrededor del campo magnético a la **frecuencia de Larmor**, se aleja de su posición de equilibrio girando en espiral respecto a la dirección del campo magnético **Bo** en un movimiento que recibe el nombre de **Nutación**.

Resulta más fácil de comprender si imaginamos que, durante este movimiento, el **vector M** se va separando del **eje Z** mientras dura la emisión de radiofrecuencia.

El ángulo que forma **M** con respecto al **eje Z** recibe el nombre de **ángulo de inclinación** (*"flip angle"*) y suele representarse por la letra **α**.

¿De qué dependerá el valor de **α**? De la intensidad de la emisión de radiofrecuencia y de la duración de la misma. Como la emisión de radiofrecuencia dura millonésimas de segundo se habla, normalmente, de **pulsos de RF**.

Un pulso de 90° ($\alpha = $ **90°**) será aquel que desplace el vector de magnetización **M** sobre el plano xy (desaparece la magnetización en el eje longitudinal pues, tras absorber la energía del pulso, nos encontramos con el mismo número de núcleos de H en estado energético **up** y en estado energético **down**). Como veremos más adelante, es el tipo de pulso habitual en las **Secuencias Spin-Eco**.

Cuando nos referimos a un pulso de 180° ($\alpha = $ **180°**) hacemos referencia a un pulso de RF que invierte la posición del vector de magnetización M respecto a su posición de equilibrio. Hablaremos de este pulso inversor cuando hagamos referencia a las **Secuencias Inversión-Recuperación**.

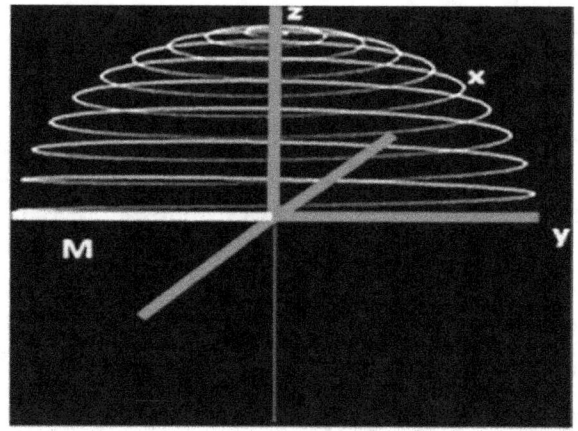

Movimiento de Nutación tras un pulso de 90º. En blanco el desplazamiento del vector de magnetización M. El ángulo que forma M con el eje z constituye el *flip angle* o ángulo de basculación.

Conviene recordar que cada núcleo entrará en resonancia a una frecuencia específica, frecuencia que vendrá determinada por la Ley de Larmor y que dependerá del campo magnético que perciba y del entorno bioquímico en que se encuentre.

Debido a ello la emisión de RF, no es de una frecuencia única sino que, contiene un **ancho de banda** de una determinada **amplitud** para que puedan entrar en resonancia todos los núcleos de H que nos interese.

En un campo magnético de 1,5 T este ancho de banda es, aproximadamente, del orden de los ± **100 kHz** alrededor de la **frecuencia principal**, que para este campo magnético es de **63,8625 MHz**.

¿Cuál es, en definitiva, el efecto de un pulso de RF sobre los núcleos de H? Realmente se trata de 2 efectos, que ocurren simultáneamente, y que son los que describimos a continuación:

1. Núcleos en estado *up* absorben energía y pasan a estado *down*. Consecuentemente la resultante magnética de los núcleos que se alinean en paralelo disminuye mientras que la de los núcleos en antiparalelo aumenta. Debido a ello la resultante total, a la que hemos llamado vector de magnetización **M**, disminuye.

2. Los núcleos de H, que estaban precesando de forma ligeramente desfasada, comienzan a hacerlo en fase (exactamente a la frecuencia de emisión). Fruto de ello, si estudiamos la proyección de los spines sobre el plano transversal (plano x, y), veremos que ha aparecido una **magnetización transversal**.

Pongamos un ejemplo concreto. Tras emitir un pulso de 90º (**α = 90º**) la componente longitudinal de la magnetización **Mz** desaparece, porque habrá igual número de núcleos en estado *up* que núcleos en estado *down* (las dos resultantes son iguales y, por tanto, la resultante total es cero, **Mz = 0**). Simultáneamente, al comenzar los núcleos de H a precesar en fase, aparece una magnetización transversal (**Mxy > 0**).

En RMN cuando la magnetización longitudinal **Mz** desaparece se dice que se ha alcanzado el **Estado de Saturación**. Por esta razón, un vóxel estará tanto más saturado después de un pulso de RF cuanto menor sea la componente longitudinal de la magnetización o, dicho de otra forma, cuanto más se aproxime el pulso a los 90º.

Como resulta conveniente no avanzar conocimientos sin haber reposado los ya adquiridos, vamos a comparar la situación de los spines mientras permanecen en reposo y lo que acontece cuando entran en resonancia:

1. *Estado de Reposo*: Los núcleos de H están alineados con el campo magnético.

   Los que se encuentran en el estado menos energético (up) se alinean en la dirección y sentido del campo magnético.

   Los que presentan mayor energía (down) lo hacen en sentido contrario.

Al haber más núcleos en el estado menos energético, la **resultante** de ambas poblaciones de núcleos (Vector de Magnetización) se alinea en la dirección y sentido del campo (eje Z) y tiene un **valor máximo (Mz)**.

Los núcleos están precesando de manera desfasada (debido a que el **BBIOQ** soportado por cada uno de ellos es distinto) y ello hace que su proyección sobre el plano x, y sea 0 (**Mxy = 0**).

2. *Al entrar los núcleos de H en resonancia*: Los núcleos de H siguen alineados con el campo magnético.

Como consecuencia del pulso de RF, los núcleos menos energéticos absorben energía y debido a ello la **magnetización longitudinal (Mz) va perdiendo valor** llegando a alcanzar el valor 0 cuando $\alpha = 90°$.

Debido a la absorción de energía todos los núcleos comienzan a precesar a la misma frecuencia; o sea comienzan a hacerlo en fase. Eso significa que su proyección sobre el plano x, y adquiere su valor máximo. Es decir, aparece una **magnetización transversal (Mxy)**.

Se suele utilizar, en muchas ocasiones, el adjetivo de selectivo para referirse al fenómeno de la resonancia magnética. Veamos la causa.

Nos hemos referido hasta ahora a la excitación de un vóxel de tejido. Pues bien, si tenemos un conjunto de voxels, muy próximos, podemos excitar cada uno de ellos de manera selectiva. ¿Cómo? Logrando que cada uno perciba un campo magnético distinto. Conseguido esto, presentarán frecuencias de precesión distintas. Si, en el momento de la excitación, vamos cambiando la frecuencia de emisión de la antena cada vóxel entrará en resonancia (absorberá energía de RF) cuando la emisión de RF coincida justamente con la frecuencia de precesión de los núcleos de H de ese vóxel.

En esta **selectividad**, durante la excitación de los núcleos de H, se va a basar la **Selección del Plano Tomográfico** durante los estudios de IRM. Y para ello utilizaremos los **Gradientes Magnéticos** que, como ya comentamos, serán estudiados más adelante.

La selectividad, a la que hemos aludido, llega a tal punto que podemos excitar de manera selectiva los núcleos de H de un mismo

*vóxel. Y ello porque los núcleos de un volumen de tejido considera-
do, al formar parte de estructuras moleculares distintas, presentan
frecuencias de precesión o resonancia distintas.*

Recordemos, de nuevo, que en RMN la señal para reconstruir la
imagen la obtenemos de los núcleos de H. Pues bien, los núcleos de H
del organismo los podemos agrupar en dos grandes familias, las **moléculas de agua** (agua libre y agua ligada) y las **moléculas lipídicas**
(ácidos grasos y derivados) que, por formar parte de entornos moleculares distintos, presentan frecuencias de resonancia ligeramente distintas y ello posibilita que pueden ser excitadas de forma selectiva, aunque estén incluidas en el mismo vóxel (una aplicación importante en
IRM son los pulsos de **saturación grasa**, como estudiaremos más
adelante).

LIBERACIÓN ENERGÉTICA O RELAJACIÓN NUCLEAR

Una vez finalizada la excitación nuclear (resonancia) van a ocurrir 2 fenómenos:

1. Los núcleos de H tenderán al estado de equilibrio energético y para ello van a comenzar a desprender el exceso de energía que han absorbido.
2. Los núcleos de H, que habían comenzado a precesar en fase al absorber la energía del pulso de RF, se irán desfasando.

Debido a ellos:

1. La proporción entre núcleos en estado *up* y núcleos en estado *down* se restablece por lo que la magnetización **Mz** aumentará hasta alcanzar su valor inicial.
2. La magnetización en el plano transversal **Mxy** irá desapareciendo poco a poco hasta llegar a cero.

Estos 2 procesos ocurren simultáneamente y reciben el nombre de **Relajación Nuclear**. Siguen una ley exponencial pero son independientes y como norma general la pérdida de la magnetización transversal **Mxy** es un proceso más rápido que la recuperación de la magnetización longitudinal **Mz**.

Es muy importante resaltar que la energía liberada por los núcleos lo es, también, en forma de energía de RF a la frecuencia que percibe cada núcleo en el momento de la relajación (**Frecuencia de Larmor**).

La relajación de los núcleos de H no es un fenómeno que ocurra de manera espontánea, sino que es necesario que en su entorno existan estructuras que puedan absorber la energía que liberen los núcleos. Esta energía es de la misma magnitud que la que utilizan las moléculas para sus **movimientos brownianos** (movimientos aleatorios que se observan en algunas partículas microscópicas, que se hallan en un medio fluido, y que es debido a que su superficie es bombardeada por los átomos y moléculas del fluido por efecto de la agitación térmica).

Las técnicas de **Difusión**, cada vez más utilizadas en RMN, están basadas en este tipo de movimientos.

Las estructuras que rodean a los núcleos y que absorben la energía que estos liberan reciben el nombre de "**red, plasma o medio**".

Podemos, por tanto, afirmar que el fenómeno de relajación nuclear (liberación de energía) va a estar muy influenciado por el medio en el que se encuentren los núcleos de H.

Debido a esta dependencia del medio, la forma en que la magnetización vuelve a su posición inicial es muy variable.

La liberación de energía por parte de los núcleos de H, y por lo tanto la recuperación de la magnetización inicial, va a producir una serie de modificaciones de campo magnético. Dichos cambios van a inducir una **señal eléctrica** que podremos recoger con ayuda de una **antena receptora**.

Esta señal eléctrica, convenientemente tratada, es la que aportará toda la información que permitirá obtener la **imagen**. Recibe el nombre de **FID** (*Free Induction Decay* = Caída Libre de la Inducción).

Si la representamos gráficamente, en función del tiempo, observamos que presenta la forma de una **sinusoide amortiguada** (el voltaje de la señal decae con el tiempo a medida que los núcleos van entregando la energía que previamente han absorbido).

Si todos los *voxels* de un tejido estuvieran sometidos al mismo campo magnético las señales que obtendríamos, de cada uno de ellos, serían iguales (de la misma frecuencia).

Por el contrario, si variamos el campo magnético durante la relajación cada vóxel se relajará a una frecuencia distinta y sus señales serán distintas. Podrán ser diferenciadas mediante un análisis que sea capaz de discriminar por frecuencias. En RMN este tipo de análisis recibe el nombre de **Transformación de Fourier**.

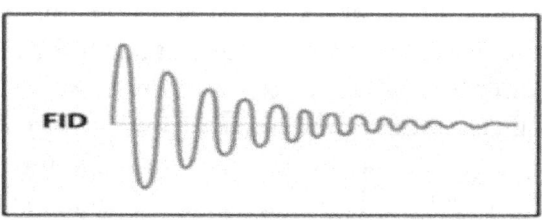

FID: Variación de la señal en función del tiempo.

Comentábamos, unos párrafos atrás, que toda la información para la obtención de la imagen la obtenemos a partir de la señal inducida en la antena receptora. Pero ¿cuál es esta información? Si estudiamos la relajación nuclear tanto sobre el eje longitudinal como sobre el plano transversal obtendremos 2 tipos de información:

1. Por un lado, información sobre la cantidad o densidad **D** de núcleos de H presentes en el vóxel.

2. Por otro, información sobre el medio que rodea a los núcleos a través de los parámetros denominados **T1** (tiempo de relajación longitudinal), **T2** (tiempo de relajación transversal) y **T2*** (tiempo de relajación transversal estrella).

Todas las imágenes de RM van a reflejar en mayor o menor medida cada uno de los parámetros anteriores, pero nosotros podemos hacer que el efecto de uno prevalezca sobre los otros. En RMN a esto se denomina **potenciar la imagen** y se realiza programando secuencias de pulsos específicas, que consisten en el envío de pulsos de RF de diversos valores separados por espacios de tiempo adecuados.

El proceso de relajación nuclear ocurre, de forma simultánea, en el eje longitudinal y en el plano transversal pero a efectos didácticos resulta más efectivo estudiarlos por separado. Y eso es lo que vamos a hacer.

Durante la relajación los núcleos de H van liberando el exceso de energía que han absorbido. Una vez liberada la energía el vector magnetización recuperará su valor inicial, alineado con el campo magnético a lo largo del eje Z.

La recuperación de la magnetización en el eje longitudinal **Mz** recibe el nombre de **Relajación Longitudinal**.

Si, tras dar un pulso de RF, estudiamos la variación a lo largo del tiempo de la proyección del vector **M** sobre el eje Z justo cuando el valor de la proyección sea el mismo que el valor inicial de **M** significará que la relajación ha concluido.

Representada, gráficamente, la **Relajación Longitudinal** es una curva exponencial creciente regulada por una constante denominada **T1**.

Definiremos el **T1** ó **Tiempo de Relajación Longitudinal** como el tiempo que tarda la magnetización longitudinal en recuperar un 63% de su valor inicial. Se expresa en milisegundos.

¿Sobre qué nos aporta información la Relajación Longitudinal? Acerca de la **rapidez** con que se recupera el valor inicial de la magnetización o lo que es lo mismo sobre la mayor o menor **velocidad** con la que los núcleos de H devuelven al medio el exceso energético que han absorbido.

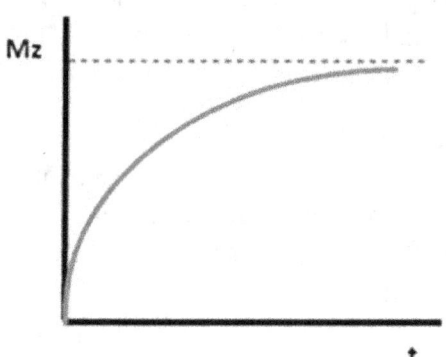

Curva T1 de recuperación de la magnetización longitudinal, Mz, en función del tiempo.

Cuanto menor sea el valor de T1 antes se alcanza el valor de equilibrio (antes se recupera el valor inicial del vector de magnetización **Mz**). Por tanto, cuando decimos que un tejido tiene un T1 bajo o un **T1 corto** nos estamos refiriendo a que es un tejido que libera el exceso de energía de una manera rápida. Por el contrario, un **T1 largo** hace referencia a un tejido que libera la energía de manera lenta.

Ya hemos comentado, en este mismo capítulo, que la relajación nuclear es un intercambio energético y por ello no es un proceso que se produzca de forma espontánea, sino que depende mucho del tipo y movilidad de las moléculas con las que los núcleos de H se relacionen. Resulta, pues, comprensible que exista una mayor o menor facilidad para liberar la energía en función de cuál sea el entorno que rodee a los núcleos de H. Basándonos en ello podemos afirmar que cada tejido tiene un **T1 característico**.

Los **lípidos** tienen un **T1 corto** y ello es así porque la energía liberada, por sus núcleos de H, es absorbida por la propia molécula.

En el caso del agua debemos distinguir entre el agua libre y el agua ligada. Los núcleos de H del **agua libre**, por mor de su movilidad, tienen dificultades para "encontrar" quien absorba su energía. Consecuentemente tienen un **T1 muy largo**. El **agua ligada** (la que forma parte de las capas de hidratación de las moléculas) tiene más facilidad para liberar la energía que el agua libre por lo que presenta un **T1 largo,** pero algo menor que el del agua libre. Desde el punto de vista del diagnóstico médico, es importante reseñar que en muchas patologías el agua intersticial (agua libre) aumenta por lo que en estos procesos el T1 aumenta, de manera significativa.

Por último, señalar que los valores del T1 dependen del valor del campo magnético externo. **A mayor valor del campo mayor valor del T1**. Por eso resulta importante, cuando hagamos referencia al valor de T1 de un determinado tejido, indicar el campo magnético al que está sometido.

La desaparición de la magnetización en el plano transversal **Mxy** recibe el nombre de **Relajación Transversal**.

Como hemos visto, la Relajación Longitudinal nos suministra información sobre la facilidad o rapidez que presentan los núcleos de H para liberar la energía.

La relajación transversal nos va a informar sobre la **forma** en que liberan los núcleos la energía y a partir de ella obtendremos información relacionada con la estructura bioquímica del medio.

Una de las consecuencias de la emisión de un pulso de RF es que todos los núcleos de H, que estaban precesando alrededor del campo magnético pero lo hacían de manera desfasada, comienzan a precesar en fase (todos exactamente a la misma frecuencia).

Finalizado el pulso los núcleos comienzan a desfasarse, debido a los distintos entornos bioquímicos en los que se encuentran. A medida que aumenta el desfase entre los núcleos la magnetización transversal **Mxy** va disminuyendo. Cuando todos los núcleos precesen a frecuencias ligeramente distintas, es decir cuando todos los núcleos estén desfasados, diremos que **Mxy** ha desaparecido.

Ya sabemos que la relajación transversal estudia la desaparición de la magnetización **Mxy** en el plano transversal. Ahora bien, cuanto más sincrónica sea la relajación (cuando haya un menor desfase de los núcleos de H) más tardará en desaparecer esta magnetización.

Si le damos la vuelta a la frase anterior, podemos decir que la magnetización en el plano transversal, **Mxy**, alcanzará antes el valor 0 cuando la relajación sea más incoherente (cuando el desfase de los núcleos de H sea mayor).

Pero el desfase de los núcleos de H no es igual en todos los tejidos: Si los núcleos de H de un vóxel de tejido perciben sólo el campo magnético externo y no existen interferencias del entorno bioquímico, todos los núcleos de ese vóxel liberan la energía a la misma frecuencia. Cuando esto ocurre decimos que la relajación es muy **sincrónica o coherente**.

Ahora bien, si los núcleos de H de un vóxel forman parte de radicales químicos distintos los campos magnéticos percibidos a nivel local son ligeramente distintos y ello hace que cada núcleo libere la energía a frecuencias ligeramente distintas. En este caso hablamos de relajación **asincrónica o incoherente**.

El **sincronismo** en la relajación de los núcleos va a depender tanto de las heterogeneidades del campo magnético externo como de la composición y estructura molecular del vóxel. En el **agua libre**, debido a su gran movilidad, la resultante de las variaciones magnéticas locales es prácticamente nula por lo que tendrá una **gran coherencia en la relajación**. En aquellos tejidos en los que el agua es mayoritariamente **agua ligada** los núcleos percibirán campos magnéticos diferentes en función de las distintas estructuras de su alrededor y la **relajación será más incoherente**.

Cuando la relajación es incoherente cada núcleo emite la energía a frecuencias distintas. Los que emiten a frecuencias ligeramente superiores **se adelantan en fase** con respecto a los que lo hacen a frecuencias más bajas y eso hace que, en el plano transversal, se alcance rápidamente la orientación al azar.

Por el contrario, cuando la relajación es muy coherente todos los núcleos del vóxel emiten la energía a frecuencias muy parecidas y, en consecuencia, al ser el desfase pequeño se tardará más en alcanzar la orientación al azar y, por tanto, la pérdida de la magnetización transversal **Mxy**.

Representada, gráficamente, la **Relajación Transversal** es una curva exponencial decreciente regulada por una constante denominada **T2**.

Definiremos el **T2** ó **Tiempo de Relajación Transversal** como el tiempo que tiene que transcurrir para que la magnetización en el plano transversal pierda un 63% de su valor.

El T2 depende del entorno bioquímico en el que se encuentren los núcleos de H; es decir, de las denominadas **interacciones spin-spin**.

Al definir el **T2** no se consideran las inhomogeneidades del campo magnético externo ni las variaciones magnéticas que, a nivel local, actúan de manera fija sobre los núcleos de H. Únicamente se consideran las variaciones magnéticas que, a nivel local, actúan de manera aleatoria sobre los núcleos de H.

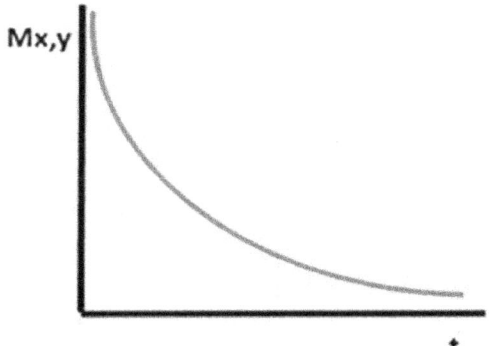

Curva T2 de pérdida de la magnetización transversal, Mxy, en función del tiempo.

Cuando definimos el **T2*** tenemos en cuenta tanto las inhomogeneidades del campo magnético externo como las variaciones magnéticas, fijas y aleatorias, que actúan a nivel local sobre los núcleos de H.

El **T2** y el **T2*** se expresan, también, en milisegundos.

Para un mismo valor del campo magnético externo, los valores del T2* son ligeramente menores que los del T2. Ello es debido a que cuando medimos el T2* tenemos en cuenta todos los factores que intervienen en el asincronismo de los núcleos de H, mientras que cuando medimos el T2 algunos de estos factores, como ya hemos indicado, han sido corregidos. En T2* el desfase de los núcleos es mayor y, consecuentemente, se tarda menos tiempo en que la magnetización transversal Mxy pierda su valor.

De igual manera, si el campo magnético es el mismo, el T2 de un tejido es menor que su T1.

T2>T2*   **T1>T2**

A modo de ejemplo, podemos señalar que el T1 del líquido cefalo-rraquídeo tiene un valor entre 1500 y 2000 milisegundos, en un campo de 1,5 T. El T2, en un campo similar, es del orden de los 300 -500 ms.

TEJIDO	T1 (ms)	T2 (ms)
Grasa	180	90
Hígado	270	50
Corteza Renal	360	70
Sustancia blanca	390	90
Bazo	480	80
Sustancia Gris	520	100
Músculo	600	40
Médula Renal	680	140
Sangre	800	180
Líquido Cefalorraquídeo	2000	300
Agua	2500	2500

Tiempos de relajación T1 y T2 de algunos tejidos en un campo magnético de 1,5 Teslas

DIFERENTES POTENCIACIONES DE LA IMAGEN EN RESONANCIA MAGNÉTICA: DP, T1, T2 y T2*

Ya hemos comentado que en cualquier imagen de RMN están presentes tanto la densidad de núcleos de H, **D**, como los parámetros de relajación, **T1** y **T2** ó **T2***. Adelantamos también que, no obstante, se puede conseguir que uno de estos factores prevalezca sobre los otros en la imagen final. Esta **potenciación** de la imagen es de suma importancia para el diagnóstico pues permite analizar las mismas estructuras anatómicas, presentes en un corte tomográfico, con distintos contrastes de imagen.

Se consigue programando **secuencias de pulsos** específicas, pero conviene señalar que la potenciación de la imagen es un proceso complejo y, a veces, difícil de explicar y de entender. Reseñar, también, que la potenciación en un parámetro determinado no se realiza de igual modo en todos los tipos de secuencias de pulsos. Intentaremos simplificarlo utilizando para ello conceptos que, en muchos casos, retomaremos en el capítulo siguiente al estudiar las secuencias de pulsos clásicas.

Al estudiar el vector de magnetización **M** ya dijimos que su valor es proporcional a la densidad de núcleos de H que contenga el vóxel. Sabemos, también, que a esta densidad la representamos por la letra **D**. Vamos a explicar cómo podemos **potenciar una imagen en Densidad Protónica** en una secuencia estándar.

Si imaginamos dos vóxels con distinto valor de **D**, éstos, tendrán distintas magnetizaciones (distinto valor de **M**). Si a estos dos *voxels* les enviamos un pulso de 90º (pulso excitador) desaparecerá la magnetización longitudinal (Mz) al haber, ahora, igual número de núcleos de H en estado *up* y en estado *down*. Por efecto del pulso de RF, los spines que estaban precesando desfasados comienzan a precesar en fase. Esto hace que aparezca una magnetización transversal (Mxy). La suma de estos dos fenómenos es equivalente a decir que **la magnetización se ha volcado sobre el plano transversal** (xy).

Si acabado el pulso de RF dejamos transcurrir un tiempo suficientemente largo **Mxy** desaparecerá y **Mz** recuperará su valor inicial.

Si ahora enviamos un nuevo pulso de 90° (**pulso lector**) lo que haremos es volcar la magnetización longitudinal **Mz** sobre el plano transversal xy.

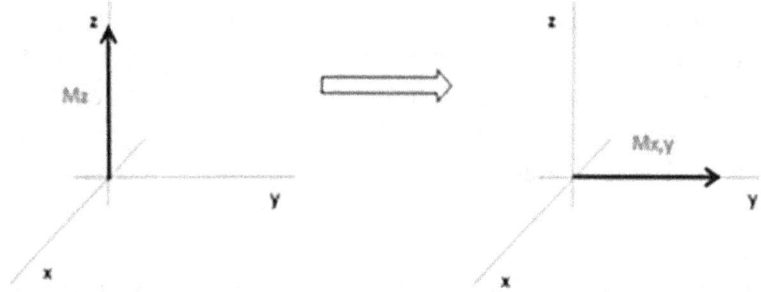

Efecto de un pulso de RF de 90º: Desaparece Mz y aparece Mxy. Equivale a decir que la magnetización, que estaba en el eje Z, se ha volcado sobre el plano x,y

Aunque es un concepto que abordaremos en el capítulo siguiente, cuando hablemos de las secuencias de pulsos, hemos de definir el concepto de **Tiempo de Repetición** (**TR**). Llamamos así al tiempo que transcurre entre la emisión de 2 pulsos de RF del mismo valor (el primero suele ser un pulso excitador y el segundo un pulso lector, como veremos en su momento).

El segundo pulso de 90° lo hemos enviado, según la definición anterior, tras haber dejado transcurrir un **TR largo** y el efecto del mismo es que la magnetización longitudinal "ha sido volcada" sobre el plano transversal.

Si activamos, ahora, una antena receptora recogeremos una señal que, puesto que hemos dado tiempo a que se recupere la magnetización en el eje longitudinal y luego la hemos volcado, será directamente proporcional a sus respectivas **Densidades Protónicas** (si hay pocos protones habrá poca señal y a medida que aumente el número de los mismos aumentará la señal).

La señal que hemos obtenido en la antena receptora es una mezcla de las señales de los dos *voxels*. ¿Cómo podemos separarlas? Haciendo que durante la relajación nuclear los dos *voxels* perciban campos magnéticos distintos liberarán la energía a frecuencias distintas y podremos separar las señales mediante un **Análisis de Frecuencias** (Análisis de Fourier).

Ahora que ya sabemos cómo potenciar una imagen de RMN en **D** tenemos que conocer como es la **escala de grises** en una imagen potenciada en **Densidad Protónica**. Si a mayor número de núcleos de H obtenemos mayor señal, los tejidos que tengan mayor cantidad de protones se mostrarán en la imagen como **hiperintensos** (blancos) mientras que aquellos que presenten un número muy pequeño aparecerán como **hipointensos** (negros) en la imagen de RMN.

Entre el blanco y el negro existe toda una gama de grises en los que podemos situar todos los tejidos. Vamos a hacerlo simplificándolo lo más posible:

1. **Hipointensas**: Se mostrarán así las estructuras con baja densidad de núcleos de H. De menor a mayor intensidad, podemos incluir el **aire**, el **hueso cortical** y los **ligamentos**.

2. **Intensidad de señal media**: Estructuras con un valor intermedio de núcleos de H. De menor a mayor intensidad incluiríamos el **músculo**, la **substancia blanca** y la **substancia gris**.

3. **Hiperintensas**: Estructuras con alta densidad de núcleos de H. De menor a mayor intensidad hemos de incluir el **hueso medular**, la **grasa** y el **agua libre**.

Como es lógico imaginar, en un tejido podemos encontrarnos con *voxel*s que tengan prácticamente la misma densidad de núcleos de H (D) pero que liberen la energía a distinta velocidad; es decir, que tengan T1 distintos. Para potenciar la imagen en **D**, tras el pulso excitador, dejábamos que los núcleos de H recuperaran la magnetización. ¿Cómo podemos explicar, utilizando un modelo similar, la manera de **potenciar una imagen en T1**?

Leyendo la señal en la antena receptora mientras los núcleos se están relajando, es decir, sin dejar que se recupere la magnetización (**Mz**) en el eje longitudinal.

Utilizando el mismo método empleado para explicar la potenciación en **D**, imaginemos ahora dos vóxels con la misma densidad protónica D. Si enviamos un pulso de RF de 90° las dos magnetizaciones se vuelcan sobre el plano xy ó plano transversal. Cesado el pulso comenzará la relajación y cada vóxel se relajará con un T1 distinto (a una velocidad distinta). Aquel que libere la energía con más facilidad (T1 más corto) recuperará la magnetización más rápidamente.

Si antes de que recuperen la magnetización inicial, es decir transcurrido un **TR corto**, enviamos un segundo pulso de 90º volcaremos sobre el plano xy dos magnetizaciones distintas (recordemos que la relajación de los núcleos no había terminado y por tanto no se había recuperado el valor inicial de cada una de las magnetizaciones). Si ahora leemos la señal, en la antena receptora, veremos que obtenemos dos señales distintas, siendo mayor la proveniente del vóxel que tenía el T1 más corto, es decir, del que liberó la energía con más facilidad (más rápidamente).

El vóxel que ha dado una mayor señal (T1 más corto) se mostrará en IRM como hiperintenso. De la misma manera, el vóxel cuya señal ha sido menor (T1 más largo) se mostrará como hipointenso.

Si, en el caso que hemos supuesto, la señal la hubiéramos leído transcurrido un TR largo habríamos obtenido dos señales iguales puesto que los dos vóxels tenían el mismo valor de D. En tal caso la potenciación de la imagen habría sido en D y no en T1.

Por lo visto hasta ahora podemos afirmar que potenciamos las diferencias en T1 cuando acortamos el TR. Es decir, **cuánto más corto sea el TR mayor será la potenciación en T1**.

¿Cómo será la intensidad de la señal/escala de grises en una imagen potenciada en T1?

Agruparemos los diversos tejidos en 3 grupos, como ya hiciéramos en la potenciación en D:

1. **Hipointensos**: Se mostrarán así las estructuras y tejidos con dificultad para liberar la energía (con T1 muy largo). De mayor a menor T1 tendríamos el **aire**, la **cortical ósea**, los **ligamentos** y el **agua libre**.

2. **Intensidad de señal media**: Estructuras con T1 largo. De mayor a menor T1 incluiríamos el **agua ligada**, el **músculo**, la **substancia gris** y la **substancia blanca**.

3. **Hiperintensos**: Estructuras y tejidos con T1 corto. Estarían incluidos el **hueso medular** y la **grasa**.

Podemos afirmar que una imagen de RMN en la que los líquidos en reposo aparecen casi negros y la grasa se muestra brillante, casi blanca, es una imagen potenciada en T1.

Sin embargo, si en IRM la grasa aparece negra no podremos afirmar que no se trata de una imagen T1 pues existen imágenes potenciadas en T1 en las que, eligiendo el valor del pulso inicial y el tiempo de lectura de la señal, podemos eliminar totalmente la señal de la grasa. Es el caso de las imágenes obtenidas en las **secuencias STIR**.

Vamos a definir el **Tiempo de Eco** (**TE**) como el tiempo que transcurre entre la emisión de un pulso de RF y la recogida de la señal en la antena receptora.

Seguro que al lector no le ha pasado por alto que, tanto en las imágenes **potenciadas en D** como en las **potenciadas en T1**, la recogida de la señal en la antena receptora se ha producido **inmediatamente** después de enviar el segundo pulso de RF (pulso lector). Es decir, en ambos casos hemos utilizado un **TE corto**.

Nos queda, por último, comentar la forma de **potenciar una imagen en T2** y comenzaremos recordando que el parámetro T2 nos aporta información sobre la sincronía o incoherencia de la relajación. Por ello, para potenciar una imagen en T2 habrá que posibilitar que los distintos tejidos muestren la coherencia o incoherencia de su relajación.

Seguiremos un esquema similar al utilizado para explicar las potenciaciones anteriores. En este caso el de dos *vóxels* con igual o distinta D, distinto valor de T1 y distinto valor de T2.

Utilizaremos un **TR largo**, es decir dejaremos que se recupere la magnetización inicial de ambos *voxels*. Por tanto la relajación longitudinal no dependerá del valor de T1, que es distinto en cada vóxel, sino de la densidad de protones de cada uno de ellos. De esta forma habremos "eliminado" el factor T1 de la futura imagen.

Si la recogida de la señal la realizamos, ahora, con **TE largo** la diferencia entre los valores T2 de ambos *voxels* empezará a manifestarse, ya que el *vóxel* con un T2 más corto se desfasará con mayor rapidez que el *vóxel* con un T2 más largo y las diferencias entre ambos se manifestarán por una diferencia de señal.

Por lo tanto, con un **TE largo** se puede obtener una **imagen potenciada en T2** ya que será este valor el responsable de la diferencia de señal entre ambos *voxels*. Aquel cuyos núcleos de H se desfasen antes (T2 corto) proporcionará una señal menor que el vóxel cuyos núcleos tarden más en desfasarse (T2 largo).

Hay que reseñar, para terminar, que el TE ha de ser largo pero adecuado pues si se alarga demasiado la caída de la señal sería tal que, prácticamente, no se podría diferenciar del ruido de fondo existente.

Los líquidos en reposo, que tienen un T2 muy largo, darán una alta señal en imágenes potenciadas en T2. Siendo así, podemos asegurar que una imagen en la que los líquidos aparecen hiperintensos (blancos) es una imagen potenciada en T2.

Si, en la imagen obtenida, no están corregidas las heterogeneidades del campo magnético externo ni las variaciones magnéticas que, a nivel local, actúan de manera fija sobre los núcleos diremos que la imagen está **potenciada en T2***, siempre que los líquidos aparezcan con hiperseñal (blancos).

¿Cómo es la intensidad de la señal en una imagen potenciada en T2?

1. **Hipointensas**: Aparecerán así las estructuras con una gran incoherencia en la relajación (T2 corto). De mayor a menor asincronismo incluiríamos el **aire**, la **cortical ósea**, los **ligamentos**, el **músculo** y la **substancia blanca**.

2. **Intensidad de señal media**: Se mostrarán así todas las estructuras con un T2 intermedio. De mayor a menor asincronismo estarían incluidos la **substancia gris**, el **hueso medular** y la **grasa**.

3. **Hiperintensas**: Estructuras con T2 largo lo que implica una gran coherencia o sincronismo en la relajación. Incluiríamos en este grupo el **agua libre**.

Si tenemos en cuenta que la señal en IRM se obtiene de los núcleos de H, que la mayor proporción de ellos se encuentra en los líquidos y en las grasas, que estas dos estructuras forman parte de muchos e importantes tejidos biológicos y que, según hemos visto, podemos diferenciar su señal a través de las distintas potenciaciones de la imagen comprenderemos que contamos con una importante herramienta para utilizar en el diagnóstico clínico. En la práctica, todos los estudios de IRM contendrán imágenes de diferente potenciación con el fin de lograr una mayor aproximación o fiabilidad diagnóstica.

Terminaremos este capítulo resumiendo como es la intensidad de la señal, en una imagen estándar, en cada una de las distintas potenciaciones que hemos estudiado:

1. En una imagen que esté contrastada o potenciada en D la intensidad de la imagen es directamente proporcional a la densidad de núcleos de H.
2. En una imagen potenciada en T1 la intensidad de la señal es inversamente proporcional al valor de T1.
3. En una imagen potenciada en T2 la intensidad de la señal es directamente proporcional al valor de T2.

BLANCO ↑ D	↓ T1	↑ T2	BLANCO
	GRASA	AGUA LIBRE	
	HUESO MEDULAR		
AGUA LIBRE	SUBST. BLANCA	GRASA	
GRASA		HUESO MEDULAR	
HUESO MEDULAR	SUBST. GRIS	SUBST. GRIS	
SUBST. GRIS	MÚSCULO	SUBST. BLANCA	
SUBST. BLANCA		MÚSCULO	
MÚSCULO	AGUA LIBRE		
	LIGAMENTOS	LIGAMENTOS	
LIGAMENTOS	HUESO CORTICAL	HUESO CORTICAL	
HUESO CORTICAL	AIRE	AIRE	
AIRE			
NEGRO ↓ D	↑ T1	↓ T2	NEGRO

Intensidades de señal de algunos tejidos biológicos, dependiendo de la potenciación de la imagen, en una secuencia Spin Eco clásica.

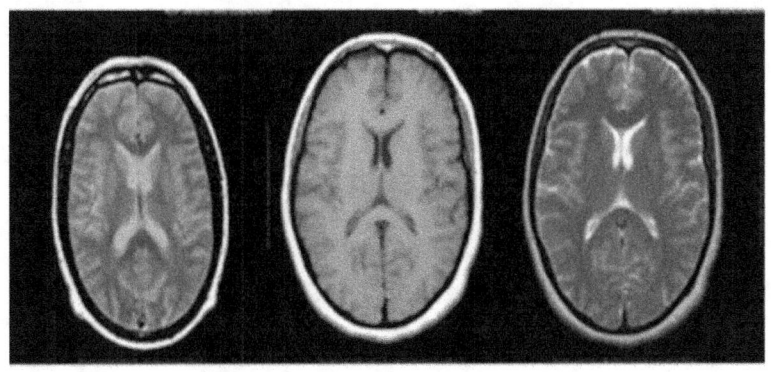

Axial DP Encéfalo   Axial T1 Encéfalo   Axial T2 Encéfalo

SECUENCIAS DE PULSOS CLÁSICAS: SATURACIÓN RECUPERACIÓN, INVERSIÓN RECUPERACIÓN, SPIN-ECO Y ECO DE GRADIENTE

Ya sabemos que en cualquier imagen de RM van a estar representados, en mayor o menor medida, la densidad de núcleos de H y los parámetros de la relajación T1 y T2.

Conocemos también que, a través de las **secuencias de pulsos**, podemos conseguir que uno de estos parámetros destaque en el contraste final de la imagen.

Cuando hablamos de secuencia de pulsos nos estamos refiriendo a una sucesión de módulos básicos en los que se combinan **pulsos de RF** y **pulsos de gradientes** de valores determinados y separados, entre ellos, por espacios de tiempo convenientes.

Tras cada uno de los módulos se recoge la señal de relajación en la antena. Una vez recogidas, todas las señales, se codificarán y digitalizarán y se utilizarán para formar la imagen.

Estos módulos básicos se repiten, a lo largo de la formación de la imagen, con una cadencia determinada que recibe el nombre de **Tiempo de Repetición** o **TR**.

La **FID** es una señal muy débil (recordemos que va perdiendo valor a medida que los núcleos van liberando la energía y se van desfasando). Por ello, la señal que se recogerá en la antena y que servirá para crear la imagen no es, exactamente, la FID sino una señal obtenida un cierto tiempo después de la emisión del pulso de RF y a la que llamaremos **Eco**. Será la señal útil y lo que se pretende es recoger una señal máxima dentro del proceso de relajación.

¿Cuál es la forma de obtener una mayor señal durante la relajación? Producir un **refase** de los núcleos de H, en el plano transversal, mientras se están relajando.

En la práctica, existen dos formas de obtener un eco (dos formas de refasar los spines mientras se relajan):

1. Utilizar un **pulso de RF**, en cuyo caso obtendremos un **Eco de RF** o **Eco de spin**.
2. Utilizar un **gradiente bipolar**, con lo que lo obtenido será un **Eco de Gradiente**.

La primera de las formas da nombre a la **secuencia Spin Eco** o Eco de Spin (**SE**). La segunda a la secuencia **Eco de Gradiente (GRE)**. Se trata de las dos secuencias clásicas, por excelencia.

A partir de estas secuencias básicas, y siempre con la vista puesta en conseguir tiempos de exploración más rápidos, se han desarrollado las denominadas **secuencias rápidas** de imagen.

Vamos a dedicar este capítulo a estudiar, con las limitaciones impuestas por el objetivo del libro, las secuencias de pulsos, denominadas, clásicas. Comenzaremos por las secuencias Saturación-Recuperación (**SR**) e Inversión-Recuperación (**IR**) y dedicaremos un mayor espacio a comentar las dos secuencias clásicas más importantes, la Spin Eco y la Eco de Gradiente.

Utilizaremos un modelo similar para todas ellas y nos centraremos, exclusivamente, en los pulsos de RF. No haremos referencia a la actuación de los gradientes magnéticos, pues dedicaremos sendos capítulos a explicar su participación, tanto en la selección del plano como en la codificación de la señal.

Secuencia Saturación-Recuperación

Se trata de la secuencia de pulsos más simple pues el módulo básico va a estar constituido por pulsos de 90º separados un tiempo TR.

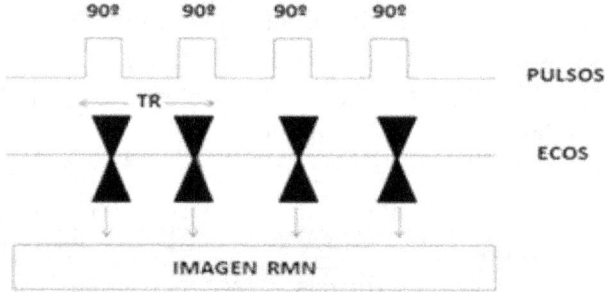

Tras el pulso inicial de 90º se produce la saturación de los spines; es decir, habrá el mismo número de núcleos de H en los dos estados energéticos, *up* y *down*.

Si la distancia entre pulso y pulso es suficientemente larga (TR largo), en torno a los 2500 milisegundos, daremos tiempo a que se recupere el valor inicial de la magnetización. El nuevo pulso volcará la magnetización sobre el plano transversal y al recoger la señal la potenciación que obtendremos será en **D**.

Si utilizamos un TR corto no daremos tiempo a recuperar el valor inicial de M y la imagen estará potenciada en **T1**.

El tiempo entre dos pulsos consecutivos (pulso excitador y pulso lector) constituye el **tiempo de repetición (TR)**.

El tiempo que transcurre entre la emisión del pulso lector y la recogida de la señal recibe el nombre de **tiempo de eco (TE)**.

La secuencia continuaría con la emisión de un nuevo pulso de 90°, tras el cual se recogería una nueva señal, y así sucesivamente.

Secuencia Inversión-Recuperación

En la secuencia Saturación-Recuperación los pulsos de RF tenían siempre el mismo valor. Tanto el **pulso excitador** (por ejemplo, el primer pulso) como el **pulso lector** (por ejemplo, el segundo) eran pulsos de 90°.

La secuencia **Inversión-Recuperación** va a comenzar con un pulso excitador **inversor** de 180°. Este pulso invierte la magnetización de todos los tejidos en sentido antiparalelo. Esto va a permitir una mayor potenciación en T1, puesto que la magnetización longitudinal se tiene que recuperar desde un valor doble y las curvas de relajación T1 de los distintos tejidos muestran una mayor separación y, por tanto, mayor contraste. No es la única ventaja. Como la magnetización tiene que recuperarse partiendo de un valor negativo, existe un momento en el que valor de los vectores de magnetización de los distintos tejidos es nulo (cuando hay igual número de núcleos *up* que de núcleos *down*) y ello puede aprovecharse para anular la señal de determinados tejidos.

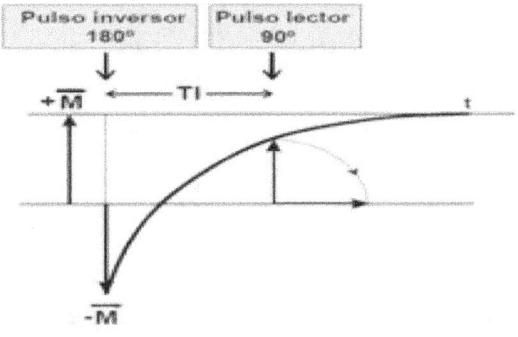

Tras el pulso inversor se deja transcurrir un tiempo **TI** denominado **Tiempo de Inversión** y, a continuación, se envía un pulso lector de 90º. Tras el pulso, y transcurrido un tiempo **TE**, se recoge la señal en la antena.

Tras dejar que los núcleos se relajen, se vuelve a iniciar el módulo con un nuevo pulso inversor de 180º.

En este tipo de secuencias, el tiempo de repetición **TR** es el tiempo que transcurre entre dos pulsos de 180º.

La importancia de las secuencias **IR**, como ya hemos apuntado, estriba en que si el pulso lector se envía justo en el momento en el que la magnetización longitudinal (en su proceso de recuperación) pasa por el plano transversal la señal recogida en la antena (**señal de lectura**) será nula.

Según esto, todos los tejidos tendrán un TI propio en el que se anule su señal. Dicho TI dependerá del valor del campo magnético en el que estemos trabajando (más o menos entre 100 y 3000 ms).

Existen, de hecho, dos secuencias IR que aprovechan esta potencialidad y que son de gran ayuda en el diagnóstico por RMN:

1. **STIR** (*Short Time Inversion Recovery*): Es la secuencia IR en la que se **anula la señal de la grasa** (el tejido graso aparecerá negro). Utiliza un TI corto (entre 80 y 180 ms para un campo de 1,5 T).

2. **FLAIR** (*Fluid Atenuated Inversion Recovery*): Se trata de la secuencia IR en la que se **anula la señal del LCR** (aparecerá negro). Utiliza un TI largo (entre 1600 y 2800 ms para un campo de 1,5 T).

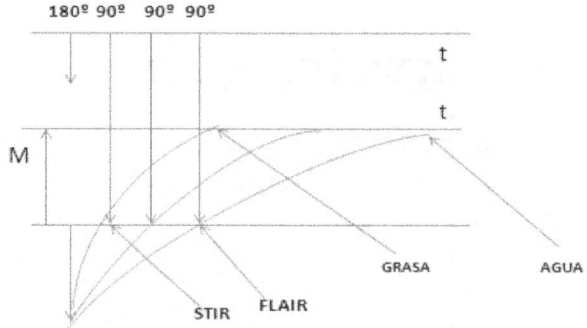

Anulación de la señal de distintos tejidos en secuencias IR

Un último apunte. Este tipo de secuencias es de las más utilizadas, cuando queremos obtener imágenes potenciadas en T1.

Secuencia Spín-Eco

Se trata de una secuencia que fue desarrollada en la década de los 50 del siglo XX y que, en un principio, se utilizó sobre todo en espectroscopia. Hasta hace no demasiados años era la secuencia más empleada en IRM aunque, actualmente y debido a los largos tiempos de adquisición, ha ido perdiendo importancia.

Comienza con un **pulso excitador de 90º**, que inclina el vector de magnetización al plano transversal. A continuación se dejan relajar los núcleos un tiempo **TE/2**, durante el cual los spines se desfasarán, y se envía un pulso de 180º.

Este pulso de 180, a diferencia del pulso excitador de la secuencia IR, no es un pulso inversor (por lo menos, en el sentido en el que lo definimos con anterioridad). Tras el pulso de 90º tenemos el mismo número de núcleos *up* y de núcleos *down* por lo que una inversión los dejaría exactamente igual. Se trata de un **pulso refasador**. Efectivamente, va a invertir la posición de los spines respecto al campo magnético pero esta inversión afecta, sólo, a la frecuencia de precesión de los núcleos puesto que tras el pulso de 180º los núcleos de H, que habían comenzado a desfasarse, comienzan de nuevo a precesar en fase.

Cuando ha transcurrido exactamente un nuevo intervalo de tiempo **TE/2**, desde el pulso de 180º, se recoge la señal en la antena receptora.

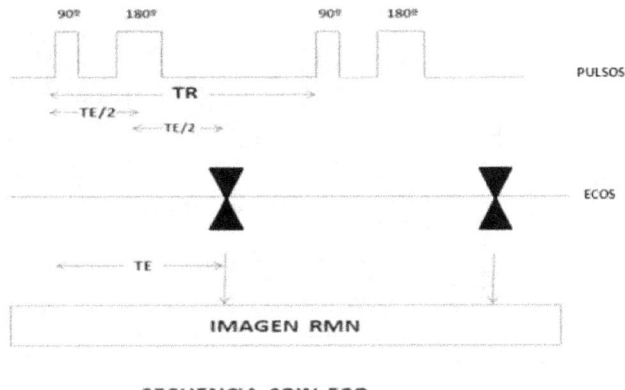

SECUENCIA SPIN ECO

Conviene hacer una pequeña aclaración, que sirve para todo tipo de secuencias, respecto a la recepción de la señal: tras un pulso de RF, la señal no puede ser recogida de forma inmediata en la antena pues pasar de condiciones de emisión de alta potencia a condiciones de recepción de poca intensidad, aunque puede hacerse de forma muy rápida, requiere un cierto retardo. Este tiempo de retardo supone perder la parte inicial de la FID (la más intensa) y obliga a repetir, varias veces, todo el proceso y a recoger la señal en forma de Eco, como ya comentamos.

En la secuencia Spin Eco, el **TR** sería el tiempo entre dos pulsos consecutivos de 90°.

El **TE** sería el tiempo transcurrido entre el pulso de 90° y la recogida de la señal en la antena.

Como acabamos de indicar, la señal se va a recoger un tiempo TE después del pulso de 90°, en forma simétrica en el tiempo respecto al pulso de 180°; es decir, como si se tratase de un **eco** respecto al pulso de 180°.

Como ya sabemos, durante la relajación nuclear los spines se desfasan hasta alcanzar una orientación al azar. Las causas que producen este desfase son variadas. Por un lado, intervienen las heterogeneidades del campo magnético principal; por otro, las interacciones que a nivel local se producen entre los núcleos (las llamadas **interacciones spin-spin**) tanto con carácter fijo (podríamos decir que previsibles) como con carácter aleatorio (imprevisibles).

Hemos explicado que este tipo de secuencias utiliza un pulso de 180° para refasar los spines y obtener mayor señal. Aún así, este pulso, no consigue refasarlos al 100%; los núcleos de H van a mantener un cierto desfase porque el pulso de 180° corrige las heterogeneidades del campo magnético externo y las interacciones, que a nivel local, actúan de manera fija sobre los núcleos de H pero no corrige las interacciones aleatorias que se producen entre los mismos.

Debido a que el TR es mucho mayor que el TE una posibilidad, que resulta muy útil en la práctica, consiste en obtener varios ecos dentro de un mismo TR. ¿De qué forma? Recogido el primer eco se deja transcurrir un nuevo tiempo TE/2 de desfase y se vuelve a enviar un nuevo pulso refasador de 180°. Transcurrido un tiempo TE/2 se recoge un segundo eco en la antena. Y así de forma sucesiva. Esto va a permitir obtener las imágenes de forma mucho más rápida y es el fundamento de las secuencias denominadas **Turbo Spin Eco** o **Fast Spin Eco**.

Resulta importante reseñar que el número de ecos que pueden ser obtenidos no es ilimitado. El pulso de 180° no logra eliminar todo el desfase por lo que los ecos que se van obteniendo, de manera sucesiva, son de menor intensidad.

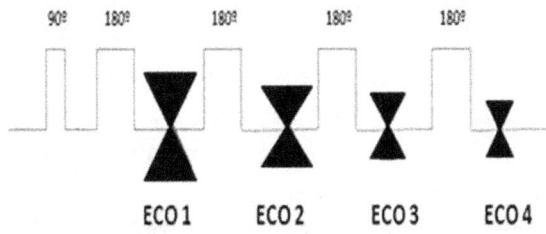

En las secuencias Spin Eco la potenciación de la imagen viene regulada por el TR y el TE. Sabemos que un TR largo permite recuperar la magnetización longitudinal y tras el pulso lector y la recogida de la señal la potenciación que obtenemos es en D. Si disminuimos el TR el pulso lector vuelca sobre el plano transversal una magnetización no del todo recuperada, que es directamente proporcional a la rapidez de los núcleos para liberar el exceso de energía absorbido, con lo que se recoge una señal potenciada en T1. En ambos casos, la recogida de la señal se realizará inmediatamente tras emitir el pulso lector, es decir transcurrido un TE corto.

Si dejamos transcurrir un TR largo entre el pulso excitador y el pulso lector (eliminamos el efecto T1) y recogemos la señal con TE cada vez más largos dejaremos que se manifieste más el asincronismo de los núcleos. Por tanto, al aumentar el TE aumentará la potenciación en T2.

Podemos resumir lo explicado en los dos párrafos anteriores de la siguiente manera:

1. **Potenciación T1**:   **TR corto + TE corto**

2. **Potenciación D**:   **TR largo + TE corto**

3. **Potenciación T2**:   **TR largo + TE largo**

Unos parámetros TR y TE inadecuados pueden hacer que no se consiga la potenciación deseada (por ejemplo, un TR corto y un TE largo darían lugar a un contraste mixto). Podemos, por tanto, afirmar que el contraste entre dos tejidos va a depender mucho de los parámetros elegidos.

Teniendo en cuenta el párrafo anterior podemos clasificar el comportamiento de los distintos tejidos de la siguiente manera:

1. Tejidos que aparecen siempre hipointensos en cualquier potenciación: Se caracterizan por tener una densidad baja de núcleos de H, un T1 largo y un T2 corto. Incluiríamos el **hueso cortical**, las **calcificaciones**, la **imagen aérea**, los **ligamentos**, los **meniscos** y los **tendones**.

2. Tejidos con intensidad de señal intermedia: Es el caso de la **substancia blanca** y la **substancia gris**. En D hay una mayor señal de la substancia gris por su mayor número de núcleos de H. En T1 la substancia blanca aparece con mayor señal que la substancia gris por tener un T1 algo más corto. En T2, por el contrario, la substancia blanca aparece más *hipointensa* que la substancia gris debido a su T2 más corto.

   En este grupo incluiríamos, también, el **tejido muscular.**

3. El **tejido graso** y la **médula ósea** siempre ofrecen muy buena señal en IRM, especialmente en T1 donde se encuentran en la parte más alta de la escala cromática. Pero no debemos olvidar que existen secuencias potenciadas en T1 en las que podemos suprimir la señal de la grasa (secuencias con supresión espectral de la grasa y secuencias STIR) por lo que aparecerá como hipointensa.

4. El **agua libre** dará alta señal en D (por su gran densidad de núcleos de H), baja señal en T1 (por su lentitud para liberar la energía) e hiperseñal en T2 (por su gran sincronismo durante la relajación). El comportamiento será distinto cuando en un vóxel coexistan agua libre y agua ligada, en cuyo caso la señal obtenida dependerá de la proporción de ambas.

Hemos comentado en este mismo capítulo que, al ser el TR bastante mayor que el TE, cabe la posibilidad de obtener varios Ecos en un mismo TR. No es ésta la única forma de "sacarle partido" al TR puesto que existe, también, la posibilidad de obtener **dos Ecos distintos** dentro del mismo TR.

Para ello aplicaríamos dos pulsos de 180° tras cada pulso excitador de 90°. Obtendríamos dos Ecos con TE distintos. El primero de ellos, obtenido con **TE corto**, estaría potenciado en **D**. El segundo, que se obtendría con **TE largo**, estaría potenciado en **T2**. Este tipo especial de secuencia Spin Eco recibe el nombre de **Doble Eco**.

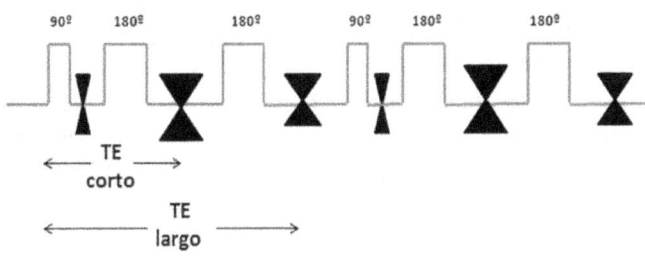

SECUENCIA SE "DOBLE ECO"

Obtendríamos dos imágenes sin penalización adicional de tiempo. No obstante, la obtenida con el TE más largo presentaría una señal más débil como consecuencia del decaimiento T2 (desfase de los spines).

Secuencia Eco de Gradiente

En las secuencias Spin Eco los tiempos requeridos para obtener las imágenes son muy largos (varios minutos). Ante la necesidad de acortar estos tiempos, y ampliar las aplicaciones clínicas de la IRM, surgieron las secuencias Eco de Gradiente.

Obtener imágenes cada vez más rápidas ha sido un objetivo permanente de las técnicas de IRM. Una forma de lograrlo sería utilizar TR cortos en las secuencias Spin Eco (veremos más adelante la importancia del TR en la duración total de una secuencia); pero esto plantearía problemas con la potenciación de la imagen pues el contraste tendería a T1. Otra forma sería, aprovechando las propiedades del Espacio K, realizar un llenado parcial del mismo (lo estudiaremos en capítulos posteriores).

La fórmula "elegida", para conseguir rebajar los tiempos de adquisición de las imágenes, consistió en utilizar un gradiente bipolar en lugar del pulso de 180° para refasar los spines y sustituir el pulso excitador de 90° por pulsos de RF menores ($\alpha < 90°$).

Recordemos que cuando hablamos de **gradiente bipolar** nos estamos refiriendo al conjunto de dos gradientes magnéticos de igual amplitud pero de sentidos contrarios. En el caso que nos ocupa, se trataría de un **gradiente de desfase** seguido de un **gradiente de refase**, ambos de igual amplitud y duración.

La señal que se obtiene recibe el nombre de **Eco de Gradiente**, como ya sabemos, y se basa en que la acción de un gradiente bipolar sobre la fase de los spines es nula, puesto que tras la acción de los dos "módulos" del gradiente los núcleos de H vuelven a estar en fase.

Las secuencias con un pulso inicial de $\alpha°$ y un gradiente bipolar reciben el nombre de **Secuencias Eco de Gradiente**. Han dado lugar a multitud de secuencias rápidas de imagen.

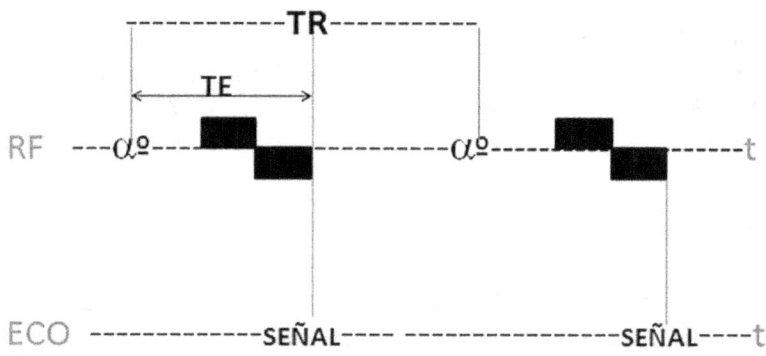

SECUENCIA ECO DE GRADIENTE

El módulo básico en este tipo de secuencia comienza con el envío de un pulso de RF de $\alpha°$ (generalmente menor de 90°). Inmediatamente, cuando los núcleos comienzan a desfasarse, entra en acción el gradiente de desfase que "termina" de desfasarlos. Una vez desfasados comienza su labor el gradiente de refase. Refasados los spines se recoge la señal (eco) en la antena receptora. Con el envío de un nuevo pulso, de igual valor, comenzaría el siguiente módulo y así, de manera sucesiva, hasta finalizar la secuencia.

El tiempo transcurrido entre el envío del pulso inicial y un nuevo pulso idéntico constituye el tiempo de repetición **TR**.

El tiempo entre el envío del pulso de RF inicial y la lectura de la señal es el tiempo de eco **TE**.

Como podemos observar, los conceptos de **TR** y **TE** no varían, independientemente del tipo de secuencia que estemos estudiando.

La aplicación de un gradiente bipolar es mucho más rápida que la emisión del pulso de 180º (sin tener en cuenta que, la eliminación del pulso de 180º, facilita pasar mucho más rápido de condiciones de emisión a condiciones de recepción en la antena). Esto va a permitir acortar de manera notable el TE y, a su vez, trabajar con TR más cortos. Consecuentemente, podemos afirmar que, los tiempos de obtención de las imágenes en las secuencias Eco de Gradiente son mucho menores que en las secuencias Spin Eco.

En las secuencias Spin Eco el pulso de 180º corregía las heterogeneidades del campo magnético. Por el contrario, el gradiente bipolar no las corrige y ello hace que las potenciaciones que obtengamos sean en **D, T1** y **T2***.

En general, las imágenes obtenidas en secuencias Eco de Gradiente presentan más ruido de fondo y están más artefactadas que las secuencias Spin Eco. Merece una mención especial el denominado **artefacto de susceptibilidad magnética**. En las zonas en las que existen tejidos con diferente susceptibilidad magnética (en las interfases de los mismos), o cuando en la zona a explorar existe algún material metálico, se producen cambios locales en el valor del campo magnético. Esto hace que los núcleos de H de un mismo vóxel perciban campos magnéticos distintos y el desfase aumente. Al actuar de forma fija este desfase puede ser corregido en las secuencias **SE**, gracias al pulso de 180º, pero no en las **GRE**. Se trata de un hecho que ha de ser tenido en cuenta pues ante la presencia de elementos metálicos, y siempre que sea posible, habrá que evitar las secuencias GRE.

Si bien la presencia de un artefacto siempre es molesta, puede resultar de gran utilidad en algunas patologías para afinar el diagnóstico. Podemos citar, como ejemplo, el caso de los focos hemorrágicos antiguos ricos en hemosiderina (pigmento producido en la degradación de la hemoglobina) cuya presencia permite realizar un diagnóstico diferencial con un sangrado reciente.

Si en las secuencias SE la potenciación de la imagen era un proceso relativamente sencillo, en el que intervenían el TR y el TE, en las secuencias Eco de Gradiente se trata de un fenómeno mucho más complejo que va a depender, no sólo de los valores de TR y TE sino, además del valor del pulso inicial. En la tabla siguiente mostramos un ejemplo de lo anterior:

EJEMPLO DE POTENCIACIÓN EN SECUENCIAS GRE

	DP	T1	T2*
α°	5-15 (bajo)	45-90 (alto)	5-15 (bajo)
TR (ms)	200-400 (alto)	200-400 (alto)	200-400 (alto)
TE (ms)	8-15 (bajo)	8-15 (bajo)	30-60 (alto)

Si comparamos, a modo de resumen, las secuencias Spin Eco (SE) y Eco de Gradiente (GRE) podemos establecer las siguientes diferencias:

1. Las secuencias GRE son bastante más rápidas que las SE.
2. En la secuencias SE el eco se origina tras un de RF (eco de radiofrecuencia o eco de spin) mientras que en las secuencias GRE es originado por un gradiente bipolar (Eco de Gradiente).
3. Al eliminar el pulso de 180º, la utilización de secuencias Eco de Gradiente supone un menor depósito calórico en el tejido biológico.
4. El ruido acústico es mucho mayor en las secuencias GRE pues a los gradientes de selección de plano y codificación de la señal (utilizados en todas las secuencias) hay que añadir el gradiente bipolar.

5. Las heterogeneidades del campo magnético pueden ser corregidas en las secuencias SE, hecho que no ocurre en las secuencias GRE.
6. Consecuentemente con el punto anterior, en las secuencias Spin Eco la potenciación de la imagen es en D, T1 y T2. Sin embargo, en las secuencias Eco de Gradiente las imágenes pueden ser potenciadas en D, T1 y T2*.
7. Las secuencias GRE son mucho más sensibles al fenómeno de susceptibilidad magnética que las secuencias SE.
8. En las secuencias SE la potenciación de la imagen depende, exclusivamente, del TR y TE utilizados mientras que en las secuencias GRE interviene, además, el valor del ángulo de inclinación α.

	SPIN ECO (SE)	ECO DE GRADIENTE (GRE)
OBTENCIÓN DEL ECO	Radiofrecuencia	Gradiente Bipolar
Depósito Calórico	Más alto	
Ruido		Mucho mayor
Parámetros	TR, TE	α°, TR, TE
Potenciación	D, T1, T2	D, T1, T2*
Heterogeneidades	Se corrigen	No se corrigen
Susceptibilidad magnética		Muy sensible
Rapidez		Mucho mayor

Comparación de algunas características de las secuencias SE y GRE

GRADIENTES MAGNÉTICOS I: SELECCIÓN DEL PLANO Y GROSOR DE CORTE

Cuando se analizan las aportaciones de las técnicas de RMN al diagnóstico médico son muchos los autores que coinciden en considerar entre las más importantes la de poder obtener, **de manera directa**, imágenes en cualquier dirección del espacio.

Recordemos que en la técnica **TC** podemos obtener imágenes axiales, sagitales y coronales, pero estas dos últimas, siempre, por reconstrucción de los datos obtenidos a partir de adquisiciones en el plano axial.

Selección del plano de estudio en IRM

Para obtener una imagen tomográfica, de un plano determinado, deberemos excitar de manera selectiva los núcleos de ese plano.

¿Cómo podemos excitar los núcleos de un determinado plano y no los núcleos de un plano adyacente? Consiguiendo que todos los núcleos, de ese plano, perciban el mismo campo magnético. Una vez conseguido esto todos precesarán a la misma frecuencia. Si ahora emitimos RF, de la misma frecuencia que su frecuencia de precesión, los núcleos del plano entrarán en resonancia.

La forma de conseguir que todos los núcleos de un plano perciban el mismo campo magnético es instaurar un **gradiente magnético** a lo largo de la dirección que queramos estudiar.

Si recordamos lo explicado en el capítulo 2, la forma de obtener un gradiente magnético es colocando un par de bobinas, una a cada lado del bobinado principal, por las que circule corriente eléctrica continua en sentidos contrarios. Obtendremos dos pequeños campos magnéticos. El creado por la bobina en la que la corriente circula en el mismo sentido que en la bobina principal se sumará al campo magnético del imán, mientras que el campo magnético creado por la otra bobina se restará.

Lo que hemos conseguido es una variación uniforme (lineal) del campo magnético. Es decir, un gradiente magnético a lo largo de una dirección.

Utilizando 3 pares de bobinas podemos crear gradientes magnéticos en las 3 direcciones del espacio; es decir, un **gradiente cráneo-caudal**, otro **gradiente antero-posterior** y otro **gradiente de derecha a izquierda**. Esto nos permite excitar, de forma selectiva, el plano que nos interese.

En el equipo de RMN, como ya sabemos, las bobinas de gradiente forman el denominado **cilindro de gradientes**. Está situado en el interior del cilindro en el que se encuentra el hilo conductor que crea el campo magnético principal.

Una vez establecido el gradiente en la dirección deseada todos los núcleos, que se encuentren en un **plano perpendicular** a la dirección del gradiente, estarán sometidos al mismo campo magnético y, por tanto, tendrán la misma frecuencia de precesión. Los núcleos de los planos adyacentes estarán sometidos a un campo magnético ligeramente distinto y presentarán, por ello, frecuencias de precesión ligeramente distintas.

Para excitar uno de los planos, y que los núcleos del mismo entren en resonancia, bastará con emitir la RF a la frecuencia de precesión de los núcleos de ese plano. Los planos adyacentes no entrarán en resonancia.

Si deseamos excitar, ahora, uno de los planos adyacentes bastará con cambiar la frecuencia de emisión y hacerla coincidir con la frecuencia de resonancia de los núcleos del plano. *Y algo que no os habrá pasado desapercibido: habremos excitado planos distintos sin haber desplazado al paciente.* Se trata de una de las grandes aportaciones de la Resonancia Magnética Nuclear.

Estableciendo un gradiente cráneo-caudal obtendremos cortes transversales o axiales. Un gradiente antero-posterior permitirá que obtengamos cortes coronales y con un gradiente de derecha a izquierda serán cortes sagitales los obtenidos. Estamos, por tanto, ante una **Técnica Multiplanar**.

El gradiente de selección de plano recibe el nombre de gradiente **Gz**.

¿Cuándo actúa el gradiente de selección del plano? Se activa, exclusivamente, durante la excitación y a la vez que se emite el pulso de RF. Una vez excitado el plano se desconecta de forma automática. Tras ello se recoge la señal de relajación en la antena receptora; señal que tendrá que ser codificada estableciendo nuevos gradientes a lo largo de los lados del plano elegido.

La **entrada** y **salida** (conexión y desconexión) de los gradientes se realiza en millonésimas de segundo (µs). De ahí que se hable de **pulsos de gradiente**. Ello provoca variaciones rapidísimas de campo magnético que dan lugar, en última instancia, a vibraciones de sonido muy molestas.

Es el **ruido** característico de las secuencias de RMN. Ruido que puede llegar a alcanzar los 100 decibelios, por lo que hay que facilitar al paciente protectores acústicos (cascos o tapones para los oídos).

Grosor del corte

Conviene aclarar que en cualquier vóxel, una vez establecido un gradiente, existirán núcleos de H precesando a frecuencias ligeramente diferentes (en virtud del entorno bioquímico que les rodee). Por ello, cuando se emite un pulso de RF, se ha de elegir un ancho de banda (alrededor de la frecuencia principal o **portadora**) que permita excitar a todos los núcleos del vóxel.

Pues bien, en IRM el espesor del plano de corte va a venir definido por dos variables; la **amplitud** o ancho de banda del pulso excitador y el **valor del gradiente**. Veamos las dos maneras de seleccionarlo:

1. Mantenimiento el valor del gradiente y cambiando la amplitud del pulso excitador.

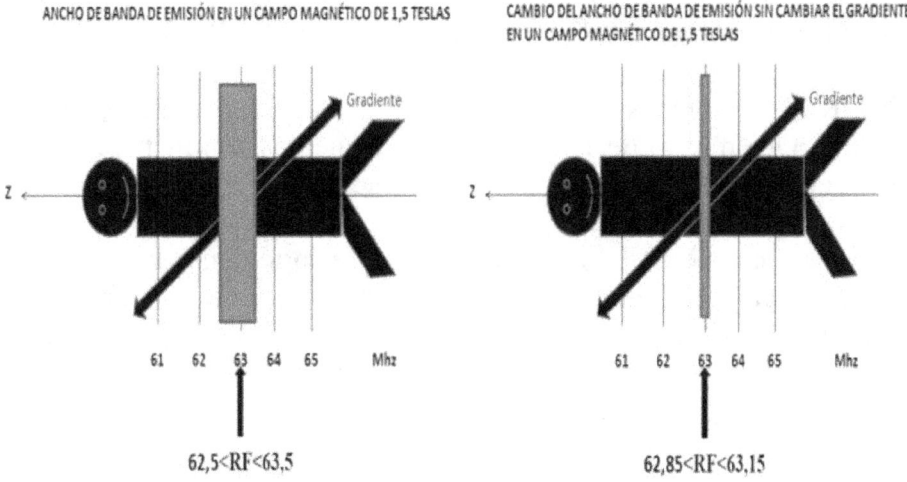

ANCHO DE BANDA DE EMISIÓN EN UN CAMPO MAGNÉTICO DE 1,5 TESLAS

CAMBIO DEL ANCHO DE BANDA DE EMISIÓN SIN CAMBIAR EL GRADIENTE EN UN CAMPO MAGNÉTICO DE 1,5 TESLAS

$62,5 < RF < 63,5$

$62,85 < RF < 63,15$

2. Manteniendo constante la amplitud del pulso excitador y variando el valor del gradiente (cambiando el valor de la intensidad de la corriente que circula por las bobinas).

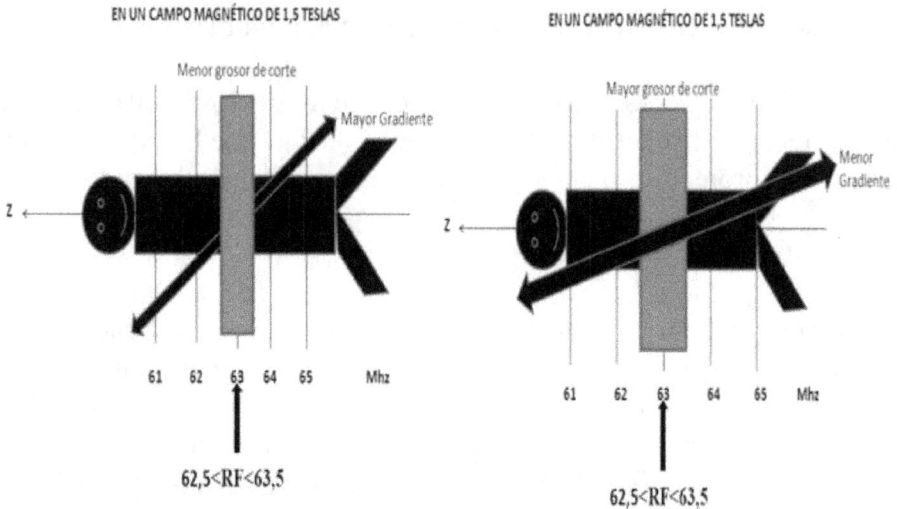

Normalmente se mantiene constante la amplitud del pulso de excitación y lo que varía es el valor del gradiente. Cuando esto ocurre, el grosor de corte será menor cuanto mayor sea el valor del gradiente:

A MAYOR GRADIENTE = MENOR ESPESOR DE CORTE

A MENOR GRADIENTE = MAYOR ESPESOR DE CORTE

En IRM no debemos olvidar que la señal la obtenemos de los núcleos de H. Quiere esto decir que cuando trabajemos con menores espesores tendremos un menor número de núcleos de H y, consecuentemente, menor señal.

Si las selecciones del plano y del grosor de corte tienen lugar durante la excitación no podemos decir lo mismo de la zona que queremos visualizar o campo de visión. La elección del FOV se realiza, durante la relajación, recogiendo en la antena receptora sólo la señal proveniente de la zona de interés.

Hasta el momento, hemos aludido a un par de maneras para "optimizar" el TR de una secuencia (en las secuencias Fast/Turbo, obteniendo varios ecos de la misma potenciación y en las secuencias Doble Eco, obteniendo un eco potenciado en D y otro eco potenciado en T2).

Una tercera forma sería la siguiente. Como los gradientes de selección de plano Gz están activados sólo microsegundos, podemos aprovechar la relajación de un plano para excitar otros planos con otros valores de gradiente, dentro del mismo TR. Es lo que ocurre cuando se obtienen los llamados **Localizadores 3 Planos**.

El localizador 3 Planos es la primera secuencia obtenida, de forma rápida, en un estudio IRM y nos va a servir de ayuda para programar el resto de las secuencias del mismo.

Se trata, por tanto, de una **Técnica Multidireccional**; además de multiplanar, como ya habíamos apuntado.

RECONSTRUCCIÓN DE LA IMAGEN

GRADIENTES MAGNÉTICOS II: CODIFICACIÓN DE LA SEÑAL Y TRANSFORMACIÓN DE FOURIER

Con el fin de no perdernos en la "maraña" de pasos que conducen a la obtención de una imagen en RMN, puede resultar conveniente sistematizar sucintamente todo lo acontecido desde que los núcleos de H han sido sometidos a la acción del campo magnético del imán:

1. Los núcleos de H, que en ausencia del campo magnético tenían sus spines orientados al azar, se han distribuido en dos estados energéticos distintos, paralelo y antiparalelo, y realizan un movimiento denominado de precesión alrededor de la dirección del campo magnético Bo.

2. El movimiento de precesión se realiza a una frecuencia denominada de precesión o de resonancia, regulada por la ley de Larmor, y que es proporcional al campo magnético percibido por el núcleo.

3. Aparece una magnetización longitudinal neta, que será la resultante de los movimientos de precesión (momentos magnéticos) de los núcleos de H.

4. La magnetización se orienta en la dirección y sentido del campo magnético debido a que existe un mayor número de núcleos de H precesando en esa dirección y sentido.

5. Si ahora se procede a la emisión de RF, núcleos que se encuentran en estado paralelo pasan a estado antiparalelo tras absorber energía y, en consecuencia, la magnetización longitudinal disminuye e incluso llega a desaparecer. Además el pulso de RF consigue que los spines, que estaban precesando de manera desfasada, comiencen a hacerlo en fase y provoca la aparición de una magnetización transversal.

6. A la vez que se envía el pulso de excitación se activa el gradiente de selección del plano que permite elegir los núcleos de H que van a entrar en resonancia.

7. Inmediatamente después de cesar el pulso de RF los núcleos de H van a comenzar a liberar el exceso de energía que han ab-

sorbido. Esto tendrá dos consecuencias, la recuperación de la magnetización longitudinal y la desaparición de la magnetización transversal.

8. La relajación de los núcleos de H origina unos cambios magnéticos que inducen una señal eléctrica que puede ser recogida por una antena.

Es esta señal eléctrica la que, adecuadamente tratada, permitirá obtener una imagen diagnóstica y será para nosotros el punto de partida de este capítulo.

El problema principal, con el que nos encontramos, es que la señal recogida en la antena es una señal múltiple, por expresarlo gráficamente. Se trata de una señal que aglutina las señales provenientes de cada uno de los núcleos de H que constituyen el plano excitado. Es un auténtico problema puesto que, para lograr reconstruir la imagen, necesitamos saber de que vóxel proviene cada una de las señales. Es decir, requerimos un método que individualice cada una de las señales.

La solución al problema no resulta fácil y se basa, principalmente, en dos actuaciones. En primer lugar, obtener un número importante de señales (ecos) y, en segundo lugar, que cada uno de ellos esté "marcado" (codificado) cuando sea recogido en la antena. Una vez recogidos todos los ecos un proceso matemático permitirá identificar la procedencia de cada señal y le asignará un tono de gris (valor cromático). El conjunto de todos los grises constituirá la imagen.

Recoger muchos ecos no es complicado. Basta con excitar los núcleos de manera repetida y recoger después la señal de relajación. "Marcar" la señal no resulta tan sencillo; pero una vez logrado nos permitirá, a posteriori, identificar el lugar exacto del que proviene.

El "marcaje" de la señal lo vamos a realizar a través de una **codificación por frecuencias y por fases** y para ello nos vamos a servir de una herramienta que ya conocemos, los **gradientes magnéticos**.

CODIFICACIÓN ESPACIAL DE LA SEÑAL

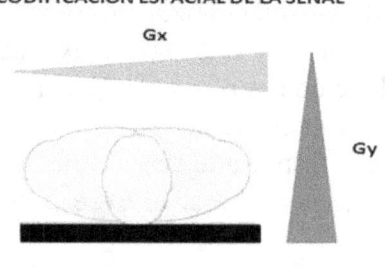

Codificación de fase

Si hacemos memoria, cuando comienza la relajación los núcleos de H se encuentran en fase precesando a la frecuencia que les impone el campo magnético.

Vamos a comenzar la **codificación de la señal** abriendo un gradiente a lo largo de uno de los lados del plano de estudio. Concretamente a lo largo del lado vertical.

Si imaginamos el plano como una "matriz" formada por filas y columnas, **una vez instaurado el gradiente**, tendremos que cada una de las filas estará sometida a un campo magnético diferente. Es decir, todos los núcleos de H de la misma fila percibirán el mismo campo magnético y será mayor o menor, pero distinto, del percibido por los núcleos de H de las filas adyacentes. Al percibir el mismo campo magnético precesarán a la misma frecuencia que será mayor o menor, pero distinta, de las frecuencias de precesión de los núcleos de H de las filas adyacentes.

Recordemos que la ley de Larmor condiciona la frecuencia de precesión de un núcleo tanto durante la excitación como durante la relajación. Por ello, los núcleos de una fila que perciban un campo magnético ligeramente mayor se relajarán a una frecuencia ligeramente mayor. Es decir, estos núcleos se adelantarán en fase respecto a los núcleos que perciben un campo magnético menor.

El **gradiente de codificación de fase Gy** actúa durante un corto espacio de tiempo (microsegundos).

¿Qué ocurre cuando cerramos el gradiente? Los núcleos comienzan a precesar a la frecuencia que les impone el campo magnético principal (la misma para todos los núcleos), pero mantendrán el desfase creado por el gradiente de codificación de fase.

Es decir, antes de abrir el gradiente los núcleos de H estaban en fase. Tras cerrarlo los núcleos están desfasados: los núcleos de las filas que percibían un campo magnético mayor se habrán adelantado con respecto a los núcleos de las filas que percibían un campo magnético menor. Como la fase de los núcleos de H depende de la fila en la que se encuentren, se dice que se ha producido una **codificación espacial por la fase**.

Ya lo hemos comentado pero no está de más repetirlo: al cerrar el gradiente de codificación de fase todos los núcleos precesarán a la misma frecuencia, la impuesta por el campo magnético, pero conservarán el desfase y éste dependerá de la fila.

Al cerrar el Gradiente de Selección del Plano Tomográfico los distintos núcleos de H se encuentran precesando en fase a la frecuencia que les impone el CM principal

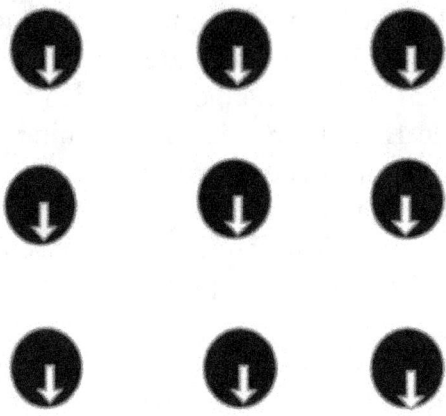

Efecto de la instauración de un gradiente magnético EN SENTIDO VERTICAL SOBRE LA FASE DE LOS SPINES

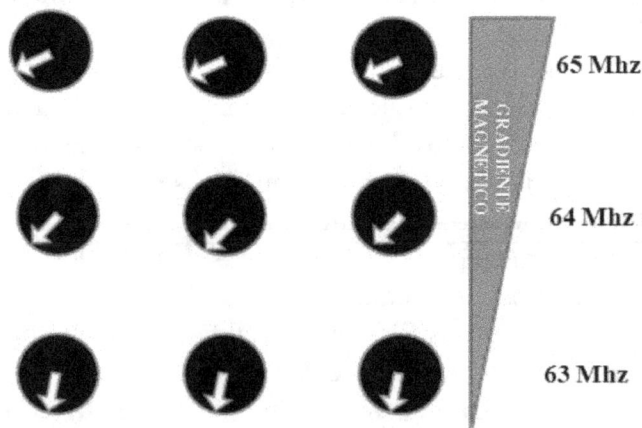

ESTE GRADIENTE RECIBE EL NOMBRE DE **GRADIENTE DE CODIFICACIÓN DE FASE** Gy

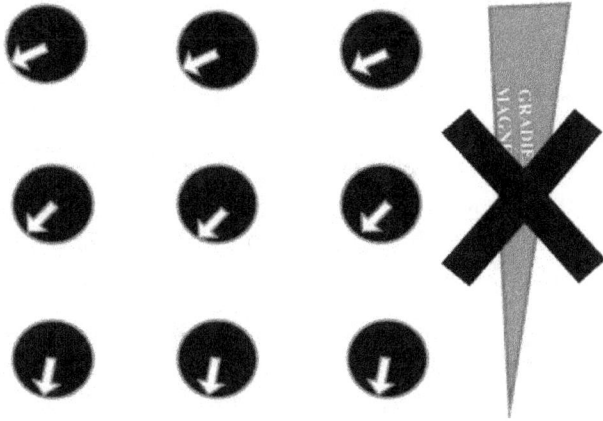

TRAS CERRAR EL GRADIENTE DE CODIFICACIÓN DE FASE Gy, todos los núcleos continúan precesando a la frecuencia del campo magnético principal PERO...

...LOS NÚCLEOS DE UNAS FILAS SE HABRÁN ADELANTADO RESPECTO A LOS DE OTRAS

Codificación de frecuencia

Tenemos parte de la codificación realizada puesto que hemos conseguido separar las filas. Ahora tenemos que identificar, dentro de cada fila, la señal proveniente de cada uno de los vóxels.

Para ello utilizaremos un gradiente perpendicular al anterior (horizontal) que va a recibir el nombre de **gradiente de codificación de frecuencias Gx**.

Si seguimos imaginando el plano como un conjunto de filas y de columnas, los núcleos de aquellas columnas que soporten un campo magnético mayor se relajarán a una frecuencia mayor que los núcleos de columnas que estén expuestos a un campo magnético menor.

Por tanto, y si hemos seguido el hilo argumental, nos encontramos con que dentro de cada fila cada núcleo se va a relajar a una frecuencia distinta en función de la columna en la que se encuentre.

Lo que sigue a continuación es un poco más complicado. Veamos. Como el gradiente actúa durante un tiempo, aunque sean sólo microsegundos, los núcleos que se encuentren en las columnas sometidas a un campo magnético mayor se relajarían a una frecuencia mayor, es decir se adelantarían en fase con respecto a los que se encuentren en columnas sometidas a un menor campo. O sea que, Gx crearía un desfase que habría que sumar al producido por Gy con lo que la codificación de fase se vería alterada.

Esto se evita utilizando una variante que también conocemos: un **gradiente bipolar**.

Actuará primero en un sentido (**-Gx**) desfasando completamente los núcleos de H y después en el otro (**+Gx**) refasándolos. El tiempo que permanecen instaurados los dos módulos del gradiente es idéntico.

*Debe quedarnos claro que **el efecto de un gradiente bipolar sobre la fase de los spines es nula**, puesto que primero los desfasa y luego los refasa.*

A -Gx se le denomina módulo de desfase o **gradiente de desfase**. Por idéntica razón +Gx recibe el nombre de **gradiente de refase**.

El gradiente de refase se instaura inmediatamente antes de recogerse el eco en la antena, de ahí que también se le denomine **gradiente de lectura**.

La actuación de este segundo módulo consigue que los núcleos que se habían adelantado se retrasen y, como el tiempo que permanece activo es el mismo, al final de él los núcleos vuelven a estar en fase. Cerrado el módulo se recoge el eco y cada columna se habrá relajado a una frecuencia distinta que dependerá de la posición que ocupe. Eso quiere decir que el gradiente Gx realiza una **codificación espacial por frecuencias**.

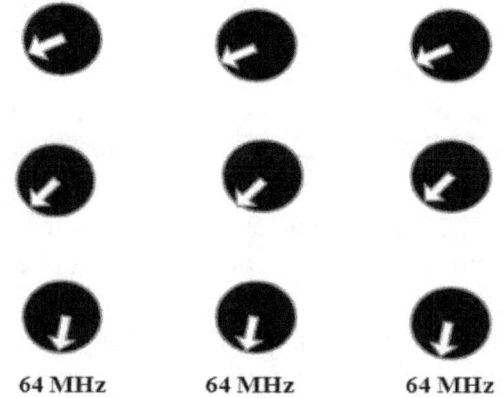

TRAS CERRAR EL GRADIENTE DE CODIFICACIÓN DE FASE Gy, NOS ENCONTRÁBAMOS CON LOS NÚCLEOS DE HIDRÓGENO EN ESTA SITUACIÓN...

64 MHz   64 MHz   64 MHz

...ES DECIR, LOS NÚCLEOS DE UNAS FILAS ADELANTADOS EN FASE RESPECTO A LOS DE OTRAS Y PRECESANDO A LA MISMA FRECUENCIA

AHORA SE ABRE UN GRADIENTE MAGNÉTICO (BIPOLAR) EN SENTIDO PERPENDICULAR AL ANTERIOR, QUE RECIBE EL NOMBRE DE GRADIENTE DE CODIFICACIÓN DE FRECUENCIAS (Gx)

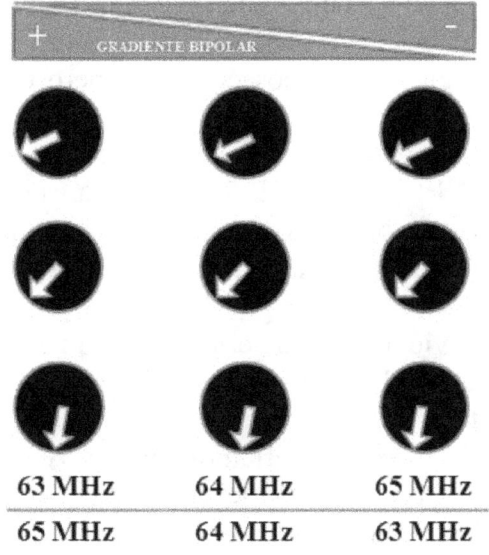

63 MHz	64 MHz	65 MHz
65 MHz	64 MHz	63 MHz

AL CERRARSE EL GRADIENTE BIPOLAR DE CODIFICACIÓN DE FRECUENCIAS (Gx) TENDREMOS PERFECTAMENTE "CODIFICADO" CADA UNO DE LOS NÚCLEOS, DEPENDIENDO DE LA FILA Y DE LA COLUMNA QUE OCUPEN...

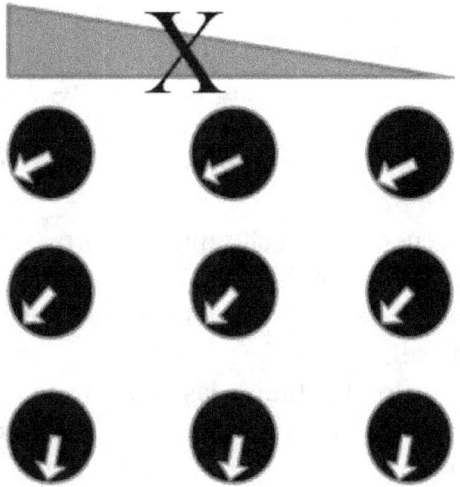

...PORQUE INMEDIATAMENTE QUE SE CIERRA EL GRADIENTE Gx SE PRODUCE LA LECTURA DE LA SEÑAL

Resumiendo, podemos decir que aplicando un gradiente simple y un gradiente bipolar en direcciones perpendiculares conseguimos una codificación de los núcleos de H de un plano mediante la frecuencia y la fase de su relajación. En la antena receptora recogeremos la señal que proviene de todos los núcleos del plano pero dicha señal estará codificada ("marcada").

Hemos realizado una explicación general. ¿Quiere esto decir que aún hay algo más? Efectivamente. Todo concluiría aquí si el plano tuviera una sola fila de vóxels. Es decir, bastaría con una única codificación de fase y frecuencia para identificar la señal proveniente de cada vóxel.

Pero si el plano tuviera dos filas el número de incógnitas a resolver sería doble por lo que deberíamos repetir el proceso cambiando el valor del gradiente de codificación de fase Gy. Aplicaríamos Gy, luego el gradiente bipolar Gx y obtendríamos un eco. A continuación aplicaríamos Gy con un valor distinto, después el mismo gradiente bipolar y obtendríamos un segundo eco. Es decir, recogeríamos dos ecos con valores del gradiente de codificación de fase distintos.

Si el número de filas del plano fueran tres, tras recoger el segundo eco, se aplicaría un nuevo valor de Gy y, a continuación, el mismo gradiente bipolar Gx. De esta forma obtendríamos el tercer eco.

Por tanto, para codificar la señal que proviene de todos los núcleos del plano, tendremos que cambiar el valor del gradiente de codificación de fase tantas veces como filas hayamos considerado en el plano. Este número de filas recibe el nombre de **Dim-fase** (dimensión de fase).

No nos debe pasar desapercibido que cada eco contiene información de todos los vóxels del plano.

Hemos de tener en cuenta un hecho muy importante y es que la señal la estamos codificando en la relajación. Eso significa que una vez obtenida una señal hay que excitar, de nuevo, todo el plano para proceder a recoger la siguiente señal y así sucesivamente.

Por lo que hemos visto al estudiar las secuencias clásicas, sabemos que cada eco lo obtenemos durante un TR por lo que la duración total de la secuencia será el producto del TR por la dimensión de fase (**TR x Dim-fase**).

Una vez obtenida la imagen lo que tendremos, por tratarse de una imagen digital, será una matriz con dos dimensiones denominadas **Dim-fase** y **Dim-frecuencia**. El número de filas vendrá representado por la Dim-fase y coincide con el número de filas que habíamos supuesto en el plano. El número de columnas constituirá la Dim-frecuencia y, de igual manera, tiene el mismo valor en el plano que en la imagen.

Transformación de Fourier

La denominada **Transformación de Fourier** o doble Transformación de Fourier es el proceso matemático que va a permitir obtener una imagen en RMN a partir de las señales recogidas en la antena receptora.

A medida que se van recogiendo los ecos se van a ir digitalizando y almacenando de forma ordenada, hasta recoger tantos ecos como indique la Dim-fase.

Al conjunto de datos almacenados y ordenados en formato digital, en forma de frecuencias espaciales, se le denomina **Espacio-K**. Es a esta matriz de datos a la que se le aplicará el proceso matemático, denominado Transformación de Fourier, que dará lugar a la imagen.

En síntesis, esto es lo que ha ocurrido:

1. La señal recogida en la antena proviene de unas localizaciones espaciales (**dominio espacial**) y ha sido transformada en una señal de frecuencias (**dominio de frecuencias**), con las que hemos rellenado el Espacio-K.

2. Después, con ayuda de la transformación de Fourier, se pasa de nuevo del dominio de frecuencias al dominio espacial; es decir, se sitúa cada señal, tras pasarla por una escala de grises, en el pixel correspondiente del plano que formará la imagen.

Podríamos expresarlo de otra manera:

1. Primero, a través de la **codificación** en frecuencia y en fase, se transforma la señal espacial (proveniente de todo el plano) en una señal de frecuencias.

2. A continuación, mediante la **decodificación** de las frecuencias espaciales, se identifica su procedencia en el espacio.

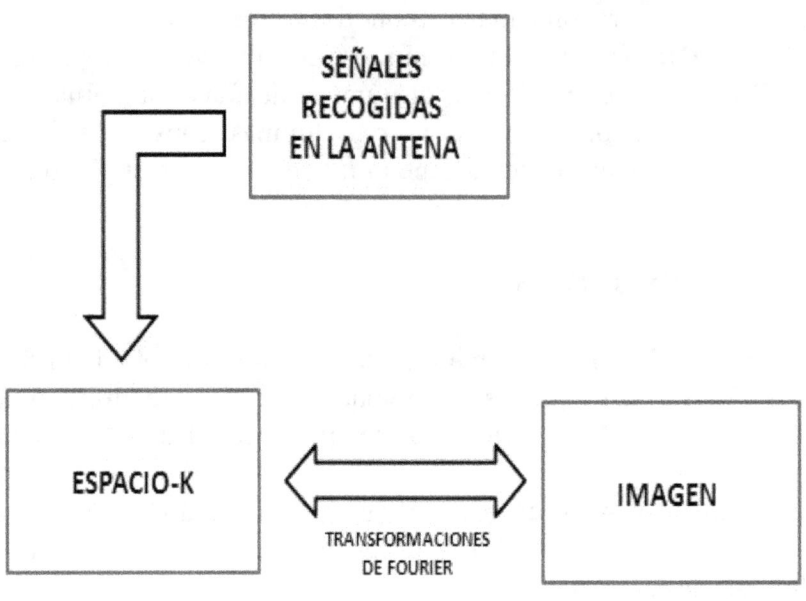

DIGITALIZACIÓN DE LA SEÑAL: CONVERSIÓN DE ANALÓGICO A DIGITAL

Sabemos que el eco, que recogemos en la antena, es una mezcla de señales que proviene de todos los núcleos de H del plano y que para reconstruir la imagen debemos saber el lugar exacto donde se ha originado cada una de las señales. Para ello codificamos la señal, de tal forma que cuando el eco es recogido la señal ya está codificada.

A continuación el eco va a ser digitalizado y almacenado en forma de frecuencias espaciales en lo que constituye el **Espacio-K**.

Posteriormente, la decodificación de las frecuencias espaciales será el proceso inverso que permita conocer su ubicación espacial. Conocida la situación espacial de cada una de las señales se pasarán por un tamiz cromático y el conjunto de grises obtenido formará la imagen. Todo ello por efecto de la **Transformación de Fourier**.

Cuando recogemos los ecos en la antena receptora lo que realmente obtenemos son **señales eléctricas**. Recordad lo dicho en diferentes ocasiones: la emisión de energía, por parte de los núcleos de H, provoca unos cambios magnéticos que a su vez inducen una señal eléctrica que será recogida en la antena.

Quiere ello decir que la señal recogida es una **señal analógica**. Una señal analógica de RF. En realidad, una señal microvoltaica que varía con el tiempo y que va disminuyendo hasta desaparecer.

Por tratarse de una señal débil, lo primero que hay que hacer es amplificarla. A continuación se la somete a un proceso de **demodulación**.

¿Qué significa esto? Las señales que se recogen en la antena se agrupan en una banda de frecuencias en torno a la frecuencia de precesión impuesta por el campo magnético. A esta frecuencia se la llama frecuencia base o **frecuencia de la portadora**. Para digitalizar la señal es mucho mejor eliminar la frecuencia base (MHz) y dejar sólo las frecuencias acompañantes (KHz) que son las que realmente contienen información de utilidad. En eso consiste la demodulación de la señal: *transformar una señal de alta frecuencia en otra de baja frecuencia*.

Estas señales, en la banda de los KHz, serán las que se digitalizarán. Por eso, el receptor trabajará en esta banda de lectura.

Si el receptor admite frecuencias, por ejemplo, entre +16KHz y -16KHz diremos que la amplitud de banda del receptor de la señal es de 32 KHz (±16 KHz). En RMN es muy común utilizar el nombre de **BANDWITH (BW)** para referirse a la amplitud de banda del receptor de frecuencias.

Realmente, la BW nos indica las frecuencias que van a ser admitidas en el receptor para ser digitalizadas. Todas las frecuencias que queden fuera del intervalo marcado por la amplitud de banda no serán admitidas en el receptor; es decir, serán rechazadas.

Si tenemos en cuenta que, tras la codificación, las frecuencias que hemos obtenido en la antena están relacionadas con su localización espacial en el plano resulta que, al aceptar unas y rechazar otras en el receptor, lo que estamos haciendo es delimitar el FOV de la imagen. Es decir, *el gradiente que hemos utilizado para la codificación por frecuencias y la BW elegida son los que van a determinar el campo de visión o FOV.*

Hemos de tener en cuenta que la antena recoge, también, lo que podríamos llamar señales indeseables. Son señales aleatorias que, en la imagen final, van a suponer una pérdida de calidad. Es lo que se denomina **Ruido**.

Cuanto mayor sea la BW utilizada mayor será el ruido.

Decíamos que la señal, una vez eliminada la portadora, va a ser digitalizada. La razón es fácilmente entendible: el ordenador no es capaz de reconocer una señal analógica. Lo que va a ocurrir es una conversión de señal analógica a señal digital (CAD).

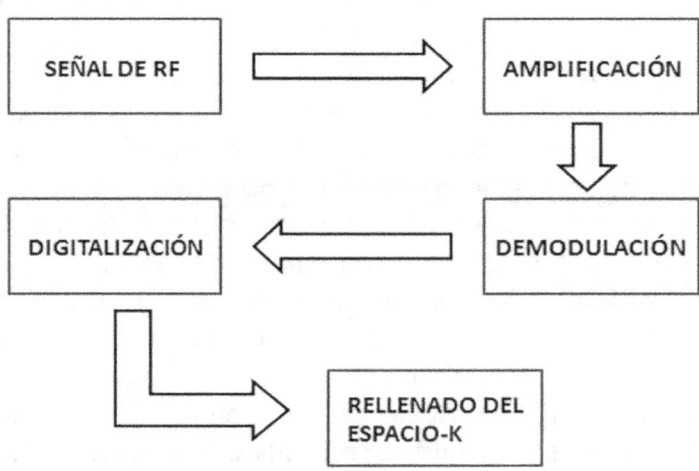

La CAD se realiza muestreando la señal (analizando la señal) a intervalos de tiempo definidos de antemano. Como se trata de una señal microvoltaica, se va a ir midiendo el voltaje cada cierto tiempo y los valores obtenidos, en cada medición, se van a representar como valores digitales.

El número de veces que se muestrea la señal viene determinado por el valor de la **Dim-frecuencia** (recordad que ya nos habíamos referido a ella cuando dijimos que tenía el mismo valor en el plano y en la matriz de la imagen).

Es importante conocer dos características del muestreo de la señal:

1. El intervalo de muestreo, es decir el tiempo que transcurre entre muestra y muestra, es el inverso de la BW (**1/BW**).

2. El tiempo de lectura de la señal viene dado por el cociente **Dim-frecuencia/BW**. Eso quiere decir que, cuando disminuimos la BW aumentamos el tiempo de lectura de la señal y, viceversa, al aumentar la BW el tiempo de lectura disminuye, aunque aumenta el ruido.

EL ESPACIO-K: LLENADO Y PROPIEDADES

Comenzaremos recordando que en las secuencias clásicas (Spin Eco y Eco de gradiente), para obtener la imagen, se recogen tantos ecos como el valor que indique la Dim-fase y que, además, **cada eco se recoge en un TR**.

Para ello, el valor del gradiente de codificación de fase va a ir cambiando. Recogido el primer eco se cambia el valor del gradiente de fase y se procede a la recogida del segundo eco. De esta forma recogeremos tantos ecos como indique la Dimensión de fase.

Cada uno de los ecos obtenidos será digitalizado muestreándolo tantas veces como indique el valor de la Dimensión de frecuencia.

Los valores digitales, obtenidos de cada eco, rellenarán una línea de un espacio donde se almacenarán de forma ordenada para formar la imagen. Como ya conocemos, este "almacén" recibe el nombre de **Espacio-K** y lo podemos imaginar como una matriz de datos formada por filas y columnas. El número de filas coincidirá con el número de valores distintos que adopta el gradiente de codificación de fase (Dim-fase). El número de columnas coincide con el número de veces que se muestrea cada eco para digitalizarlo (Dim-frecuencia).

Si se recoge un eco en cada TR, las líneas del Espacio-K se rellenarán a intervalos de tiempo iguales al TR. Esto es lo que sucede en las secuencias clásicas.

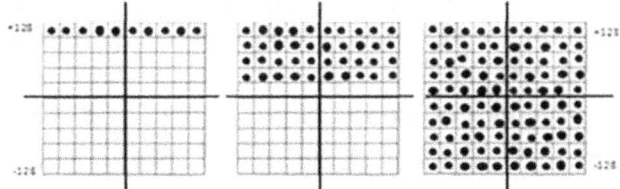

Llenado sucesivo de la líneas del Espacio-K

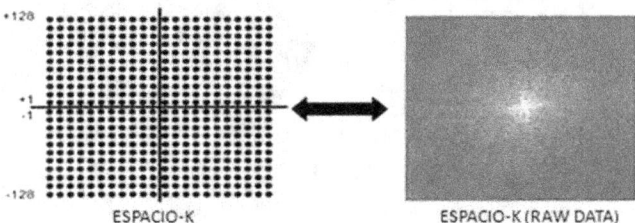

ESPACIO-K   ESPACIO-K (RAW DATA)

Como ocurre en todas las técnicas de imagen digital, los datos almacenados en el Espacio-K constituyen los **RAW DATA**. A partir de ellos se obtendrá la imagen.

Pero de igual manera que a partir del Espacio-K se reconstruye la imagen, debemos señalar que **toda imagen tiene un Espacio-K equivalente**.

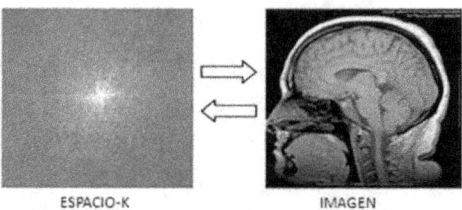

ESPACIO-K   IMAGEN

Los procesos (algoritmos) matemáticos que permiten pasar del Espacio-K a la imagen y de ésta al Espacio-K reciben el nombre de **Transformaciones de Fourier**.

Ya hemos destacado que las Dim-fase y Dim-frecuencia tienen el mismo valor en el Espacio-K y en la imagen (por ejemplo 256 x 256). Esto puede llevarnos a error y por ello vamos a dedicarle unas líneas.

La información contenida en el Espacio-K y la información de la imagen es la misma. Se trata de una información equivalente. Pero la forma de representarlas es completamente distinta: en cada uno de los valores del Espacio-K existe información de todo el plano (recordemos que la señal obtenida en la antena contiene información de todos los núcleos de H del plano) y la Transformación de Fourier va a "segregar" esta información consiguiendo que cada valor del Espacio-K intervenga en la imagen final.

Por tanto, *no tienen nada que ver un valor en el Espacio-K y una posición en la imagen*.

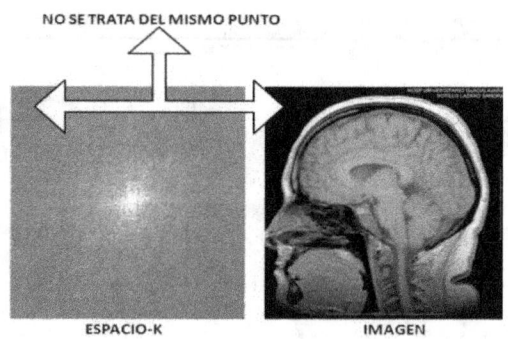

NO SE TRATA DEL MISMO PUNTO

ESPACIO-K   IMAGEN

Llenado del Espacio-K

Existe un convenio a la hora de llenar el Espacio-K. Independientemente de la forma de llenado, siempre se van a colocar en la parte central del mismo los ecos obtenidos con los valores más bajos (positivos y negativos) del gradiente de codificación de fase; es decir, las frecuencias más bajas. Por el contrario, los ecos obtenidos con los valores más altos (positivos y negativos) irán en la periferia. Las frecuencias más altas irían, por tanto, en la parte externa.

Mayor gradiente conlleva mayor desfase por lo que los ecos periféricos corresponderán a los de menor señal. Por la misma razón en la parte central del Espacio-K se almacenarán las señales más intensas.

Las frecuencias espaciales altas, obtenidas con los valores más altos del gradiente de codificación de fase, llevan información de las variaciones rápidas de señal. Por ello cuanto mayor sea la frecuencia espacial mejor será la definición de los límites de las formas. Esto quiere decir que las **filas periféricas** llevan información sobre la **Resolución Espacial**.

La **parte central**, en la que se almacenan las mayores intensidades de señal correspondientes a las frecuencias espaciales más bajas, no influye en la resolución espacial pero aporta mucha información sobre el **contraste de la imagen**.

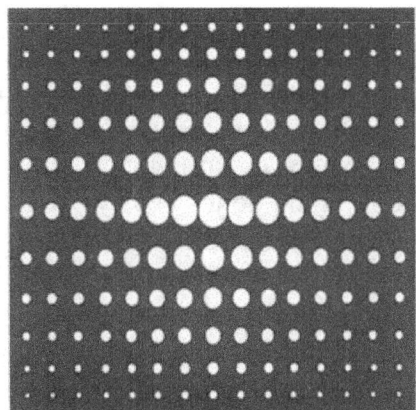

Las señales más débiles se encuentran en la periferia (mayor gradiente = mayor desfase). Las señales más intensas se disponen en el centro (menor gradiente = menor desfase).

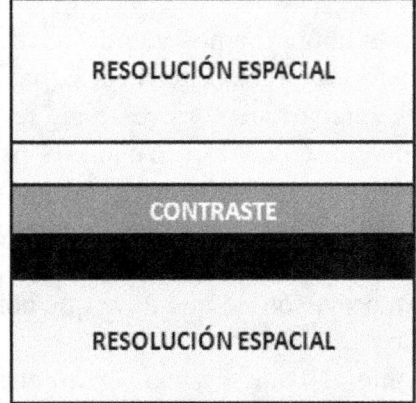

Las frecuencias altas, situadas en la periferia, delimitan la forma del objeto (resolución espacial). Las frecuencias bajas, colocadas en el centro, son las responsables del contraste.

Simetría del Espacio-K

Una peculiaridad del Espacio-K, en cuanto a la forma de ordenarse los datos, es que presenta lo que se denomina simetría en espejo o **simetría especular**.

Si imaginemos el Espacio-K dividido en 4 cuadrantes, los datos situados en el cuadrante superior izquierdo están relacionados con los datos situados en el cuadrante inferior derecho y los del cuadrante superior derecho lo están con los situados en el cuadrante inferior izquierdo. Es decir, existe una **simetría respecto al punto central** del Espacio-K.

La importancia de esta propiedad radica en el hecho de que los valores de un punto del Espacio-K podrán ser **calculados** a partir de los valores situados en el punto simétrico tomando como referencia el punto central del mismo.

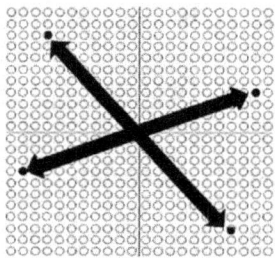

SIMETRÍA DEL ESPACIO K

Hasta ahora, hemos venido recalcando que para obtener una imagen en IRM era preciso llenar el Espacio-K, a partir de los ecos recogidos en la antena receptora. Esto sigue siendo cierto. Para obtener la imagen hay que llenar el Espacio-K pero la simetría, en la disposición de sus datos, permite llenarlo obteniendo la mitad de los ecos y calculando la otra mitad. Hay que señalar que en la práctica suelen obtenerse, de manera directa, un poco más de la mitad de las líneas del Espacio-K, en previsión de que haya que corregir algún error en la codificación de fase.

Como es fácil suponer, la simetría del Espacio-K se va a utilizar en la práctica clínica, disminuyendo el número de codificaciones de fase, para reducir el tiempo de adquisición de las imágenes. Son muchas las secuencias rápidas de imagen que utilizan esta propiedad.

En contraposición a las **Adquisiciones Completas** del Espacio-K, vamos a mencionar varias formas de aprovechar su simetría con el fin de reducir el tiempo de duración de una secuencia:

1. Las secuencias que llenan las líneas del Espacio-K de arriba a abajo y de izquierda a derecha (llenado secuencial) tienen la posibilidad de rellenar la mitad de ellas mediante codificaciones de fase (parte superior) y el resto de las líneas calcularlas matemáticamente (parte inferior). Este tipo de adquisición recibe el nombre de *Half Fourier* o **Nex Fraccionado**.

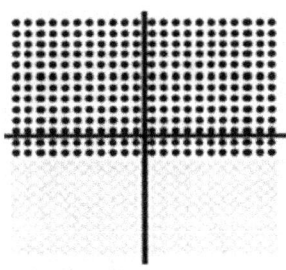

Adquisición Half-Fourier

2. Una segunda forma consistiría en reducir el número de codificaciones de fase en función de que lo que nos interese más de la imagen sea el contraste o la resolución espacial. Si nuestro interés radica en resaltar el contraste en la imagen rellenaríamos las líneas centrales. Si es la resolución espacial, la que centra nuestro interés, habría que rellenar las líneas periféricas. Las líneas no adquiridas se rellenarían con ceros. Se la podría denominar **Adquisición Reducida**.

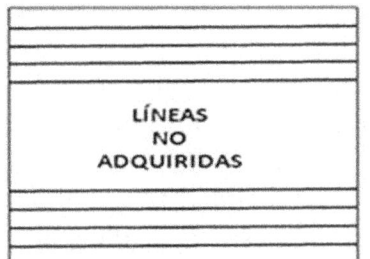

Adquisición reducida en la que sólo se adquieren las líneas periféricas. La imagen obtenida tendrá una buena Resolución Espacial y escaso Contraste.

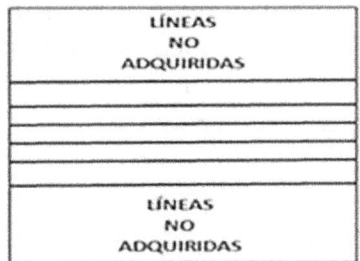

Adquisición reducida en la que sólo se adquieren las líneas centrales. Se obtendrá una imagen con buen Contraste y mala Resolución Espacial.

En el primer caso obtendríamos una imagen con buen contraste y nula resolución espacial. En el segundo, la imagen se mostraría muy nítida pero sin ningún tipo de contraste.

3. Podemos reducir, también, el tiempo de adquisición de una imagen manteniendo todas las codificaciones de fase pero realizando un muestreo parcial de cada eco obtenido.

   En este caso, aprovechando la simetría especular, se calcularía la mitad derecha del Espacio-K a partir de los valores de la mitad izquierda o viceversa. Recibe el nombre de **Eco Parcial** o **Eco Fraccionado**.

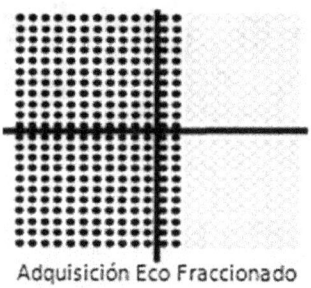

Adquisición Eco Fraccionado

Hemos visto que podemos realizar una adquisición completa, realizando tantas lecturas como nos indique el valor de la Dim-fase; obtener las líneas superiores y calcular las inferiores; obtener sólo las líneas centrales o sólo las periféricas en función de que queramos resaltar el contraste o la resolución espacial, y rellenar sólo el lado izquierdo y calcular el derecho, tras realizar un muestreo parcial de la señal. Pero aún hay más. Podemos llenar la línea que queramos con tan sólo utilizar el valor del gradiente de codificación de fase adecuado. Podemos utilizar, incluso, las denominadas **Técnicas de Reordenamiento del Espacio-K**. Por poner un ejemplo, podríamos obtener los datos a nuestra conveniencia y colocar las señales más artefactadas en las líneas periféricas para que, de esta manera, no afectaran al contraste final de la imagen.

En no pocas ocasiones se habla de versatilidad para referirse a la variedad de posibilidades que ofrece el Espacio-K. En lenguaje coloquial podríamos decir que el Espacio-K es una herramienta que "**da mucho juego**".

Formas de llenado del Espacio-K

Existen muchas maneras o **trayectorias** de llenar las líneas del Espacio-K. Vamos a mencionar las que más se utilizan:

1. **Secuencial**: Es el más utilizado en las secuencias clásicas. En cada TR se llena una línea empezando por la periferia, siendo la trayectoria de izquierda a derecha y de arriba a abajo. Se comenzaría con el eco obtenido con el valor mayor positivo del gradiente de codificación de fase y se irían rellenando todos los ecos obtenidos con valores positivos. A continuación iría el eco correspondiente al valor negativo menor del gradiente de codificación de fase y tras él los ecos obtenidos con los valores crecientes negativos del gradiente de codificación de fase.
Supongamos un llenado de 8 líneas siendo 1 el primer eco. Partiendo de la periferia, esto es lo que tendríamos: 1, 2, 3, 4, 5, 6, 7, 8.

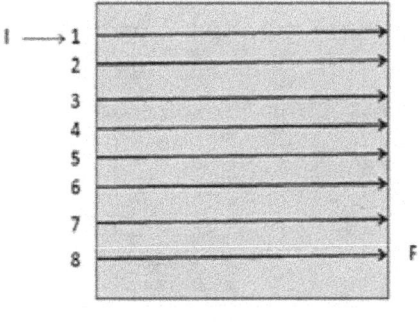

LLENADO SECUENCIAL

2. **Concéntrico**: Se utiliza en secuencias que requieren preparación tisular (pulsos apropiados para obtener la potenciación deseada) y que trabajan con TR muy cortos. Se llena una línea en cada TR y se comienza a llenar por el centro. Pongamos un ejemplo. Si hemos de rellenar 8 líneas y consideramos que el eco 1 ocupa la línea central el llenado tendría esta forma: 8, 6, 4, 2, 1, 3, 5, 7.

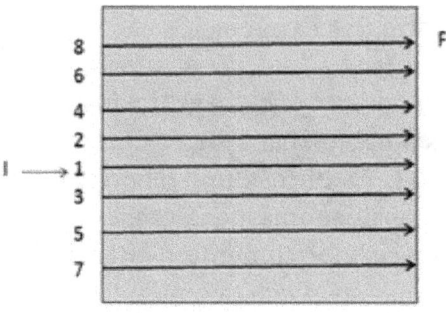

LLENADO CONCÉNTRICO

3. **Segmentado**: Es propio de las secuencias rápidas Spin Eco en las que, por obtenerse varios ecos en un mismo TR, se van a rellenar varias líneas del Espacio-K en cada TR. El Espacio-K se divide en segmentos.

Imaginemos un ejemplo en el que vamos a rellenar 8 líneas utilizando dos TR y que en cada uno de ellos se obtiene un ETL igual a 4. El TE efectivo, que definirá el contraste de la imagen, se situará entre los ecos 2° y 3° de cada TR (2/3 y 6/7). Estos ecos irán al centro del Espacio K. Los ecos 1° y 4° de cada TR (1/4 y 5/8) se situarán en la periferia. Ésta sería la disposición en el Espacio-K: 5, 1, 6, 2, 3, 7,4, 8.

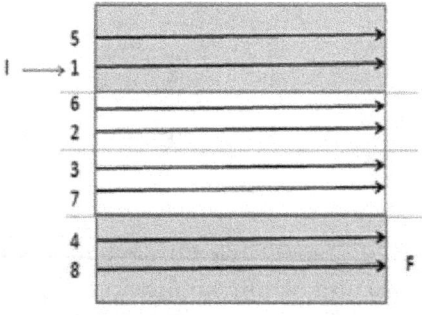

LLENADO SEGMENTADO

4. **EPI Multi-Shot**: Se utiliza en aquellas secuencias EPI que requieren varios TR (o *shot*) para obtener los ecos necesarios para llenar el Espacio-K. Las líneas se van a ir rellenando en zigzag, de arriba a abajo y de izquierda a derecha y de derecha a

izquierda de forma alternante. Se necesitan gradientes muy sofisticados, que permitan pasar de valores positivos a negativos de forma muy rápida, para realizar la alternancia en zigzag.

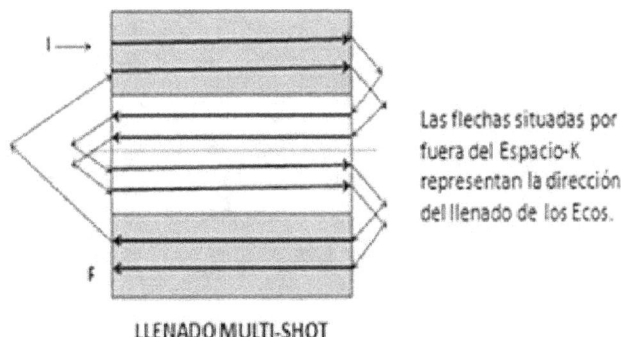

Las flechas situadas por fuera del Espacio-K representan la dirección del llenado de los Ecos.

LLENADO MULTI-SHOT

5. **EPI Single-Shot**: Es el llenado propio de la secuencias EPI en las que en único TR (o *shot*) se obtienen todos los ecos que se precisan para llenar el Espacio-K.

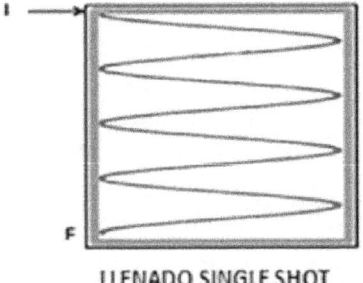

LLENADO SINGLE SHOT

6. **En Espiral**: Se utiliza en secuencias de Angio-RM. Requiere, también, gradientes especiales. El llenado comienza por el centro y termina en la periferia. Se suelen utilizar entre 8 y 10 espirales y cada una de ellas se adquiere en un TR. Resaltemos que la mayor señal (al comienzo de cada espiral) se coloca en la parte central del Espacio-K, es decir en la zona que define el contraste.

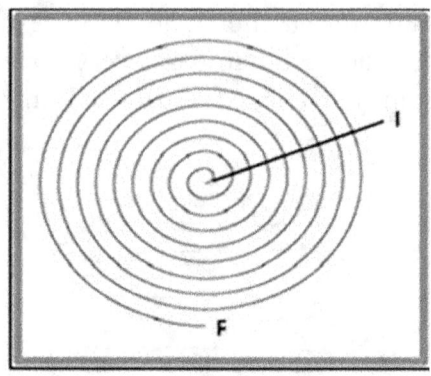

LLENADO EN ESPIRAL DEL ESPACIO-K
Ejemplo de llenado con un solo TR.

LA SANGRE Y EL CORAZÓN EN IRM

EL FLUJO SANGUÍNEO EN RMN

Las técnicas de RMN van a permitir visualizar, y por tanto estudiar, el discurrir de la sangre a través de los diferentes territorios vasculares. Pero es importante señalar que el flujo sanguíneo no es igual en todos los vasos sanguíneos, dado que la sangre puede circular de diferentes maneras. Básicamente, podemos hacer la siguiente clasificación:

1. **Flujo constante**: Cuando, tanto en el centro como en la periferia del vaso, la velocidad es constante.
2. **Flujo laminar**: La sangre se desplaza en láminas y en paralelo al eje del vaso. La velocidad es máxima en el centro y disminuye en la periferia. Es característico de vasos en los que la velocidad de la sangre es pequeña.
3. **Flujo turbulento**: Cuando el flujo presenta remolinos. Es propio de vasos en los que la sangre discurre a distintas velocidades, pero mayores que en el flujo laminar.
   Siempre que exista una estenosis, el flujo será laminar pero se arremolinará en la pared del vaso después de atravesarla.

Dependiendo de la velocidad de la sangre en el vaso y del calibre del mismo, nos vamos a encontrar con flujos distintos. En los vasos venosos el flujo va a ser laminar, con una velocidad más o menos constante. En las arterias, por el contrario, el flujo será intermitente; laminar durante la diástole y turbulento en la sístole.

La RMN es una técnica muy sensible al movimiento de los núcleos de H. En las secuencias normales, este movimiento da lugar a un artefacto indeseable que hay que intentar evitar y que recibe el nombre de **artefacto de flujo**.

Ahora bien, esta sensibilidad al movimiento de los núcleos de H puede ser utilizada para obtener imágenes aprovechando las diferencias de señal entre los *voxels* fijos y los *voxels* en movimiento.

Denominaremos **voxels estacionarios** o fijos a aquellos en cuyo interior no existe un movimiento neto resultante. De la misma forma, los **voxels móviles** serán aquellos en los que en su interior si existe un movimiento resultante neto.

Los *voxels* de las paredes de los vasos serán *voxels* estacionarios, mientras que los *voxels* del interior de los mismos serán *voxels* móviles.

Como acabamos de comentar, la RMN va a aprovechar las diferencias de señal entre estos dos tipos de núcleos y ello nos va a permitir obtener imágenes vasculares sin necesidad de utilizar sustancias de contraste, lo que supone una gran aportación de esta técnica de imagen.

En muchas ocasiones será necesario utilizar un medio de contraste exógeno, pero poder estudiar el flujo sanguíneo en el interior de los vasos sin utilizar contrastes la convierte en una técnica de gran utilidad. Esta técnica recibe el nombre de **Angio-RM (ARM)**.

Vamos a clasificar las técnicas de ARM en técnicas que no utilizan contrastes externos y técnicas que si los utilizan. Entre las técnicas sin contraste tenemos que diferenciar entre las llamadas **Técnicas de sangre negra** y las **Técnicas de sangre blanca**.

Las primeras reciben ese nombre porque los spines de la sangre en movimiento producen un vacío de señal que hace que la sangre se vea negra. Por el contrario, el nombre de sangre blanca hace referencia a que los spines móviles producen un aumento de señal que hace que, en la imagen, la sangre aparezca blanca. Dentro de las técnicas de sangre blanca podemos distinguir, a su vez, entre técnicas **TOF** (*time of fly*) y técnicas **PC** (*phase contrast*).

Vamos a comentar brevemente cada una de las técnicas de ARM pero, antes de ello, vamos a aclarar el concepto de tiempo de vuelo y a explicar una serie de generalidades necesarias para su comprensión.

Denominaremos **tiempo de vuelo (TOF=Time of flight)** al tiempo que va a permanecer la sangre en el interior del plano de corte. Expresándolo de otra manera, podríamos decir que es el tiempo que tarda la sangre en atravesar el corte.

Si trabajamos con secuencias Spin Eco, para obtener señal el núcleo tendrá que recibir tanto el pulso de excitación (90°) como el de refasamiento de los spines (180°). Cuando un núcleo recibe el primero de los pulsos pero no el segundo o recibe el segundo sin haber recibido el primero no producirá señal.

Los núcleos estacionarios siempre van a recibir los dos pulsos, pero los núcleos móviles es probable que reciban el primero pero no el segundo o que reciban éste sin haber recibido el primero. Ello va a depender de su velocidad y en ambos casos no darían señal en RMN.

Vamos a suponer que hemos enviado un pulso de RF y que lo han recibido tanto los núcleos estacionarios como los núcleos fijos. Si transcurrido un tiempo TR enviamos un segundo pulso pueden darse dos situaciones:

a) **Si el TR es largo** daremos tiempo a que se relajen tanto los núcleos fijos como los núcleos móviles y el segundo pulso volcará toda la magnetización. Si el flujo es lento podremos recoger la señal de los núcleos móviles antes de que salgan del plano de corte y, en consecuencia, no apreciaremos diferencias de señal entre ellos y los núcleos estacionarios. Ahora bien, si el flujo es rápido no da tiempo a que los núcleos móviles reciban los dos pulsos, y a recoger el eco, con lo que perderemos su señal y la luz del vaso aparecerá negra.

b) **Si el TR es corto** no daremos tiempo a que los núcleos estacionarios se relajen del todo y el segundo pulso volcará una magnetización que no había recuperado todo su valor.

Los núcleos móviles tendrán un comportamiento distinto, porque irán entrando núcleos nuevos al corte, y el nuevo pulso y los siguientes volcarán toda la magnetización (el valor inicial).

Obtendremos, por tanto, dos señales distintas y ello permitirá visualizar el interior del vaso.

Técnicas de Sangre Negra

Ya hemos comentado que reciben este nombre porque la sangre produce un vacío de señal que hace que la luz del vaso aparezca negra.

Suele tratarse de secuencias SE (a veces, también IR) potenciadas en T1 y permiten evaluar la luz del vaso, las paredes del mismo y las placas de aterosclerosis. Se utilizan, sobre todo, para estudios morfológicos y anatómicos.

Se van a utilizar TR largos. Ello permite que los núcleos de la pared del vaso (estacionarios) recuperen el valor de la magnetización inicial, antes de recibir el pulso lector, y por tanto den hiperseñal.

Se emplean en vasos con flujo rápido. Por ello los núcleos móviles no van a poder recibir los dos pulsos de RF y la luz del vaso aparecerá negra (hiposeñal).

Pero no son éstas las únicas características. El TE ha de ser mayor que el tiempo que la sangre permanece en el corte (TOF), lo que garantiza que no se recoja señal de los núcleos móviles. Si, además, el grosor de corte es fino estamos facilitando que al recoger la señal de los núcleos móviles ésta se haya perdido.

Resumiendo: **TR largo**, **flujo rápido**, **TOF<TE, grosor de corte fino**.

Técnicas de Sangre Blanca

Los protones en movimiento van a producir un aumento de señal que hará que la sangre se vea blanca.

Encontramos 2 tipos de técnicas:

1. Técnicas **TOF** (2D-TOF y 3D-TOF), en las que el aumento de señal de los protones móviles es debido a una absorción selectiva de los pulsos de RF.

   Se utilizan secuencias GRE que van a permitir distinguir flujo arterial y flujo venoso, y conocer el sentido del flujo en un vaso.

   Este tipo de técnicas se emplean para el estudio de vasos en los que la velocidad de flujo el lenta. Eso significa que habrá núcleos en movimiento que recibirán tanto el pulso excitador como el pulso lector y se podrá recoger su señal.

   Se trabaja con TR cortos. Por ello, los núcleos fijos se saturarán y se mostrarán con hiposeñal o incluso no darán señal. Por el contrario, los núcleos móviles se van a ir renovando constantemente (se denomina **fenómeno de entrada en corte**) y van a dar lugar a hiperseñal.

   Pero no son éstos los únicos factores que intervienen. El TOF tiene que ser mayor que el TE, para que dé tiempo a poder recoger el eco, lo que es más fácil que ocurra cuando el grosor del corte es grueso. Por último, el sentido del vaso ha de ser perpendicular al corte.

   Resumiendo: **TR corto**, **flujo lento**, **TOF>TE, grosor de corte grueso**.

2. Técnicas **PC** (**contraste de fase**), en las que el realce de los núcleos móviles es debido al desfase producido cuando se desplazan bajo el efecto de gradientes magnéticos. Al igual que en las técnicas TOF, pueden realizarse adquisiciones 2D-PC y 3D-PC.

Debido a que presenta vacíos de señal en flujos turbulentos y requiere sincronización cardiaca, más que para imagen angiográfica, se ha utilizado para cuantificar flujos tanto en magnitud como en sentido.

Se caracteriza, fundamentalmente, porque utiliza un gradiente bipolar que codifica la velocidad de flujo. Los dos módulos del gradiente tienen la misma intensidad y duración, y sentidos contrarios.

Los núcleos estacionarios no llegan a desfasarse puesto que el primero de los módulos los desfasa y el segundo los vuelve a refasar. Sin embargo, aunque los dos módulos son iguales, los protones móviles van acumulando desfase (**Desfase de Flujo**) puesto que van a ir cambiando de posición. Este desfase será proporcional a la velocidad a la que se desplazan en la dirección del gradiente, pero dependerá también del valor, de la forma y del tiempo de aplicación del gradiente bipolar.

En las técnicas 2D-PC se aplica un gradiente bipolar en la dirección del corte, pero en las técnicas 3D-PC se aplican gradientes bipolares en las tres direcciones del espacio lo que supone un aumento importante del tiempo de adquisición de la imagen.

Para obtener una imagen PC es necesario realizar dos adquisiciones, una sensible al flujo y otra con compensación de flujo. Estas dos adquisiciones se sustraen, posteriormente, para eliminar desfases producidos por causas externas a la técnica utilizada.

A la hora de mostrar la información obtenida debemos distinguir entre la **imagen de magnitud** y la **imagen de fase**. La primera tiene un aspecto similar a la imagen TOF y, en ella, la sangre aparece blanca. En la segunda, sin embargo, los vasos pueden aparecer en una gama variada entre el blanco y el negro, y el nivel de gris dependerá de la velocidad y del sentido del flujo.

A pesar de que se siguen utilizando, sobre todo en la cuantificación de flujo, hay que decir que desde la aparición de las **técnicas de adquisición en paralelo** (nos referiremos a ellas en el capítulo 14), ha aumentado su utilización como Angiografía-RM, propiamente dicha.

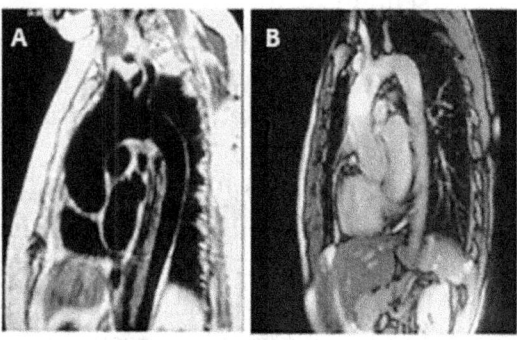

A.-Corte sagital en sangre negra de la aorta
B.- Corte sagital en sangre blanca de la aorta

Angiografía-RM con contraste

Se trata de una técnica que se describió por primera vez en 1993 y que, con el paso de los años, se ha ido imponiendo como método de estudio del flujo por RMN.

Se va a regir por los mismos principios físicos que la Angiografía convencional; es decir, vamos a poder visualizar las arterias porque contienen un medio de contraste en su interior.

Se basa en la introducción por vía intravenosa de un contraste, derivado del gadolinio, antes de la adquisición de las imágenes o durante la obtención de las mismas.

Se suelen utilizar secuencias rápidas 3D-GRE muy potenciadas en T1. El gadolinio Gd, por su efecto de reducir el T1 de los tejidos sobre los que actúa, va a aumentar de manera significativa la señal de la sangre y, por lo tanto, el contraste con los tejidos circundantes. La intensidad de la señal será proporcional a la concentración de gadolinio en sangre.

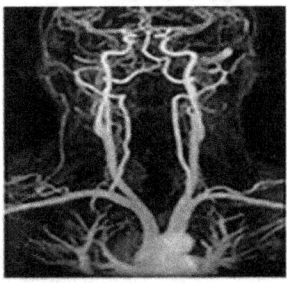

Angio Resonancia de Troncos
Supraaórticos con CIV

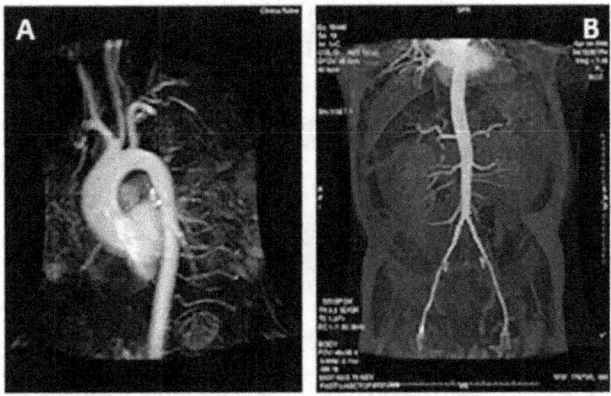

A.- Angio RM de Aorta ascendente con contraste intravenoso
B.- Angio RM con contaste de la Aorta descendente

Conviene recordar que la disposición de los datos en el Espacio-K va a definir las características de la imagen final y que los datos centrales (bajas frecuencias) son los que van a definir el contraste de la imagen. Por tanto, lo que interesa en Angio-RM es que la parte central del Espacio-K se adquiera cuando la concentración de contraste en la arteria sea máxima.

Esto se consigue programando correctamente la inyección del medio de contraste. Como en Angio-RM el llenado del Espacio-K es en espiral (del centro a la periferia) hay que procurar que la embolada de contraste vaya al comienzo de la adquisición que es cuando se van a recoger los datos centrales.

Por tanto, es muy importante calcular el tiempo que tarda el **bolo de contraste** en llegar, desde el punto de la inyección, hasta la zona de interés. Hay varias formas de hacerlo:

1. **Estimación subjetiva**: Consiste en realizar un cálculo teórico del tiempo que va a tardar el bolo en llegar al vaso que nos interesa. Para ello hay que manejar datos sobre distancias, entre el punto de inyección y el vaso destino, y las velocidades de flujo a través de los territorios vasculares atravesados por el bolo de contraste. No suele utilizarse por su poca precisión.

2. **Bolus test**: Se inyectaría un bolo de prueba (5 cc) a la vez que se dispara una secuencia dinámica de un solo corte. El corte lo situaríamos en la zona de interés y la secuencia la programaríamos de tal forma que se obtuvieran, por ejemplo, 60 imágenes a una velocidad de 1 imagen/segundo de la misma localización pero con realces de contraste distintos. Se valoraría la imagen en la que hubiera mayor contraste y con ayuda de una simple fórmula matemática se calcularía el momento en el que habría que disparar la secuencia de estudio:

    $$Td = Tc + 1/2 \; Ti - 1/2 \; Ds$$, donde Td es el tiempo de disparo, Tc el tiempo de circulación o tiempo que tarda en llegar el gadolinio a la zona de interés, Ti el tiempo de inyección y Ds la duración de la secuencia.

3. **Smart-Prep**: Utiliza **pulsos rastreadores** para avisar de la llegada del contraste. Sería el equivalente "técnicamente avanzado" del bolus test. Se inyecta el bolo de contraste y un pequeño detector (*tracker*), que habremos situado sobre el localizador en la zona de interés, nos avisará de la llegada del bolo de contraste, siendo éste el momento de disparar la secuencia.

4. **Escopia-RM**: Inyectaríamos el bolo de contraste y cuando visualizáramos su llegada a la zona de interés dispararíamos la secuencia de adquisición.

    De todos los métodos descritos, es el que asegura la mejor calidad de imagen.

La ARM se va a utilizar en el diagnóstico de muchas enfermedades de los vasos sanguíneos y en la planificación de los tratamientos a las mismas.

Cuando la Ecografía-Doppler indica la existencia de lesiones arterioescleróticas en arterias cerebrales, que pueden conducir a la estenosis u obstrucción de las mismas, suele prescribirse una ARM en lugar de someter directamente al paciente a una angiografía por cateterismo, que resulta mucho más agresiva. Dependiendo del resultado se realizará o no la angiografía convencional.

Se va a utilizar, también, para el estudio de la aorta torácica y aorta abdominal (por ejemplo, para descartar aneurismas), arterias renales, arterias pulmonares y arterias de las extremidades inferiores, fundamentalmente.

Para concluir, diremos que la Angio-RM va a ser realizada en apnea en estudios torácicos y abdominales, y con respiración normal en el resto de estudios.

ACERCA DE LA IRM CARDIACA

El corazón es un órgano cuyo estudio no es fácil de realizar con técnicas de RMN. Debido a sus movimientos, es preciso acompasar la toma de datos con el latido cardiaco. Por ello, en este tipo de estudios, se sincroniza la obtención de la señal con el complejo QRS del electrocardiograma.

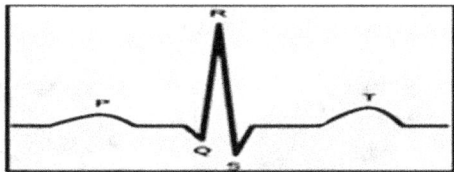

La obtención de la señal en los estudios cardiacos de RMN se va a sincronizar con el complejo QRS del electrocardiograma.

La sincronización cardiaca no siempre es fácil porque, dentro del imán, el flujo sistólico de los grandes vasos produce señales eléctricas que pueden alterar la calidad de las imágenes. A ello hay que añadir que la presencia de cables y electrodos dentro del imán facilita la aparición de artefactos, producidos por los gradientes magnéticos utilizados, que afectan al intervalo R-R del electrocardiograma.

En ocasiones se sincroniza, también, el movimiento respiratorio para monitorizar la elevación y el descenso del diafragma durante la respiración.

Tipos de estudios

Los estudios de RMN cardiaca varían unos de otros, pues dependen en gran medida de la sospecha diagnóstica, pero como norma general todos comprenden un estudio anatómico y un estudio funcional. El estudio anatómico se realiza con técnicas de sangre negra, mientras que para el estudio funcional se utilizan técnicas de sangre blanca.

Para el **estudio anatómico** (sangre negra) se utilizan secuencias SE. Las imágenes obtenidas muestran muy buena definición y contraste de las estructuras cardiovasculares: la grasa y el miocardio aparecen con alta señal y por tanto se ven claros en la imagen, mientras que de la sangre en movimiento no se obtiene señal y aparece en negro. Por tanto se logra un buen contraste entre las paredes (miocardio y grasa pericárdica) y la luz del corazón y los vasos.

En los **estudios funcionales** (sangre blanca) se van a utilizar secuencias Eco de Gradiente. Como ya sabemos, la sangre en movimiento nos dará una mayor señal que los tejidos estáticos (miocardio). Su menor tiempo de adquisición permite obtener múltiples fases de un ciclo cardiaco en el mismo plano, por lo que es ideal para visualizar el corazón de forma dinámica (engrosamiento y contracción de los ventrículos, movimiento de las válvulas, etc).

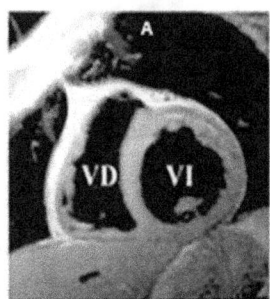 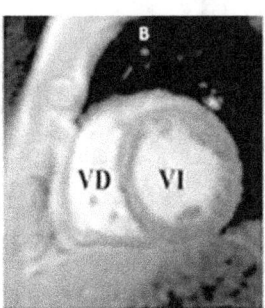

Secuencias sangre negra (A) y sangre blanca (B) del corazón

Como la señal se obtiene en el intervalo R-R del electrocardiograma, en el supuesto de que trabajemos con una matriz de 256 x 256 se necesitan 256 latidos cardiacos para adquirir la imagen. Con una secuencia clásica, la duración de un estudio cardiaco sería muy elevada. Por ello, en los últimos años se han desarrollado nuevas secuencias para disminuir el tiempo de adquisición de las imágenes cardiacas. Secuencias que van a utilizar gradientes muy avanzados, a la vez que aprovechar las propiedades del Espacio-K. Es el caso de las secuencias **EPI** (*Echo Planar Imaging*) que permiten obtener imágenes, en tiempo real, con resoluciones temporales inferiores a los 50 milisegundos.

Por medio de pulsos saturadores se puede eliminar la señal del miocardio en determinadas zonas de la imagen y, a partir de la información obtenida, realizar **Reconstrucciones 3D** del movimiento de las paredes del corazón, lo que permite analizar la función y contractilidad de la zona elegida.

Otra posibilidad es realizar **Mapas de velocidad**. Se utilizan secuencias de contraste de fase (PC) en las que el empleo de un gradiente bipolar consigue desfasar los núcleos móviles de manera proporcional a su velocidad, mientras que los núcleos de los tejidos estáticos no se desfasan. Esta técnica permite medir velocidades de flujo en cada pixel de la imagen y en las tres direcciones ortogonales. Se utilizan principalmente para calcular el volumen/latido y el gasto cardiaco de ambos ventrículos.

Realización del estudio

La duración de las exploraciones cardiacas por RMN varía entre los 30 y 60 minutos. Es importante obtener un electrocardiograma de calidad pues sin un QRS adecuado se obtendrá un estudio deficiente (lo que ocurre cuando se utiliza una señal de pulso periférico). Se deben utilizar electrodos de carbono y los cables han de ser apantallados o de fibra óptica, para disminuir los artefactos y mejorar el ECG.

El estudio comienza obteniendo cortes paralelos del tórax, de baja resolución, para localizar con rapidez las estructuras cardiovasculares. Si lo que se persigue es realizar una valoración anatómica cardiovascular se utilizarán secuencias Spin Eco en planos ortogonales axial (transversal), sagital (lateral) y coronal (frontal).

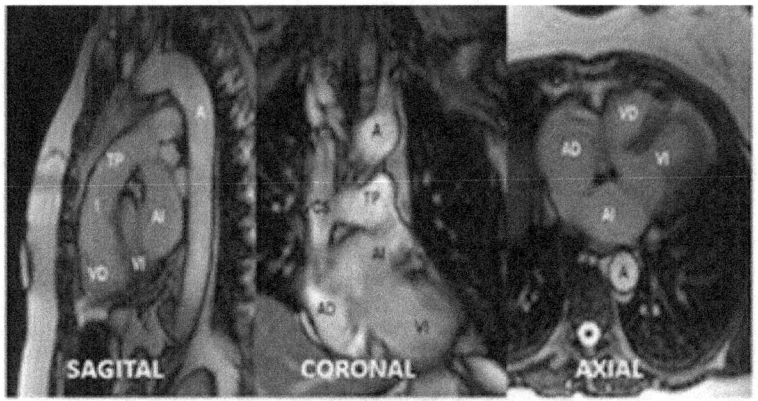

Planos ortogonales: Sagital, Coronal y Axial
Se pueden distinguir la aurícula izquierda (AI), el ventrículo izquierdo (VI), la aurícula derecha (AD), el ventrículo derecho (VD), la aorta (A), el tronco de la arteria pulmonar (TP), la vena cava superior (VCS) y el infundíbulo (I).

Los ejes cardiacos no son paralelos a los ejes del cuerpo. Concretamente, el eje largo del corazón se encuentra formando un ángulo de unos 45° con respecto al plano mediosagital de la columna dorsal. Por esta razón además de los planos tradicionales, utilizados en los estudios de tórax, el corazón se va a estudiar utilizando planos específicos.

Para el estudio dinámico del corazón se emplearán secuencias cine Eco de Gradiente y los planos de estudio, más utilizados, serán los planos intrínsecos cardiacos; es decir, el plano o **eje corto**, el plano o **eje largo 2 cámaras** y el plano o **eje largo 4 cámaras**. Al obtenerse imágenes de todo el ciclo cardiaco, los estudios funcionales permiten elegir el momento de la sístole o la diástole en el cual realizar las mediciones que interesen.

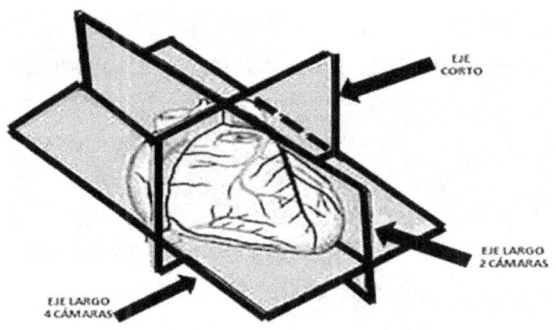

PLANOS INTRÍNSECOS CARDIACOS

En las imágenes obtenidas en el eje o plano corto el corazón adquiere una disposición anular. Van a permitir estudiar los dos ventrículos y, normalmente, se utilizan para estudiar la contractilidad de la zona y cuantificar la función cardiaca (masa miocárdica, volúmenes cardiacos, fracción de eyección, engrosamiento sistólico del ventrículo izquierdo…).

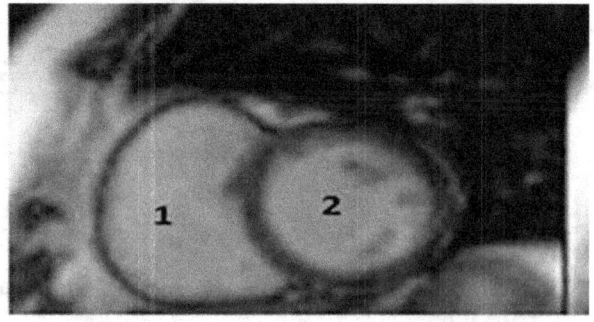

Eje corto donde se distinguen el ventrículo derecho (1) y el ventrículo izquierdo (2).

El plano del eje largo 2 cámaras permite estudiar las cavidades izquierdas del corazón y aporta información acerca de las relaciones anatómicas superoinferiores y anteroposteriores del mismo. Con secuencias cine se puede analizar la apertura de la válvula mitral y estudiar el ápex cardiaco.

Desplazando la orientación de los cortes hacia el eje largo derecho se pueden estudiar la válvula tricúspide y el ápex derecho.

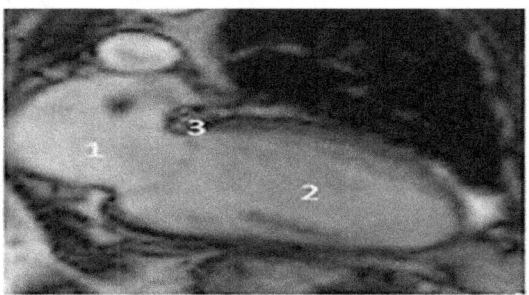

Plano largo 2 cámaras en el que podemos distinguir la aurícula izquierda (1), el ventrículo izquierdo (2) y la válvula mitral (3).

El plano de las 4 cámaras permite visualizar correctamente las cuatro cámaras cardiacas y estudiar las caras septal y lateral del ventrículo izquierdo, la pared libre del ventrículo derecho, el ápex cardiaco y las válvulas mitral y tricúspide.

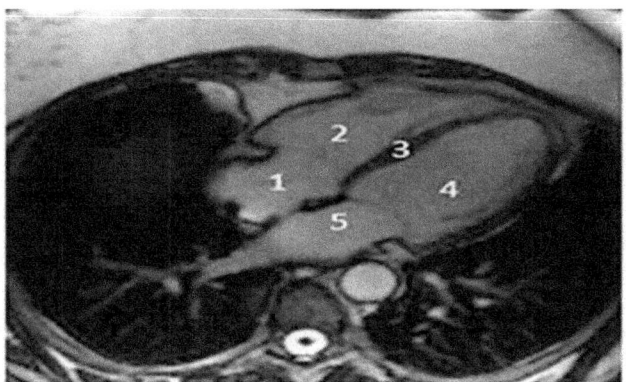

Plano largo 4 cámaras en el que distinguimos la aurícula derecha (1), el ventrículo derecho (2), el septo interventricular (3), el ventrículo izquierdo (4) y la aurícula izquierda (5).

Decir, para finalizar, que cada sospecha diagnóstica requiere una técnica de exploración diferente. Con las secuencias que hemos comentado se puede obtener una estimación bastante exacta de la función cardiaca, pero existen otras secuencias y planos que se pueden utilizar de acuerdo con la patología cardiaca que se pretenda estudiar:

1. Mapas de velocidad (contraste de fase, PC): para cuantificar el flujo coronario.

2. Secuencias TSE: permiten mostrar la anatomía de las cardiopatías a la vez que realizar determinadas mediciones (tamaño de una estenosis, grosor del miocardio…).

3. Secuencias cine GRE: para analizar el espesor y contractilidad de la pared del corazón.

4. Secuencias IR (doble IR y triple IR): útiles para estudiar el realce tardío del miocardio y determinar, en función de la captación de contraste, la naturaleza de la cardiopatía.

5. Angiografía 3D: permite valorar los grandes vasos y sus relaciones anatómicas.

Son sólo algunos ejemplos, pero la RMN-cardiaca permite estudiar muchas de las patologías del corazón y de los grandes vasos (cardiopatía isquémica, enfermedades del pericardio, masas cardiacas, disección aórtica, aneurisma aórtico, valvulopatías y estenosis vasculares, conexiones aurículo-ventriculares, cardiopatías congénitas…).

CONTRASTES

AGENTES DE CONTRASTE EN RMN

El uso de sustancias de contraste en RMN ha experimentado un gran desarrollo en los últimos años. Las propiedades magnéticas de algunos contrastes, que presentan afinidad por determinados tejidos u órganos, permite su utilización como marcadores magnéticos y abre la posibilidad de realizar no sólo estudios morfológicos y dinámicos sino, también, estudios metabólicos y de caracterización tisular. Nosotros, sin embargo, nos vamos a centrar exclusivamente en el mecanismo de acción de los contrastes utilizados en RMN y en las variaciones que van a producir en la señal de los núcleos de H.

Las sustancias de contraste utilizadas en IRM van a estar formadas por dos tipos de moléculas:

1. El **agente activo**: Se trata de un ion metálico con propiedades magnéticas y con un importante nivel de toxicidad.
2. La **sustancia quelante**: Es una macromolécula que va a envolver al agente activo y que realiza dos importantes funciones. Por un lado, reduce la toxicidad del ion metálico. Por otro, va a actuar de transportador y va a dirigir su biodistribución por el organismo.

Mecanismo de acción

Como ya sabemos, la señal recogida en la antena receptora proviene de la relajación de los núcleos de H. Conocemos también que cada tejido se va a caracterizar por una densidad de núcleos de H (D), un tiempo de relajación longitudinal (T1) y un tiempo de relajación transversal (T2).

Cuando utilizamos sustancias de contraste la señal, que nos permitirá construir la imagen, también proviene de la relajación de los núcleos de H pero se tratará de una señal que ha sido modificada. Y será una señal modificada porque los agentes de contraste actúan sobre los parámetros de la relajación (T1 y T2), alterando sus respectivos valores.

Todos los agentes de contraste utilizados en IRM presentan un mecanismo de acción común consistente en:

1. **Favorecer la relajación** de los núcleos de H.
2. **Aumentar el asincronismo** durante la relajación de los núcleos de H.

Es decir, los contrastes en RMN disminuyen tanto el T1 como el T2 de los tejidos sobre los que actúan.

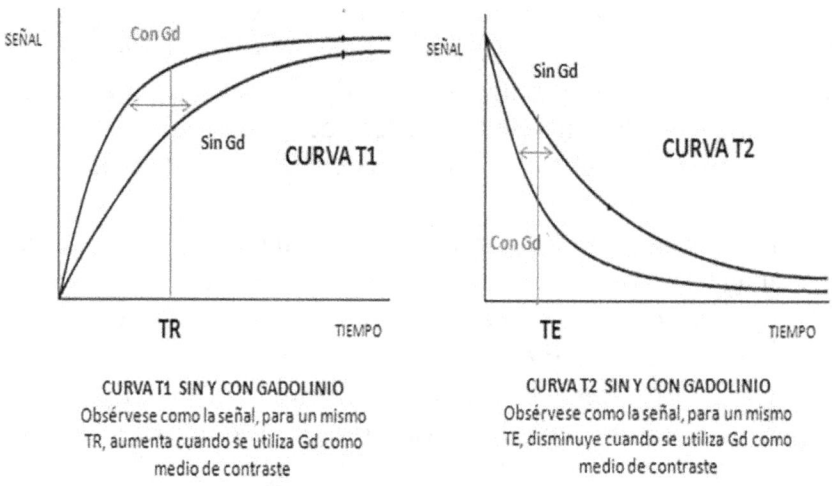

CURVA T1 SIN Y CON GADOLINIO
Obsérvese como la señal, para un mismo TR, aumenta cuando se utiliza Gd como medio de contraste

CURVA T2 SIN Y CON GADOLINIO
Obsérvese como la señal, para un mismo TE, disminuye cuando se utiliza Gd como medio de contraste

Su mecanismo de acción, por tanto, es completamente distinto al de los contrastes iodados de uso común en TC, radiología urológica y radiología vascular.

Los contrastes iodados, debido a su alto número atómico, van a atenuar mucho la radiación X. Por esta causa, existirán grandes diferencias entre los coeficientes de atenuación de los tejidos que han captado el contraste y aquellos otros a los que el agente de contraste no ha afectado. Estas importantes diferencias de atenuación serán las responsables del contraste final en la imagen.

Algunos autores, cuando se utilizan medios de contraste en IRM, en lugar de hablar de T1 y de T2, prefieren hacerlo de sus valores inversos, es decir de 1/T1 y 1/T2. Estos dos nuevos parámetros reciben el nombre de **índice de relajación longitudinal** e **índice de relajación**

transversal, respectivamente, y son valores que van a aumentar cuando utilicemos un medio de contraste.

Por tanto, decir que los medios de contraste en IRM acortan el T1 y el T2 de los tejidos sobre los que actúan es equivalente a decir que alargan los índices de relajación, tanto longitudinal como transversal.

El acortamiento del T1 va a depender de la estructura bioquímica del agente de contraste y estará en función de la accesibilidad de los núcleos de H a las capas electrónicas externas del agente de contraste.

El acortamiento del T2, sin embargo, depende del momento magnético del agente de contraste que será el responsable de las variaciones locales de campo magnético que favorecerán el desfase de los núcleos de H.

Como norma general podemos afirmar que cuando la concentración del quelato de gadolinio es baja lo que va a predominar es el acortamiento del tiempo de relajación longitudinal, T1. De la misma manera, cuando es alta (por ejemplo en la vejiga cuando se elimina por vía renal) lo que predomina es el acortamiento del tiempo de relajación transversal, T2.

Una vez conocido el efecto de los agentes de contraste, sobre la relajación de los núcleos de H, podemos ya imaginar cómo será la señal obtenida tras su administración.

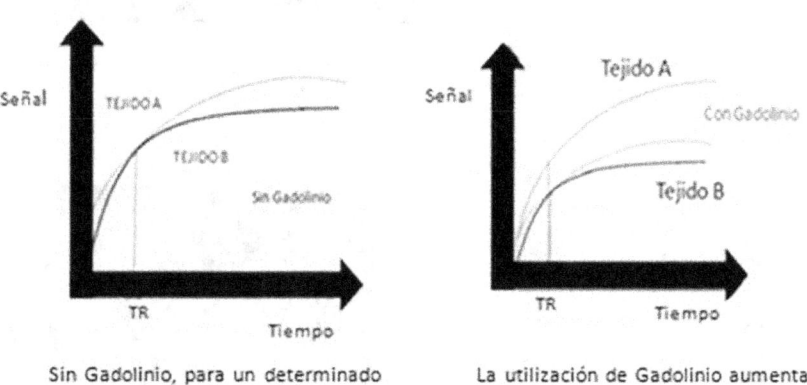

Sin Gadolinio, para un determinado TR, no existen diferencias de contraste entre los tejidos A y B.

La utilización de Gadolinio aumenta la señal del tejido A y, por ello, el contraste entre los tejidos A y B.

Sabemos que en las imágenes potenciadas en T1 la intensidad de la señal es tanto mayor cuanto más rápidamente se produce la liberación de energía. Quiere ello decir que la inyección de contraste supondrá, en todos los tejidos, un realce de la señal al liberar la energía más rápidamente.

En imágenes potenciadas en T2 obtenemos mayor señal de aquellos tejidos cuyos núcleos de H se desfasan de manera más sincrónica o coherente. La administración de contraste aumentará el desfase de los núcleos de H de todos los tejidos y, consecuentemente, se relajarán de manera más incoherente y disminuirá su señal.

Diremos que un contraste es **positivo** cuando su uso nos proporcione una mayor señal. De igual manera, un agente de contraste lo clasificaremos como **negativo** cuando la señal obtenida sea menor que en ausencia del mismo.

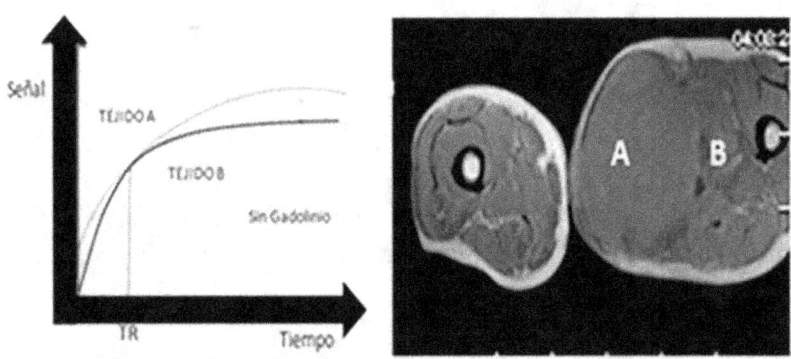

Los tejidos A y B, para un determinado TR y sin utilizar Gadolinio, ofrecen señales muy parecidas que dificultan su distinción.

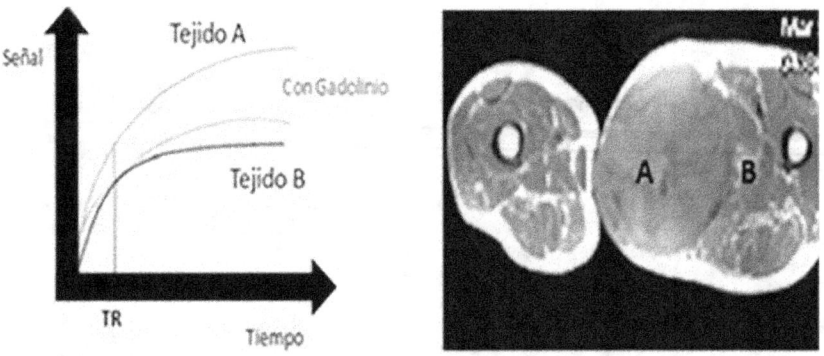

La utilización de Gadolinio aumenta la señal del tejido A y, por ello, el contraste entre los tejidos A y B.

Agentes activos

Los iones metálicos, utilizados como agentes de contraste, se van a clasificar en función de cómo se comporten en presencia del campo magnético. Encontramos dos grandes grupos; los **paramagnéticos** y los **superparamagnéticos** o ferromagnéticos.

Entre los agentes paramagnéticos podemos destacar el gadolinio (Gd), el disprosio (Dy) y el manganeso (Mn), siendo el primero de ellos el más utilizado.

Dentro de los superparamagnéticos se encuentran compuestos de óxido de hierro y radicales libres estables.

El **gadolinio** es un metal de la familia de los lantánidos (tierras raras) que ocupa el lugar número 64 en la tabla periódica (Z = 64). Durante la relajación de los núcleos actúa "en dos frentes". Por una parte, va a inducir interacciones dipolo-dipolo, entre los grupos OH- y H+, acortando el T1 de las moléculas de agua que se encuentren en sus proximidades. Por otra, y debido a su gran momento magnético, provocará cambios de susceptibilidad magnética que aumentarán el desfase y por tanto disminuirá el T2.

El **disprosio** es también un lantánido situado en el sistema periódico dos lugares a la derecha del gadolinio (Z = 66). Su efecto sobre el T2 es mayor que el del Gd, mientras que sobre el T1 provoca una menor disminución. Puede sustituir al Gd en estudios de perfusión cerebral.

El **manganeso** es un metal de transición (Z = 25) que se encuentra situado en la tabla periódica entre el cromo y el hierro. Su principal efecto es sobre el T1. Presenta especificidad por el hígado, páncreas, glándulas suprarrenales y riñones.

Entre los agentes superparamagnéticos destacan los **óxidos de hierro**, que se ordenan formando ínfimas partículas. Aunque con secuencias de pulsos apropiadas pueden conseguirse potenciaciones T1, destacan sobre todo por su gran momento magnético que va a hacer que el T2 disminuya notablemente. Producen, por tanto, una disminución de la señal (contrastes negativos). Las partículas son biodegradables y, tras su destrucción, el hierro liberado se incorpora al metabolismo del hierro del organismo.

Sustancias quelantes

Los iones magnéticos son bastante tóxicos por lo que, para procurar que se liberen al organismo en la menor cantidad posible, se utilizan unidos a unas sustancias, denominadas **quelatos**, que los encapsulan.

Además el quelato, debido a su composición y tamaño, servirá de vehículo del agente activo guiando su distribución por el organismo.

Normalmente no muestran especificidad por un tejido concreto, pero existen excepciones a esta regla. Esta especificidad por determinados tejidos u órganos ha abierto la posibilidad de utilizar los contrastes en IRM como marcadores magnéticos.

Agentes de contraste con gadolinio

En función de la sustancia quelante a la que se encuentren unidos vamos a diferenciar tres tipos:

1. **Sin especificidad tisular**: Se comportan de manera inespecífica. Tras su inyección intravenosa, y después de atravesar la circulación pulmonar, van a ser vehiculizados a través de los vasos para, posteriormente, difundir de manera rápida al espacio intersticial o extracelular a través de los capilares de manera análoga a como lo hacen los contrastes iodados solubles en agua.

   Su excreción se realiza vía renal.

   El más utilizado es el Gd-DTPA (Gadolinio-ácido penta acético dietileno triamino, más conocido como Gadopentetato de dimeglumina). Durante años se le consideró inocuo pero, como veremos en este mismo capítulo, no es la opinión que se mantiene actualmente.

2. **Con especificidad tisular**: Desde el espacio intersticial pueden difundir al interior de las células tras atravesar las membranas celulares.

   Destaca el Gd-EOB-DTPA (Gadolinio-ácido penta acético dietileno triamino ethoxy bencilo). Es captado parcialmente por las células hepáticas por lo que, a diferencia del Gd-DTPA, tiene un doble sistema de eliminación (renal y hepatobiliar).

3. **Pools vasculares**: Se trata de agentes de contraste unidos a macromoléculas (alto peso molecular) que, una vez introducidos en el torrente sanguíneo, pueden recircular por la sangre durante largos periodos de tiempo convirtiéndose en "reservorios sanguíneos" de contraste.

Uno de los más conocidos es el Gd-DTPA-Albúmina.

Cuando se administran contrastes paramagnéticos por vía intravenosa, la dosis habitual suelen ser 0,1 mmol/kg que equivalen a 0,2 cc/kg. Esto significa una inyección de 15 cc para un paciente de 75 kg de peso.

Destacar, también, que en un número importante de estudios por RMN el contraste intravenoso no se introduce "a mano" si no con la ayuda de un inyector, en el cual se programan el volumen a inyectar y el ritmo de inyección.

Contrastes orales en IRM

Aunque el uso más frecuente de los contrastes en IRM es por inyección endovenosa (inyección normal o en bolo con ayuda de inyector) en estudios abdominales se ha probado el uso de distintos agentes de contraste por vía oral.

Para que un contraste oral pueda ser utilizado en estudios abdominales tiene que reunir una serie de características:

  a) Que presente una buena tolerancia.
  b) Que no produzca artefactos en la imagen.
  c) Que delimite con corrección los márgenes del tubo digestivo.
  d) Que permita observar las estructuras adyacentes.

Entre los que incrementan la señal de la luz del tubo digestivo (contrastes positivos) podemos citar el **citrato férrico amónico**.

El **sulfato de bario** sería un buen ejemplo de los que producen ennegrecimiento o ausencia de señal de la luz del tubo digestivo (contraste negativo).

Efectos adversos del Gadolinio

El gadolinio libre (ion Gd+++) es muy tóxico pues precipita y se acumula en hígado, ganglios linfáticos y médula ósea.

Los quelatos de gadolinio, sin embargo, se toleran muy bien tanto a dosis bajas como altas. De hecho la incidencia de efectos adversos (0,07-2,4%) es muy inferior a la descrita para los efectos secundarios de los contrastes iodados. La mayoría son leves e incluirían cefaleas; dolor, quemazón o frialdad en el punto de inyección; nauseas, vómitos y erupción cutánea. De igual manera, la tasa de reacciones anafilácticas graves es muy baja (< 0,1%).

La probabilidad de lesión grave por extravasación del contraste, en el punto de inyección, es mucho menor que para una dosis equivalente de contraste iodado.

Los quelatos de gadolinio atraviesan con facilidad la placenta por lo que sólo deben ser utilizados, en mujeres gestantes, cuando el beneficio potencial de su administración sea mayor que el riesgo que se asume. Destacar, también, que es recomendable suprimir la lactancia materna durante las 24 horas siguientes a la administración del contraste.

La baja incidencia de efectos adversos, producidos por los medios de contraste que contienen gadolinio, es lo que durante muchos años ha hecho que se les considerara como prácticamente inocuos. Ahora bien, en 2006 una serie de denuncias en EE.UU. alertaron de la posibilidad de que el gadolinio fuera el causante de una enfermedad nueva aparecida en personas con insuficiencia renal aguda o crónica a las que les había sido inyectado. La enfermedad recibe el nombre de **Fibrosis Sistémica Nefrogénica** (FSN) y se trata de una enfermedad debilitante para la cual no existe, actualmente, tratamiento efectivo.

La **FSN** provoca cicatrización o fibrosis (aumento de la formación de tejido conectivo) de la piel y de los órganos. Los síntomas incluyen manchas oscuras en la piel; partes de la piel que se engrosan, se ponen ásperas y duras; debilidad muscular generalizada; rigidez articular y ardor, escozor o hinchazón de la piel.

Los síntomas pueden aparecer a los dos días de la inyección del contraste o hacerlo hasta 18 meses después de la misma.

La gran mayoría de los casos de **FSN** involucran a personas cuya función renal ya estaba comprometida en el momento en que recibieron la inyección de gadolinio.

En junio del 2006, la **FDA** (*Food and Drug Administration)* hizo su primera advertencia sobre los efectos del gadolinio en personas que padecían problemas renales. La agencia federal instó a los médicos a que preguntaran a los pacientes si tenían problemas renales antes de usar el gadolinio en las pruebas de RMN. Más recientemente, en mayo de 2007, la FDA pidió a los fabricantes de contrastes con gadolinio incluir en las etiquetas de los productos una advertencia que alertara del riesgo para los pacientes con problemas renales.

Se desconoce el mecanismo exacto por el que los quelatos de gadolinio pueden favorecer el desarrollo de esta enfermedad. Se piensa que puede estar relacionado con sus propiedades físico-químicas y su estabilidad, las cuales podrían afectar a la cantidad de ion gadolinio libre disponible y provocaría fibrosis al depositarse en los tejidos.

> **WARNING: NEPHROGENIC SYSTEMIC FIBROSIS**
>
> Gadolinium-based contrast agents increase the risk of nephrogenic systemic fibrosis (NSF) in patients with:
>
> - Acute or chronic severe renal insufficiency (glomerular filtration rate < 30 mL/min/1.73m²), or
> - Acute renal insufficiency of any severity due to the hepato-renal syndrome or in the perioperative liver transplantation period.
>
> In these patients, avoid use of gadolinium-based contrast agents unless the diagnostic information is essential and not available with non-contrast enhanced magnetic resonance imaging (MRI). NSF may result in fatal or debilitating systemic fibrosis affecting the skin, muscle and internal organs. Screen all patients for renal dysfunction by obtaining a history and/or laboratory tests. When administering a gadolinium-based contrast agent, do not exceed the recommended dose and allow a sufficient period of time for elimination of the agent from the body prior to any readministration (See **WARNINGS**).

La FAD recomendó en 2007, a los fabricantes de
Gadolinio, incluir esta etiqueta en los envases

SECUENCIAS RÁPIDAS Y AVANCES EN IRM

APROXIMACIÓN A LAS SECUENCIAS RÁPIDAS

Ya hemos hecho referencia a que uno de los grandes retos a los que se ha enfrentado la IRM ha sido el de rebajar los tiempos de obtención de las imágenes. En la actualidad es posible lograr resoluciones temporales por debajo de los 50 ms. Si a ello añadimos que, en estudios dinámicos o funcionales, es posible adaptar los tiempos de obtención de la imagen al tiempo del fenómeno biológico, estamos en condiciones de asegurar que se han producido enormes avances a la hora de rebajar los tiempos de adquisición.

El progreso tanto a nivel tecnológico como informático (software y hardware) ha sido el responsable de los grandes avances que se han producido, en los últimos años, en el campo de la IRM. Pero si dejamos a un lado el gran desarrollo experimentado por la tecnología informática, son dos los motores de este cambio:

1. Un gran **desarrollo de la tecnología de los gradientes magnéticos** (mayor rapidez a la hora de instaurarlos, mayores valores máximos…).

2. Los **avances en la captación de la señal** en la antena receptora (mejoras de diseño, utilización de varias antenas para la captación simultánea de la señal…).

En la actualidad existen multitud de secuencias rápidas. Si su estudio resulta de por sí complicado, el marketing de las casas comerciales, "bautizándolas" con los nombres más variopintos, dificulta aún más la comparación de imágenes obtenidas con equipos de distintos fabricantes.

Pero independientemente de ello, todas ellas van a estar constituidas por tres partes:

1. **Excitación inicial**: Puede tratarse de pulsos simples de RF o de combinaciones de pulsos (para preparar el tejido antes de obtener la imagen).

2. **El llenado del Espacio**-K: Con ecos de spin o ecos de gradiente. Se diferenciarán en el número de líneas que se llenen en ca-

da TR, en la forma de llenado, en las propiedades del Espacio-K utilizadas...

3. **Los extras**: Son muchos. Podemos citar las técnicas de saturación grasa, las técnicas para corregir movimientos , las transferencias de magnetización …

Se escapa del objetivo del libro realizar un estudio minucioso de las, repito, numerosas secuencias que bajo el apellido de rápidas se encuentran en el mercado. De forma sucinta, y a partir de las secuencias clásicas de las que derivan, expondremos brevemente cada una de sus características más importantes.

Comenzaremos sintetizando las características de las secuencias clásicas, Spin Eco y Eco de Gradiente, para posteriormente comentar las modificaciones que las van a convertir en secuencias rápidas de imagen.

Una secuencia **Spin Eco clásica** se caracteriza por lo siguiente:

1. Inicia cada TR con un pulso de RF de 90°.
2. Obtiene los ecos mediante pulsos de RF de 180°.
3. Utiliza una codificación de fase **Gy** en cada TR (un valor del gradiente de codificación de fase).
4. Se obtiene un eco en cada TR.
5. Se llena una línea del Espacio-K en cada TR.
6. El Espacio-K se llena de manera secuencial (comenzando por la línea superior, de izquierda a derecha, hasta completar la línea inferior).
7. La duración de la secuencia viene determinada por la siguiente fórmula: TA = TR x Dim-Fase x Nex, donde TA es el tiempo de adquisición, Dim-Fase es la dimensión de la fase en la matriz de la imagen y el Nex, o número de excitaciones, representa el número de veces que se repite todo el proceso.

   Pongamos un ejemplo. Si el TR son 2000 ms, la Dim-Fase es igual a 256 y el valor de Nex es 1, la duración de la secuencia es de 8 minutos y 32 segundos. Mucho tiempo, como cualquiera puede comprender.

Una secuencia **Eco de Gradiente clásica** presenta las siguientes características:

1. Inicia cada TR con un pulso de RF de $\alpha°$.

2. Obtiene los ecos mediante gradientes bipolares.
3. Utiliza una codificación de fase **Gy** en cada TR.
4. Se obtiene un eco en cada TR.
5. Se llena una línea del Espacio-K en cada TR.
6. El Espacio-K de llena de manera secuencial.
7. TA = TR x Dim-Fase x Nex

A pesar de que los TR utilizados son muy inferiores a los que se utilizan en secuencias SE clásicas, los tiempos de adquisición siguen siendo muy elevados (varios minutos).

Tipos de secuencias rápidas

Podemos clasificar las secuencias rápidas en los siguientes grupos:
1. Las derivadas de la Spin Eco clásica pero que, al obtener varios ecos en cada TR, llenan varias líneas del Espacio-K en cada TR y aprovechan la simetría del mismo. Reciben el nombre de **Fast Spin Eco** o **Turbo Spin Eco**.
2. Las que derivan de la secuencia IR clásica y que, al igual que las anteriores, van a llenar varias líneas del Espacio-K en cada TR y van a aprovechar las propiedades que éste presenta. Reciben el nombre de **Fast IR** o **Turbo IR**.
3. Las derivadas de la GRE clásica que, al igual que ésta, logran gran rapidez suprimiendo el pulso de 180º y disminuyendo considerablemente el TR. Incluiría las **Fast GRE** y las secuencias Eco de Gradiente con preparación tisular denominadas **MP-GRE**.
4. Las secuencias **EPI** que llenan el Espacio-K con ecos de gradiente (en uno o en varios TR), requieren preparación tisular y utilizan gradientes muy sofisticados, lo que les permite utilizar TR muy bajos.
5. Las secuencias híbridas, denominadas **GRASE**, cuyo nombre hace alusión a que llenan el Espacio-K con ecos de spin y ecos de gradiente.
6. Secuencias **específicas para estudios dinámicos**: Se utilizan para valoración con contraste en estudios dinámicos.

Secuencias Fast Spin Eco

Las secuencias **Fast Spin Eco** se basan en que llenan varias líneas del Espacio-K en cada TR. Para ello, tras el pulso inicial de 90º, se generan una serie de pulsos consecutivos de 180º obteniéndose en cada uno de ellos un eco de spin. Es lo que se denomina **tren de ecos**, **ETL** o **longitud de la cadena de ecos**.

Conviene recordar que el número de ecos que pueden obtenerse en una secuencia rápida SE no es ilimitado. El pulso de 180º corrige las heterogeneidades del campo magnético principal y las que se producen a nivel local de manera fija pero, al no corregir las que de forma aleatoria se producen a nivel local, no logra refasar los núcleos de Hidrógeno al 100%. Debido a ello los núcleos se irán desfasando cada vez más y, en consecuencia, se irá recogiendo cada vez menos señal en la antena.

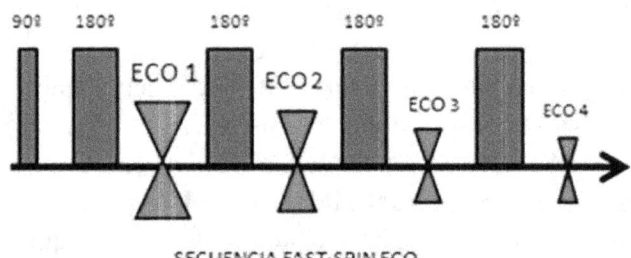

SECUENCIA FAST-SPIN ECO

En la secuencia Spin Eco clásica se obtenía un eco en cada TR, lo que suponía llenar una sola línea del Espacio-K en cada TR. En las secuencias Fast Spin Eco se van a llenar en cada TR, de forma segmentada, tantas líneas como el ETL obtenido. Para llenar todo el Espacio-K se tendrá que repetir el proceso tantas veces como indique el cociente Dim-Fase / ETL.

La forma de llenado será segmentada, en lugar de secuencial.

La potenciación de la imagen la darán los ecos centrales y el TE será el que corresponda al intermedio de las zonas centrales. Por eso en las secuencias Fast Spin Eco se habla de **TE efectivo** (TE eff).

La duración de la secuencia vendrá dada por la fórmula siguiente:

TA = TR x Dim-Fase/ETL x Nex

Si utilizamos los mismos datos del ejemplo de la secuencia Spin Eco clásica y añadimos que el número de ecos obtenido en cada TR es 8, tendremos:

$$TA = 2000 \text{ ms} \times 256/8 \times 1 = 64000 \text{ ms} = 64 \text{ s} = 1 \text{ m } 04 \text{ s}$$

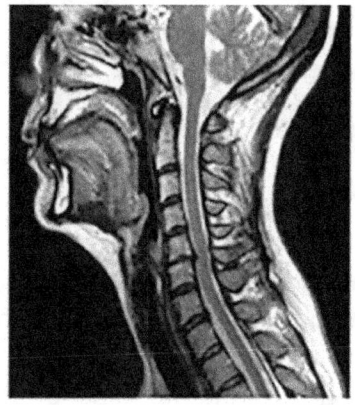 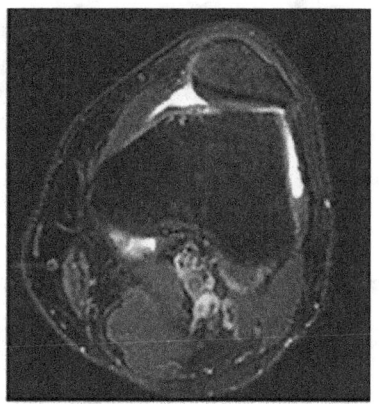

Sagital T2 Fast Spin Eco
de Columna Cervical

Axial T2 Fast Spin Eco con
Saturación grasa de rodilla

Secuencias rápidas IR

Las técnicas rápidas de IR van a combinar la utilización de técnicas rápidas de llenado del Espacio-K con el conocimiento de que, tras el pulso inversor de 180°, todos los tejidos presentan un tiempo de inversión TI en el que su señal es nula.

Esta es la base del gran desarrollo que están teniendo las técnicas rápidas de anulación de la señal de la grasa (Fast EPI STIR). Por poner un ejemplo, se pueden obtener del orden de 10-12 imágenes con supresión grasa con la respiración suspendida (15-20 segundos).

Hay que destacar, de igual manera, el auge que han experimentado las secuencias Fast EPI FLAIR. Al anular la señal del LCR, es una secuencia idónea para estudiar las lesiones periventriculares en los estudios cerebrales.

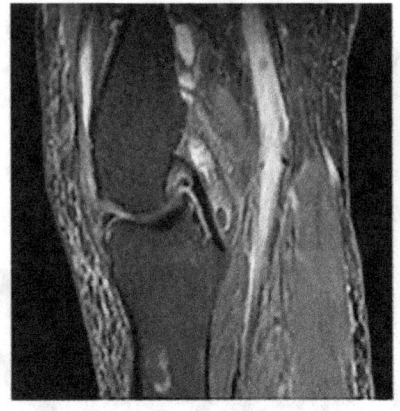 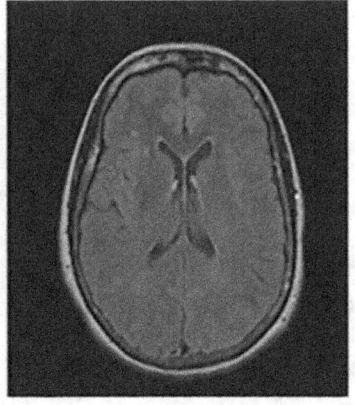

Sagital Fast STIR　　　　　Axial Fast FLAIR

Si el llenado del Espacio-K se realiza utilizando una técnica EPI (ecos de gradiente) la potenciación de la imagen será en T2*. Pero puede utilizarse un llenado Fast Spin Eco, con ecos de spin, y conseguir una potenciación de imagen en T2.

Algunas secuencias combinan una técnica rápida de llenado del Espacio-K con dos o tres pulsos inversores, de manera secuencial, para anular de manera selectiva la señal de dos o tres tejidos. Son las secuencias **Doble o Triple Inversión Recuperación** (DIR o TIR).

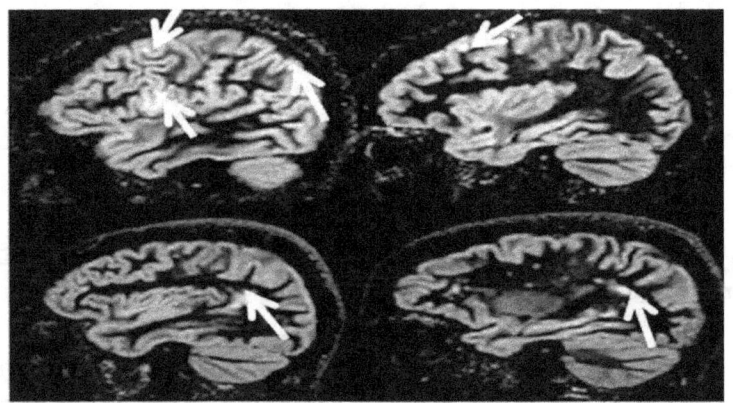

Imágenes obtenidas con una secuencia DIR en las que se ha suprimido selectivamente la señal de la sustancia blanca y del LCR. Son muy sensibles en la detección de lesiones yuxtacorticales y subcorticales.

Secuencias rápidas Eco de Gradiente

1. Secuencias Fast GRE

Existe una gran variedad de secuencias **Fast GRE**. Todas ellas van a utilizar tiempos de repetición TR muy cortos. Esto supone que después de varios TR existe una magnetización residual, una componente longitudinal y una componente transversal, denominada **estado de equilibrio** (*Steady State*). Este hecho se aprovecha para lograr diferentes potenciaciones de imagen según se mantengan o no las magnetizaciones residuales. En virtud de ello las secuencias Fast GRE podemos subdividirlas en Incoherentes y Coherentes.

Las **Fast GRE incoherentes** utilizan las llamadas **Técnicas de Spoiler**, que consisten en utilizar unos Gradientes Desfasadores (*Spoiler Gradients*) para eliminar la componente transversal de la magnetización residual a la par que se aprovecha la componente longitudinal para potenciar la imagen. La potenciación de la imagen es, básicamente, en T1. Como ejemplo, citaremos la secuencia **SPGR** (*Spoiled Grass*) de General Electric.

Las **Fast GRE coherentes** no utilizan técnicas de desfase sino que a través de gradientes refasadores (*rewind gradients*) tratan de aprovechar la magnetización residual transversal. Se utilizan, fundamentalmente, para obtener imágenes potenciadas en T2*. Podemos citar la secuencia **GRASS** (*Gradient Recalled Adquisition in the Steady-State*) de General Electric.

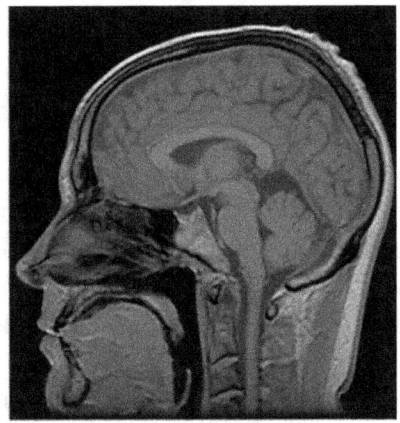

Imagen Sagital T1 Fast SPGR

2. Secuencias MP-GRE

Utilizan TR ultracortos que permiten llenar el Espacio-K de forma muy rápida (con distintos tipos de llenado dependiendo del tipo de secuencia: secuencial, segmentado, concéntrico) pero dificulta la potenciación de la imagen. La solución que emplean es lograr la potenciación mediante una preparación tisular previa.

Para **preparar el tejido** se utilizan una o varias emisiones de RF según se desee potenciar la imagen. Tras ellas se deja transcurrir un tiempo **TP** denominado **TIEMPO DE PREPARACIÓN** para lograr las diferencias tisulares que se desean y a continuación se emite el pulso inicial α^o de la secuencia Eco de Gradiente.

La potenciación de la imagen dependerá de la preparación del tejido y del tiempo transcurrido entre la preparación y el llenado de la parte central del Espacio-K. Se puede preparar el tejido para potenciar en T1 o en T2. Por poner un ejemplo, podemos citar la secuencia **RAM-FAST** (*Rapid Acquisition Magnetization-Prepared FAST*) de Marconi-Philips.

Secuencias EPI

La técnica EPI *(Echo Planar Imaging), que* permite obtener imágenes ultrarrápidas, fue descrita por Mansfield en 1977 pero los requerimientos técnicos no permitieron su uso, en la práctica clínica, hasta bastantes años después.

Generan ecos de gradiente y la enorme rapidez de este tipo de secuencias se basa en el llenado en **zigzag** del Espacio-K, lo que precisa de gradientes que sean capaces de realizar esta alternancia.

Tras la excitación inicial se genera un tren de ecos (ETL) dentro de un mismo TR. Cada TR constituye lo que se denomina un *shot*.

En cada *shot* se van a llenar de forma alternante tantas líneas del Espacio-K como ecos se hayan generado en el tren de ecos. Si el tren de ecos es lo suficientemente grande para llenar de una sola vez todo el Espacio-K obtendremos la imagen en un solo TR. Cuando esto ocurre se habla de secuencias *single-shot*. Si para llenar todo el Espacio-K necesitamos utilizar varios TR, o lo que es lo mismo obtenemos todos los ecos en varios *shots*, la secuencia será una *multishot EPI*.

A diferencia de otros tipos de secuencias, la rapidez de las secuencias EPI estriba en que la señal se lee, y digitaliza, en ambos sentidos mediante gradientes de codificación de frecuencias bipolares. Una señal se lee en la parte +Gx y la siguiente en la parte –Gx. Sería algo parecido a un gradiente de lectura oscilante (+Gx, -Gx, +Gx, -Gx, +Gx, -Gx,…). Ello permitiría un llenado en zigzag del Espacio-K. De entre los distintos tipos de gradientes oscilantes existentes, los más utilizados son los gradientes trapezoidales.

La potenciación de la imagen dependerá de la forma inicial de excitar el tejido.

Podemos distinguir los siguientes grandes grupos:

1. **Secuencias SE-EPI**: Con anterioridad al llenado del Espacio-K se envía un pulso de 90° seguido de otro de 180°. Se pueden obtener potenciaciones T1 y T2.
2. **Secuencias GRE-EPI**: Utilizan un único pulso de α° en cada TR (shot). La potenciación de las imágenes es en T2*.
3. **Secuencias IR-EPI**: Previamente al llenado del Espacio-K se aplica la secuencia de pulsos 180°-90°-180°. La potenciación que se obtiene es en T1. Podemos citar, por ejemplo, las EPI-STIR y EPI-FLAIR que obtienen las imágenes en un momento concreto de la relajación lo que permite anular la señal de la grasa y la señal del líquido cefalorraquídeo, respectivamente.
4. **Secuencias EPI con preparación tisular**: Las imágenes se obtienen tras una preparación del tejido. Podemos citar, por ejemplo, la DIFUSIÓN-EPI.

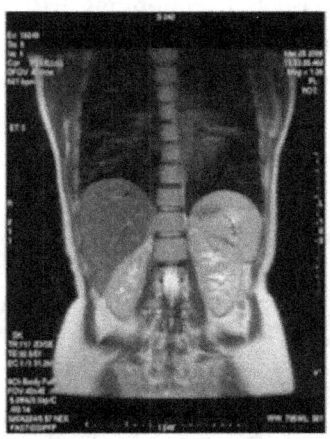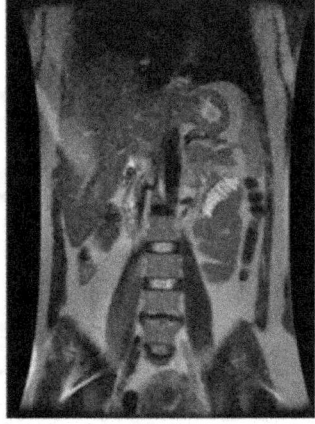

Imágenes coronales Single Shot Fast Spin Eco potenciadas en T2

El **desplazamiento químico** entre los protones del agua y de la grasa (lo estudiaremos cuando veamos los artefactos de imagen) obliga siempre, en las secuencias EPI, a realizar una **saturación espectral de la grasa**. Este hecho dificulta la utilización de este tipo de secuencias en equipos de bajo campo.

La sofisticación de los gradientes utilizados y la necesidad de configurarlos de forma especial eleva el coste económico de este tipo de secuencias.

Pero no es de índole económica el único inconveniente de las secuencias EPI. Son muy sensibles a los movimientos; los artefactos de flujo son muy evidentes y el ruido, cuando se instauran los gradientes, es muy elevado.

Secuencias Híbridas

Las secuencias híbridas (**GRASE**) se caracterizan porque llenan el Espacio-K **combinando ecos de spin con ecos de gradiente**, obtenidos dentro de un mismo TR. Habrá, por tanto, líneas del Espacio-K que se llenen con ecos de spin y otras que se llenen con ecos de gradiente. Los ecos de gradiente se disponen, siempre, de forma simétrica alrededor de los ecos de spin.

Esto ofrece algunas ventajas con respecto a otros tipos de secuencias. Si las comparamos con las secuencias Fast Spin Eco presentan la ventaja de su mayor rapidez pues, al sustituir los pulsos de RF por los pulsos de gradiente, la adquisición de la imagen es mucho más rápida. Si la comparación la realizamos con las secuencias EPI, en las que la señal se obtiene con ecos de gradiente, el beneficio se obtiene por la disminución de los artefactos de susceptibilidad magnética.

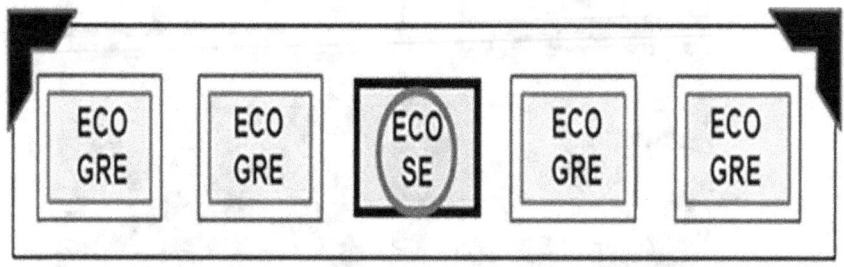

La disposición de los ecos de Radiofrecuencia en el centro permite potenciar la imagen en T2, en lugar de T2*, pero con un menor tiempo de adquisición que en secuencias Fast-SE.

Una de las ventajas de las secuencias GRASE es que los ecos de spin se sitúan en el centro y los ecos de gradiente en la periferia. Esto permite potenciar la imagen en **T2**, en lugar de T2*, igual que las secuencias Fast Spin Eco pero obtenida de forma mucho más rápida.

Otras ventajas son que no requieren gradientes tan sofisticados como las secuencias EPI, no plantean tantos problemas de susceptibilidad magnética y no precisan saturación espectral de la grasa.

Podemos distinguir entre las **secuencias híbridas *Single Shot*** y las **secuencias híbridas *Multishot***. En las primeras todo el Espacio-K se llena en un único TR (shot). En las segundas se van a requerir varios *shots* (TR) para llenarlo. El llenado del Espacio-K suele ser en zigzag.

Secuencias específicas para estudios dinámicos

Suelen combinar una secuencia rápida GRE con una adquisición en modo 3D y con saturación grasa. Citaremos como ejemplo la secuencia FAME de General Electric.

En estas secuencias, el tiempo de adquisición de cada fase del estudio dinámico varía entre 10 y 20 segundos realizándose, cada una de ellas, en apnea.

Técnicas de Adquisición en Paralelo

Todas las secuencias rápidas de las que hemos venido hablando presentan una característica común: al margen de la trayectoria que se siga para llenar el Espacio-K, siempre se rellena una línea en cada codificación de fase.

Desde hace unos 10 años existen técnicas de adquisición de imágenes que consiguen acortar la duración de la secuencia, disminuyendo el número de codificaciones de fase, y además sin afectar a la resolución espacial de la imagen obtenida.

Se basan en la utilización de **varias antenas** para captar, simultáneamente, la señal de relajación. La señal recogida en las antenas sirve para llenar varias líneas del Espacio-K. Es decir, estas técnicas sustituyen el llenado de líneas mediante codificaciones de fase, que suponen tiempo, por valores matemáticos calculados a partir de la señal obtenida en las diversas antenas. En la práctica, equivale a llenar varias líneas del Espacio-K en cada codificación de fase. Por eso se les llama **Secuencias en Paralelo** o **Técnicas de Adquisición en Paralelo**.

Al utilizar un menor número de codificaciones de fase, el ahorro de tiempo es importante. Pero la complejidad técnica también lo es. Las antenas han de presentar una arquitectura peculiar constituyendo, lo que se denomina, un *array* **de antenas** y además se precisa una **recepción multicanal** que conduzca las señales para su procesado matemático.

ALGUNAS TÉCNICAS AVANZADAS

Además de las potenciaciones que ya conocemos, D, T1, T2 y T2*, existen una serie de técnicas en RMN que pueden aportar información complementaria de gran ayuda para el diagnóstico.

Aunque todas ellas están perfectamente desarrolladas, su estudio en profundidad se aleja del objetivo de este libro por lo que haremos sólo una breve introducción de algunas de las más destacadas.

Técnicas de Difusión

La difusión o **difusión molecular** es un fenómeno físico que se produce de manera natural en nuestro organismo y cuyo estudio puede aportar información muy importante para diagnosticar determinadas patologías.

Se trata de un movimiento de traslación al azar que presentan las moléculas biológicas como consecuencia de la agitación térmica. Se le conoce, también, como **movimiento browniano**.

Las moléculas que lo experimentan describen trayectorias caóticas, como consecuencia de los choques continuos con las moléculas de su entorno, que dependerán del estado de agregación y cuya velocidad será proporcional a la temperatura del sistema.

Las moléculas de agua libre están en continuo movimiento aleatorio debido a la agitación térmica y, por ello, cambiando continuamente de posición. Pero las posibilidades de movimiento no son las mismas en todas las direcciones (**Difusión Isotrópica**), sino que en los medios biológicos las probabilidades de difusión dependen de la dirección en que se mida. Por ello, la difusión del agua en el medio biológico no es una difusión libre y se dice que es una **Difusión Anisotrópica**. Es lo que ocurre, por ejemplo, en la sustancia blanca en la que las moléculas de agua libre tienen más probabilidad de moverse en dirección a los axones que en la dirección de las fibras de mielina.

En RMN se estudia el movimiento de traslación de las moléculas de agua en el espacio extracelular. Cuando este movimiento esté restringido, es decir cuando los núcleos de H tengan dificultades para poder realizarlo, es posible detectarlo gracias a la **Secuencia Ponderada o**

Potenciada en Difusión. La base física de las imágenes potenciadas en difusión radica en la sensibilidad natural de la secuencia de contraste de fase (**PC**) para captar y cuantificar el movimiento de las moléculas de agua.

Cuando aplicamos sobre un *voxel* una secuencia Spin Eco obtenemos una señal que vamos a denominar **S (0)**. Si repetimos ahora la secuencia activando un gradiente en una determinada dirección, los núcleos de H que se muevan en esa dirección presentarán un mayor desfase y por tanto recogeremos una señal menor, a la que denominaremos **S**.

Las dos señales S (0) y S van a estar relacionadas entre sí por dos factores:

1. El **coeficiente de difusión** (D): Depende del medio y caracteriza la movilidad de las moléculas en él. En los tejidos biológicos, el coeficiente de difusión no es el único causante del movimiento de las moléculas puesto que la circulación sanguínea en la red capilar contribuye a aumentar la difusión. Por eso se utiliza el término de Coeficiente de Difusión Aparente (**ADC**) y se trata, por tanto, de un parámetro que mezcla difusión y perfusión.

2. El **factor de difusión** (b): Para el núcleo de H depende, fundamentalmente, de la tecnología de los gradientes empleados. Cuando se trabaja con valores altos de b el ADC refleja, exclusivamente, la influencia de la difusión.

La secuencia base en la que obtenemos la señal **S (0)** es una secuencia ponderada en T2.

La intensidad de la señal en **S**, en un *voxel* que contenga protones móviles, será igual a la señal de una imagen potenciada en T2 disminuida en un factor que dependerá del valor de la difusión.

Pero, ¿qué ocurrirá cuando el movimiento de traslación de los núcleos de H esté restringido? Pues que se producirá un menor desfase del esperado y por tanto la señal que obtendremos en **S** será mayor que la esperada.

La secuencia S es sensible a la difusión molecular sólo en la dirección en la que se aplica el gradiente. Para tener una idea espacial del valor de la difusión será necesario aplicar, al menos, tres gradientes en las tres direcciones del espacio. Ello ha de ser así porque, como ya hemos indicado, en los medios biológicos la difusión no es una difusión libre sino anisotrópica y por tanto las probabilidades de difusión van a depender de la dirección en la que ésta se mida.

Al aplicar tres gradientes en las tres direcciones (x, y, z) vamos a obtener tres imágenes anisotrópicas y a partir de ellas la **imagen isotrópica de ADC** o **imagen potenciada en difusión (DWI** = *Diffusion Weighted Image*).

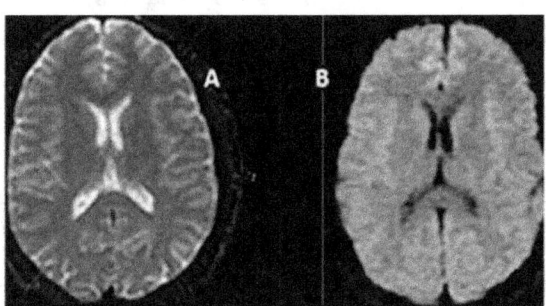

A.- Imagen T2; B.- Imagen EPI potenciada en Difusión (b = 1000)

El contraste en la imagen final viene regulado por el **factor b** o factor de difusión, de modo que cuanto mayor es el valor de b mayor es la potenciación en difusión. Podríamos decir que b es a la potenciación en difusión lo que TE es a la potenciación en T2.

Un factor b bajo supone una pequeña pérdida de señal debida a la difusión y se asemeja a una imagen potenciada en T2. Aumentando el factor b, las zonas que no presenten restricciones en el movimiento de difusión disminuirán más su señal.

La secuencia ponderada en difusión está ampliamente extendida en la práctica clínica, fundamentalmente en los estudios cerebrales. Su utilidad está ampliamente demostrada en los tumores cerebrales de alto grado de malignidad, en los abscesos cerebrales, en el infarto cerebral agudo y en patologías desmielinizantes (Esclerosis Múltiple).

Técnicas de Perfusión

En IRM las técnicas de Perfusión van a permitir obtener información sobre el volumen y flujo de sangre en un territorio, la permeabilidad de las membranas capilares y las alteraciones de la barrera hematoencefálica.

Podemos definir la perfusión o perfusión sanguínea como el aporte de sangre (oxígeno y nutrientes) a un determinado territorio tisular en la unidad de tiempo. La llegada de un nutriente al interior de una célula supone la suma de dos procesos. Uno puramente hemodinámico, la llegada de la sangre al tejido, y otro de transporte activo o pasivo, desde la sangre al interior de cada célula.

La Perfusión-RM contempla aspectos únicamente hemodinámicos y como, además, las aplicaciones más importantes se utilizan para evaluar patologías cerebrales se suele hablar de **Perfusión Cerebral**.

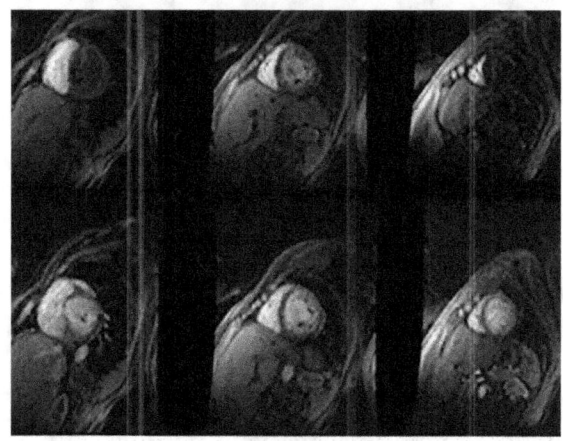

Imágenes de Perfusión en el Eje corto

La mayoría de las técnicas utilizan un quelato de gadolinio, administrado en bolo, que se detecta en el torrente sanguíneo mediante secuencias dinámicas 3D de alta resolución potenciadas en T2 y en T1.

Con la información obtenida se realizan curvas de señal-tiempo cuyo análisis aporta gran cantidad de información sobre determinados parámetros hemodinámicos.

El paso del contraste va a producir una disminución transitoria de la señal, que será más marcada en los vasos que en el parénquima cerebral. Los cambios observados en la señal son proporcionales a la concentración del Gd en el *voxel* y, por lo tanto, están relacionados con el volumen sanguíneo cerebral regional.

El uso de campos magnéticos más altos, con gradientes más sofisticados y bobinas de adquisición en paralelo, ha conseguido sensibles mejoras en la resolución temporal y en la relación S/R (señal/ruido). Ello está permitiendo la incorporación de las técnicas de difusión a la práctica diaria. Concretamente en el estudio de los accidentes cerebrales vasculares agudos.

La región infartada suele estar rodeada de un área de isquemia reversible denominada **penumbra isquémica**. El tamaño de esta área depende de muchos factores (edad, presión arterial, circulación colateral...). Pues bien, uno de los objetivos de las imágenes de perfusión es la detección de esta área.

Técnicas no invasivas de Perfusión

Además de las técnicas de perfusión que utilizan contrastes exógenos, existen otras técnicas que no los van a utilizar y cuyo fundamento estriba en estudiar los cambios magnéticos que ocurren en la hemoglobina. Estas técnicas reciben el nombre de **Resonancia Magnética Funcional**.

Si consideramos que la sangre oxigenada es diamagnética y que, por el contrario, la sangre desoxigenada es paramagnética cuando se produzca el cambio de una a otra forma se producirá un cambio en la susceptibilidad magnética local.

Estas técnicas van a usar la desoxihemoglobina, por su paramagnetismo, como marcador magnético endógeno.

Cuanto mayor sea la proporción de sangre oxigenada la proporción de desoxihemoglobina será menor y su efecto paramagnético será, también, menor. Ello producirá menor desfase y por lo tanto la señal recogida en T2* será mayor. Esto es lo que ocurre en un volumen de tejido cerebral que aumente su actividad durante una tarea cualquiera.

En efecto, al aumentar la actividad cerebral aumenta el aporte de sangre oxigenada y lo hace en una proporción mayor al consumo de oxígeno. Por ello, la proporción de sangre oxigenada/sangre desoxigenada es mayor en un *voxel* que haya entrado en actividad que en uno que no haya entrado. Por eso los volúmenes de tejido que entran en actividad aumentan su señal en T2* en relación a cuando no lo estaban.

Adquiriendo una imagen en reposo y la misma imagen en actividad cerebral encontraremos diferencias que nos indicarán los *voxels* en los que se han producido cambios en el aporte sanguíneo. Ello nos puede indicar la activación funcional de la corteza cerebral primaria.

Esto ha permitido localizar áreas específicas de la corteza cerebral encargadas de determinadas actividades (visuales, del lenguaje, de asociación…). También permite indicar al neurocirujano la forma de acceso, que suponga una menor iatrogenia, a la hora de abordar una cirugía tumoral.

Técnicas Intervencionistas

El mayor contraste ofrecido por la IRM en el estudio de los tejidos blandos, y su mayor rapidez para detectar los cambios experimentados en los mismos, constituían un punto de partida idóneo para el desarrollo de las técnicas intervencionistas con RMN.

Pero para ello ha habido que esperar bastantes años; justo hasta el momento en que han sido superados todos los obstáculos que imponían las limitaciones tecnológicas. Actualmente se pueden obtener imágenes en tiempo real de los cambios tisulares, se dispone de pantallas de plasma que se pueden introducir sin ningún tipo de problema en la sala del imán, existen imanes abiertos para facilitar el acceso a la zona de trabajo y existe material clínico de intervencionismo compatible con el campo magnético.

Los grandes avances en el intervencionismo por RMN se han producido en aquellos procedimientos que lo que persiguen es la destrucción selectiva de tejido. Destrucción que puede ser llevada a cabo de diferentes maneras: por aumento del depósito calórico, como en los ultrasonidos, terapia con láser o RF; enfriamiento de los tejidos, como en la crioterapia; y colocación local de agentes químicos, como es el caso de la quimioterapia.

Actualmente la RMN permite guiar determinados procedimientos intervencionistas y se está utilizando, también, para el seguimiento y control de algunos procedimientos intervencionistas terapéuticos menores.

Las técnicas intervencionistas abarcan tanto el diagnóstico como la terapia. Entre las primeras podemos destacar su uso en la obtención de citologías, en la colocación estereotáxica de electrodos y en las biopsias estereotáxicas.

Las aplicaciones terapéuticas más importantes, algunas ya citadas, son la monitorización de drenajes, los ultrasonidos, la cirugía con radiofrecuencia, la quimioterapia, la terapia con rayos láser y la crioterapia.

Transferencia de Magnetización

Como ya sabemos, el agua en el tejido biológico se encuentra en dos estados distintos a los que se denomina **agua libre** y **agua ligada**.

Las frecuencias de resonancia del agua libre son muy parecidas. Se encuentran agrupadas en torno a la frecuencia principal que les impone el campo magnético formando un espectro en forma de pico cuya base es muy pequeña. Las frecuencias de relajación del agua ligada, por el contrario, muestran frecuencias de relajación muy distintas distribuidas en un amplio espectro, de base muy grande, en torno a la frecuencia central.

Cuando se envía un pulso de RF el ancho de banda está centrado sobre la frecuencia central. Quiere esto decir que la energía de RF será absorbida, fundamentalmente, por los protones del agua libre. Además, los protones del agua ligada que absorben la RF tienen un T2 más corto que el TE empleado por lo que su señal se pierde.

Por tanto, en las imágenes estándar el agua ligada no es visible.

La cosa cambia si cuando enviamos un pulso de RF lo hacemos con un ancho de banda fuera de la frecuencia de resonancia (**pulso fuera del centro**). En este caso serán saturados núcleos de H del agua ligada, concretamente aquellos que se encuentren precesando en la banda de emisión, mientras que los protones del agua libre no se verán afectados directamente.

En el momento de la relajación los protones del agua ligada tienen una mayor facilidad para realizarla debido a que pueden ceder su energía, con mucha facilidad, a los protones de las capas de hidratación, los cuales a su vez la cederán a los protones del agua libre. Esta cesión de energía desde los protones del agua ligada hasta los protones del agua libre recibe el nombre de **Transferencia de la Magnetización (MT)**.

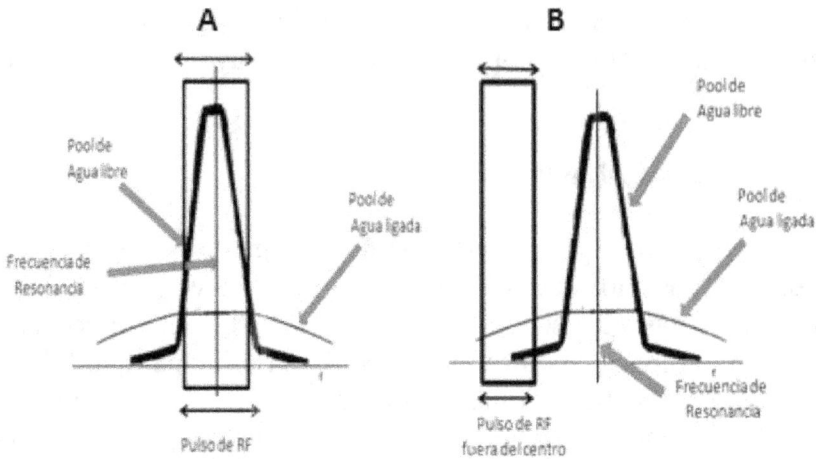

Espectro de las frecuencias de los pools de agua libre y de agua ligada.
A: Pulso de RF centrado sobre el pool de agua libre.
B: Pulso "fuera del centro": Sólo los protones de la zona absorben energía.

La consecuencia, a nivel de la imagen, es que se producirá una disminución de la señal de los *voxels* en los que coexistan agua libre y agua ligada, que son los que han absorbido el pulso fuera del centro, mientras que la señal de aquellos en los que sólo exista agua libre no se verá afectada.

Podríamos decir, por tanto, que la MT es una manera indirecta de hacer visibles, en la imagen, los protones del agua ligada.

Tenemos, por tanto, una nueva forma de potenciación de la imagen en RMN en la que, utilizando pulsos de RF fuera de la frecuencia de resonancia, la señal de los *voxels* que contengan sólo agua libre contrastará respecto a la señal disminuida de aquellos que contengan agua libre y agua ligada.

La variación de contraste será mayor en secuencias T2 o T2* ya que la señal de los líquidos permanecerá alta mientras que la señal de los *voxels* mixtos disminuirá.

El contraste obtenido en una **MT** dependerá como es lógico del tejido, pues las proporciones agua libre/agua ligada varía de unos a otros, pero también del valor del campo magnético empleado.

Es importante destacar que, a partir de la comparación de las imágenes obtenidas antes y después del pulso MT, se puede calcular el denominado **Índice de Transferencia de Magnetización (MTR)**.

Los pulsos **MT** se pueden utilizar como preparación tisular previa al envío de las secuencias normales de pulsos. Un ejemplo de ello son los estudios de Angio-RM, en los que el envío de un pulso **MT** previo no disminuye la señal de los protones móviles de la sangre (agua libre) pero si la de los protones estacionarios (agua libre más agua ligada) aumentando con ello el contraste del contenido vascular.

No obstante, y aprovechando que el colesterol de la mielina es una de las principales fuentes de agua ligada y que cuando se produce la destrucción de la mielina hay un paso importante de agua ligada a agua libre, la mayor utilización de las técnicas **MT** se produce en el estudio de determinadas enfermedades desmielinizantes, como la esclerosis múltiple.

ERM: ESPECTROSCOPIA POR RMN

La espectroscopia por RMN (**ERM**) comenzó su desarrollo inmediatamente después del descubrimiento del fenómeno físico de la resonancia magnética. Los primeros trabajos consistieron en determinar las distintas frecuencias de resonancia que presentaban los distintos núcleos (H-1, B-11, C-13, O-17, F-19, Na-23, K-29, P-31…).

En un principio la mayor utilidad de la ERM fue como método de análisis estructural de sustancias químicas; utilización que fue en aumento con la aparición de imanes cada vez más potentes.

No obstante, el gran desarrollo que experimentó la IRM supuso un retroceso de la espectroscopia por RMN.

Hoy en día la posibilidad de obtener espectros de gran resolución, el poder hacerlo con los mismos equipos utilizados en las exploraciones de IRM y el hecho de que la ERM puede aportar información metabólica "in vivo", sin interferir en el proceso, está posibilitando el resurgir de esta técnica, de la que seguramente aún no se conocen todas sus potencialidades.

Desde el punto de vista físico no existen diferencias entre la espectroscopia por RMN y la imagen por RMN.

Desde el punto de vista de la interpretación de las señales si existe una diferencia importante. En los estudios de imagen las frecuencias codifican el espacio (frecuencias espaciales) mientras que en los estudios de espectroscopia las frecuencias corresponden a los grupos químicos que originan la señal.

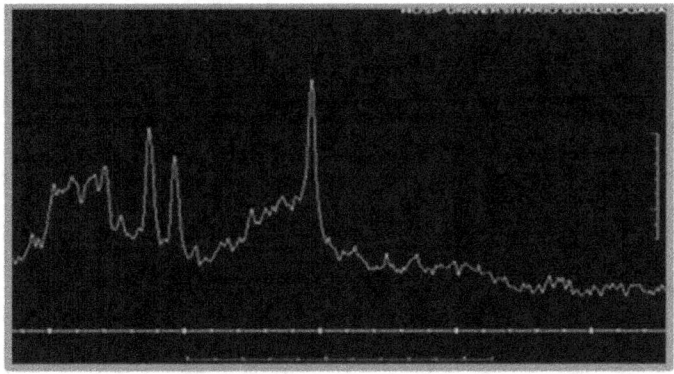

ESPECTRO CEREBRAL

Interpretación del Espectro

El campo magnético percibido por los núcleos de H siempre es un poco menor que el campo magnético externo. Esto es así porque el campo magnético bioquímico, producido sobre todo por el movimiento de los electrones alrededor de los núcleos, se opone al campo magnético externo y ejerce una especie de apantallamiento.

La relación entre el campo magnético bioquímico y el campo magnético externo se establece a través de la denominada **constante de apantallamiento σ**. Dicha constante no es una característica del núcleo sino más bien del entorno electrónico del núcleo o estructura molecular de la que el núcleo forma parte.

La constante de apantallamiento **σ** va a condicionar la frecuencia de resonancia de un núcleo, puesto que va a depender de ella. Y es la que posibilita analizar los distintos compuestos que están presentes en una sustancia.

En una molécula más o menos compleja los núcleos de H forman parte de grupos o radicales distintos (metileno, hidroxilo, metilo…).

Si a esta molécula se la coloca en un campo magnético intenso, y se envía un pulso de RF de un ancho de banda que excite a los diferentes núcleos de H, cuando se recoja la señal de relajación veremos que está compuesta por varios tipos de emisión con frecuencias de resonancia diferentes. Si la señal se recoge en una antena y se representa sobre un eje de frecuencias obtendremos el espectro de la molécula. Éste se caracterizará por una serie de picos o **resonancias** correspondientes a cada uno de los grupos químicos presentes en la molécula que se ha analizado.

Cada radical o grupo químico va a ocupar siempre la misma posición en el espectro, pero la frecuencia de resonancia de un mismo radical depende del campo magnético externo. Esto supone un inconveniente a la hora de comparar espectros obtenidos con distintos campos magnéticos.

Para resolver esta situación se definen las posiciones, de las diferentes resonancias, mediante una escala relativa de valores respecto a un valor de referencia.

Intentaremos explicarlo. La posición de la frecuencia de resonancia del radical A respecto al radical X (que tomaremos como referencia) vendrá definida por el cociente $(fA - fX)/fX$.

Este cociente sólo depende de la constante de apantallamiento **σ**, que como ya hemos indicado es característica de cada radical e independiente del campo magnético. Se le denomina **desplazamiento químico δ**.

El valor de **δ** es muy pequeño por lo que para trabajar más fácilmente se utiliza multiplicado por 10 elevado a 6 y se expresa en partes por millón (ppm):

δA en ppm= $10^6(fA - fX)/fX$, donde fX es la frecuencia de referencia del núcleo estudiado.

El desplazamiento químico va a permitir establecer una relación entre posición y radical y, por tanto, identificar el radical en el que se encuentra el núcleo con independencia del campo magnético que se haya utilizado para su análisis.

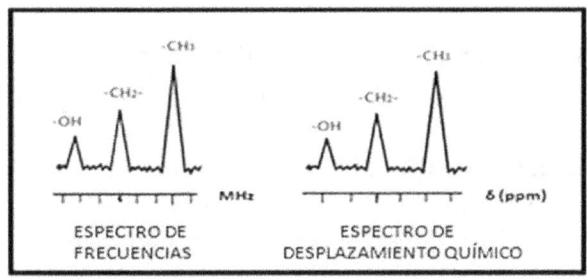

Para cada núcleo existen uno o más radicales que se toman de referencia y a partir de ellos se tabula la posición de los demás. En espectroscopia del H la referencia es el Tetrametilsilano (TMS), un radical que no se encuentra en los seres vivos. Al TMS se le asigna el valor de 0 ppm.

Los dos radicales que se toman como referencia en estudios in vivo son el grupo metilo de la creatina y fosfocreatina que aparece a 3,02 ppm y el del grupo N-acetilaspartato que aparece a 2,02 ppm.

Las secuencias de estudio utilizan tres pulsos de excitación para seleccionar tres planos perpendiculares y determinar así el volumen de tejido excitado. Podemos encontrar secuencias de voxel único y secuencias multi voxel.

Tras procesar la señal hay que analizar el espectro. Las características del espectro que nos van a aportar información son las siguientes:

1. **Posición de la resonancia**: Va a permitir identificar el compuesto que genera la señal.
2. **Área bajo cada resonancia**: Es proporcional a la densidad de núcleos que contribuyen en la señal, por lo que a partir de ella se puede conocer la concentración del compuesto
3. **Ancho de banda de la frecuencia a mitad de la altura (h/2)**: Cuanto menor sea el ancho de banda más sincrónica será la relajación de los núcleos y por tanto se relajarán a frecuencias muy parecidas (recordemos que el ancho de banda es inversamente proporcional al T2).

Existen alrededor de un centenar de núcleos atómicos que presentan el fenómeno de resonancia magnética nuclear; en concreto todos aquellos que presentan un momento magnético no nulo. Pero son muchos menos los que presentan algún interés clínico. Entre ellos, aparte del H-1, podemos destacar el C-13, el Na-23 y, ante todo, el P-31. La importancia de la espectroscopia del P-31 radica en su presencia en compuestos muy importantes del metabolismo celular (ATP, ADP, Pi) y en que puede suministrar información acerca del pH intracelular y de la velocidad de determinadas reacciones químicas.

Como ya hemos indicado, el núcleo con el que más se trabaja en la actualidad es con el del Hidrógeno. Las causas debemos buscarlas en la posibilidad de obtener los datos espectroscópicos a la vez que la imagen. Y todo ello utilizando el mismo software, las mismas bobinas y sin tener que mover al paciente.

ERM del H-1

Cuando se trabaja con el núcleo de H no resulta fácil asignar las resonancias obtenidas a los radicales o grupos que las originan. Ello es debido a que todas las resonancias aparecen en un corto intervalo de desplazamiento químico, unas 10 ppm, lo que significa que se producen solapamientos entre resonancias de distintos compuestos.

La mayor parte de los estudios realizados en ERM con el H-1 han sido en el cerebro (*PROBE* = Espectro del protón cerebral) y han tenido como finalidad principal caracterizar el patrón espectral del mismo, tanto en personas sanas como en personas que padecen determinadas enfermedades.

Los principales compuestos que se detectan al realizar espectroscopia cerebral aparecen en cantidades diferentes en personas sanas y en personas enfermas, lo que ayuda a diagnosticar muchas enfermedades y a realizar un seguimiento adecuado de las terapias.

Algunos de los principales metabolitos que pueden ser detectados cuando se realiza espectroscopia de volúmenes cerebrales son los siguientes:

1. **Creatina** y **Fosfocreatina** (**Cr** y **PCr**): Son ácidos orgánicos nitrogenados muy parecidos a aminoácidos.
   Resultan básicos para el metabolismo energético del cerebro.
   Aparecen elevadas cuando existe hiperosmolaridad y disminuidas, por ejemplo, en casos de infarto e hipoxia.

2. **N-acetilaspartato** (**NAA**): Es el componente principal de las neuronas y, en los espectros cerebrales del protón, da lugar a la resonancia más intensa.
   Aparece disminuido, por ejemplo, en la hidrocefalia, el Alzheimer, el infarto cerebral y las hemorragias intracerebrales.

3. **Colina** y derivados: La colina es un componente de la vitamina B y es un precursor de la acetilcolina que actúa como neurotransmisor.
   Su resonancia se ha asociado con la mielina. Aumenta en casos de diabetes, por ejemplo, y se ve disminuida en casos de infarto y de encefalopatía hepática crónica, entre otras.

4. **Glutamato**: Se trata de un aminoácido no esencial que se sintetiza en los astrocitos. Esta sustancia aumenta su resonancia en las encefalopatías de origen hepático y disminuye en el Alzheimer, por ejemplo.

5. **Lactato**: Es la sal del ácido láctico. Proporciona información sobre el nivel del metabolismo aerobio-anaerobio.
   Aumenta en situaciones de hipoxia, isquemia, necrosis, hemorragia intracerebral y esclerosis múltiple.

6. **Mioinositol**: Tiene la misma composición química que la glucosa y forma parte de un grupo de mensajeros (inositol-polifosfatos).

Variaciones en su resonancia pueden indicar un funcionamiento anormal del metabolismo de ese grupo de mensajeros. Aumenta en la esclerosis múltiple y el Alzheimer y disminuye en casos de infarto y encefalopatía hepática crónica, entre otros.

7. **Fenilalanina**: Es uno de los 8 aminoácidos esenciales para los seres humanos.

Aparece en casos de fenilcetonuria y en algunos abscesos, aumentando su resonancia.

8. **Acetato**: Es un producto final del metabolismo anaerobio de algunas bacterias.

Se ha detectado en algunos abscesos.

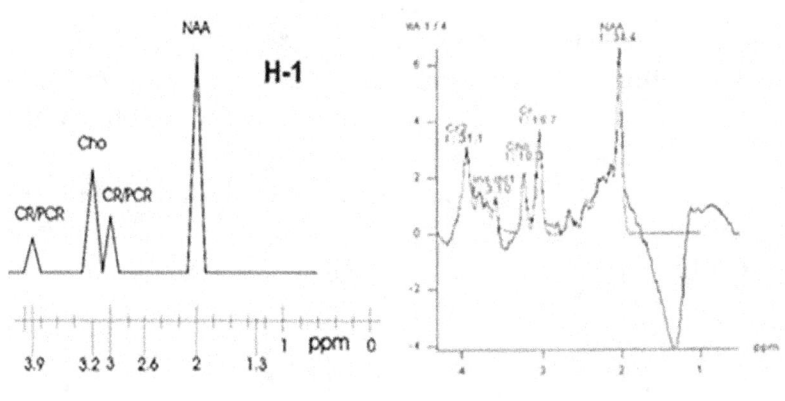

Esquema del Espectro del H-1
Picos del N-Acetil Aspartato, la Colina
y la Creatina/Fosfocreatina.

Espectro cerebral del H-1
Pueden observarse los mismos picos
que en el esquema anterior.

Gracias a los trabajos realizados con la participación de voluntarios adultos sanos y de personas enfermas, se han podido establecer los patrones espectrales de muchas patologías cerebrales. Entre ellas podemos destacar el Alzheimer, la encefalitis, el infarto cerebral, la esclerosis múltiple, la meningitis bacteriana, la encefalopatía hepática y la epilepsia.

Uno de los campos en los que más se aplican las técnicas de espectroscopia cerebral del protón es en el de la pediatría. Aunque muchos de los cambios que aparecen en los espectros no indican patología, sino que reflejan el proceso de maduración cerebral, son de gran utilidad para detectar problemas metabólicos.

Los tumores cerebrales constituyen la otra gran área en la que la ERM del protón ha tenido una gran aceptación. Pero hay que decir que con los datos de que se dispone al día de hoy el análisis espectral es, de momento, sólo un complemento del estudio de imagen. Complemento que en algunos casos es el que establece el diagnóstico diferencial. Es lo que ocurre, en ocasiones, cuando la IRM no puede distinguir entre tumor o absceso cerebral. En estos casos la ERM es un buen método complementario ya que la presencia de acetato y aminoácidos, en el espectro, indicaría que se trata de un absceso, pues estas sustancias no se han descrito en ningún tumor.

Concluiremos diciendo a modo de resumen que la ERM es la única técnica que permite obtener de manera simultánea información metabólica in vivo e imágenes moleculares en una misma adquisición. Dicha información, convenientemente analizada, servirá para ayudar al diagnóstico, realizar un seguimiento de la evolución de una patología y comprobar la efectividad de las terapias empleadas.

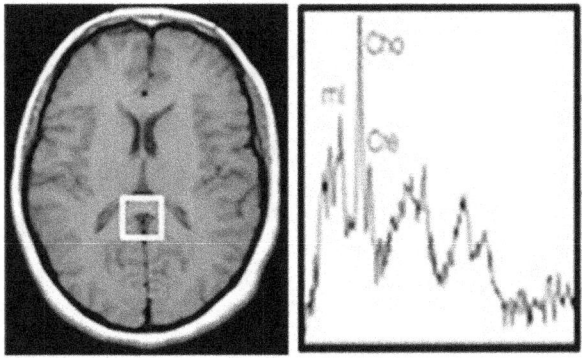

ESPECTRO DE UN VOLUMEN CEREBRAL

TÉCNICAS DE SATURACIÓN GRASA

La grasa y el agua son los dos tejidos de referencia a la hora de interpretar las imágenes de RMN. La grasa, como ya conocemos, se caracteriza por tener un T1 corto y un T2 intermedio. Debido a ello, en imágenes potenciadas en T1 siempre aparecerá con alta señal y con señal intermedia en potenciaciones T2.

Cuando se pretende caracterizar la composición de una lesión por IRM hay muchas ocasiones en que resulta de gran utilidad anular la señal de los tejidos que contienen grasa. Esto se puede conseguir utilizando secuencias de **supresión de grasa** y cuando esto ocurre la grasa se verá oscura.

Aunque no son los únicos, los dos métodos más importantes de supresión de la grasa se basan en sendas propiedades físicas de los núcleos de H.

Como ya sabemos, las frecuencias de precesión de los núcleos de H que forman parte de las moléculas de agua son ligeramente superiores a las de los núcleos de H constituyentes de las moléculas de lípidos. El primero de los métodos, que recibe el nombre de **saturación espectral de la grasa** (secuencias **FAT-SAT**), consistiría en actuar sobre los protones de la grasa, a través de pulsos selectivos de saturación, y de esta forma anular su señal.

El segundo método, técnica **STIR**, va a eliminar la señal de la grasa al suprimir su relajación longitudinal. Para ello utilizará el tiempo de inversión **TI** adecuado entre el pulso inversor (180°) y el pulso lector (90°).

La elección del método a utilizar dependerá, entre otros factores, de la cantidad de grasa que exista en el tejido cuya señal queramos suprimir. Pero no es la cantidad de grasa ni el único ni el más importante de los motivos que nos llevará a querer **saturar** la señal de la grasa. Nos puede interesar realizar una secuencia de supresión grasa por diferentes motivos. Éstos son algunos de ellos:

1. Para tener la certeza de si una lesión es o no grasa.
2. Para distinguir la grasa de otras estructuras que puedan brillar en T1, como en el caso de la hemorragia subaguda.
3. Para que el efecto de un agente de contraste sobre el T1 no quede "camuflado" o enmascarado.

4. Para visualizar sin problemas un edema en una zona de alto contenido graso.
5. Para suprimir el tejido de fondo en Angio-RM.
6. Para reducir el artefacto de desplazamiento químico (*chemical shift*).

Saturación espectral de la grasa

Las secuencias de saturación espectral de la grasa se basan, como ya hemos indicado, en aprovechar las diferencias entre las frecuencias de precesión de los protones de la grasa y el agua.

Comienzan enviando un pulso de RF selectivo de 90° (**Spin Eco**) sobre los protones de la grasa. La consecuencia será que la magnetización se volcará sobre el plano transversal. A continuación se enviaría otro pulso de 90°, no selectivo, que actuaría sobre los núcleos de H del agua y de la grasa.

Cuando se envía el pulso no selectivo, los núcleos de H de la grasa estaban comenzando la relajación por lo que su magnetización longitudinal era mínima y el nuevo pulso dará lugar a una escasa magnetización transversal. Al recoger su señal ésta será mínima o nula.

Por el contrario, el segundo pulso de RF volcará sobre el plano transversal toda la magnetización longitudinal de los protones del agua, que la tenían intacta. Al recoger la señal su componente transversal será muy grande y, por tanto, su señal será alta.

La gran ventaja de esta técnica es que nos ofrece una total garantía de que el tejido saturado es tejido graso (grasa subcutánea, lipoma…). Pero no es la única.

Permite eliminar el artefacto de desplazamiento químico que se produce en las interfases agua-grasa como consecuencia de las diferencias en la frecuencia de precesión de los protones de uno y otro tejido.

Tras la administración de contraste, la anulación de la señal de la grasa de los tejidos anexos, permite una mejor visualización de las zonas que "captan" gadolinio.

Aunque la mayor intensidad de la señal de la grasa se produce en potenciaciones T1, esta técnica puede ser utilizada, y de hecho lo es, en potenciaciones T2 y D.

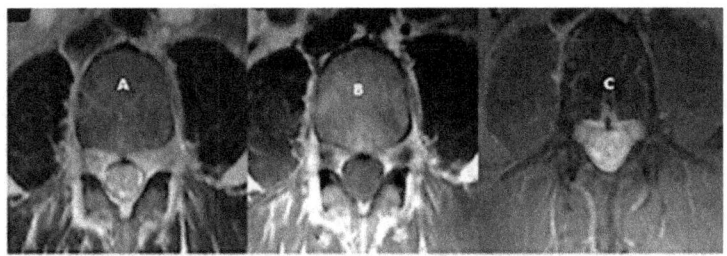

Cortes axiales de columna lumbar
A.- Fast SE T1; B.- Fast SE T2; C.- Fast SE T1 Fat-Sat con Gadolinio

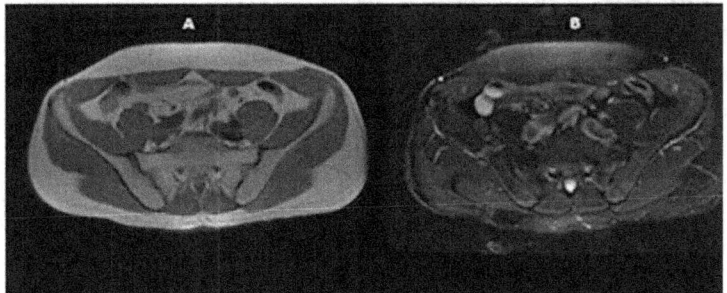

Cortes axiales de un estudio de endometrio
A.- Fast SE T1; B.- Fast SE T2 con saturación espectral de la grasa

Como se trata de una secuencia que utiliza un pulso de RF adicional, la duración de la misma será algo mayor que la de una secuencia normal. Por la misma razón, el depósito calórico, fruto de la absorción de energía de RF, será mayor que en una secuencia estándar.

Para que la técnica resulte efectiva es muy importante contar con un campo magnético muy homogéneo. De no ser así las frecuencias de precesión de los protones del agua y de la grasa variarán y el pulso saturador puede no excitar a todos los núcleos de H de la grasa e incluso excitar protones del agua. Por tanto, antes de realizar la secuencia conviene homogeneizar el campo magnético realizando un *shiming*.

Existen algunos ácidos grasos (alcalenos) cuyos protones tienen la misma frecuencia de precesión que los protones del agua. Cuando se da esta circunstancia la saturación espectral "fallará" y observaremos alguna zona grasa que no perderá señal.

Stir

La secuencia STIR resulta una técnica muy fácil para anular la señal de la grasa y se basa en las diferencias de T1 que muestran los diferentes tejidos.

Como ya indicamos al estudiar las secuencias IR, va a comenzar enviando un pulso inversor de 180° que va a invertir la magnetización de los núcleos de H con respecto a la dirección del campo magnético. Los protones de los diferentes tejidos comenzarán a relajarse, cada uno en función de su T1, siguiendo una exponencial creciente que será distinta para cada tejido. Si cuando la curva de relajación de la grasa pasa por el punto cero enviamos un pulso lector de 90° no se recogerá señal de ésta y se habrá logrado anular su señal. El tiempo transcurrido entre los dos pulsos, inversor y lector, constituye el tiempo de inversión **TI**.

El TI depende de la intensidad del imán con el que se trabaje. Para un campo magnético de 1,5 Teslas será de 160-170 milisegundos, teniendo en cuenta las diferencias existentes en la composición de la grasa entre diferentes personas.

Su mayor ventaja es el realce que se produce cuando la lesión tiene un alto contenido en agua. Es el caso de los edemas y tumores.

Pero la técnica STIR tiene un grandísimo inconveniente, pues no sólo anula la señal de la grasa sino la de todos los tejidos o lesiones que tengan un T1 similar a la grasa. Es el caso de la sangre o el de algunos tejidos tras administrar gadolinio.

Un ejemplo, al que aluden muchos especialistas para ilustrar este problema, es cuando se pretende realizar un diagnóstico diferencial entre un endometrioma y un teratoma. El primero indicaría la presencia de sangre, en tanto que en el segundo lo que encontraríamos sería grasa.

En una secuencia potenciada en T1 la lesión aparecería brillante y podríamos sospechar que se trata de una lesión grasa.

Si, a continuación, decidimos realizar una secuencia **STIR** no obtendremos señal y pensaremos en la grasa como componente de la lesión.

Pero podemos confundir el diagnóstico porque en el caso de que se tratara de sangre su señal también habría sido anulada.

En este caso habría que haber realizado una **saturación espectral de la grasa**, como hemos descrito en el apartado anterior, para saber con certeza la verdadera naturaleza de la lesión.

Algo parecido ocurre cuando se administra contraste. Como el gadolinio acorta el T1 de los tejidos podría ocurrir que el T1 de una lesión se igualara al T1 de la grasa y, al no obtener señal, concluyéramos que la lesión era de tipo graso.

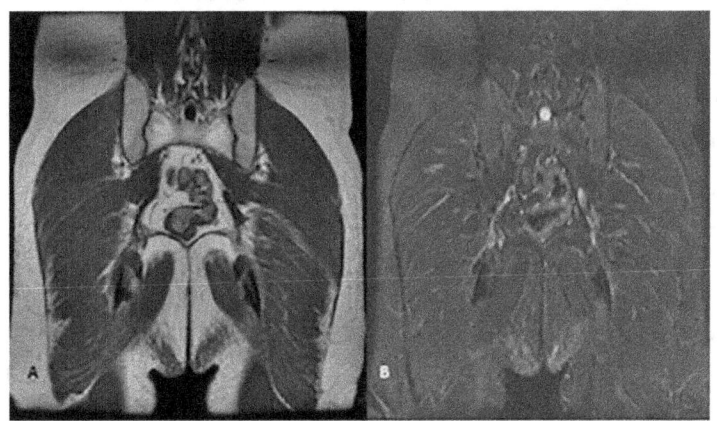

CORTES CORONALES DE UN ESTUDIO DE ENDOMETRIO
A.- Imagen Fast Spin Eco T1; B.- Imagen Fast STIR

Otras formas de saturar la grasa

Las denominadas **secuencias en fase** y **fuera de fase** (**oposición de fase**) son secuencias Eco de Gradiente en las que se van a utilizar distintos tiempos de eco para recoger la señal y generar la imagen. Son secuencias potenciadas en T1 y son muy utilizadas en estudios abdominales.

Tras un pulso de RF la magnetización en el plano transversal está en fase, pues tanto los núcleos de H del agua como los de la grasa tienen la misma orientación. Pero, por presentar frecuencias de precesión distintas, los protones del agua se adelantarán en fase y pasado un tiempo sus vectores estarán orientados en sentidos contrarios (180º) y la resultante vectorial será de menor magnitud. Pasado otro corto periodo de tiempo los vectores volverán a estar en fase (360º) y su resultante será mayor. Y así sucesivamente.

Las secuencias en fase y fuera de fase van a aprovechar estas dos orientaciones de los núcleos de H para obtener las imágenes.

Los TE utilizados dependerán del campo magnético pues el desfase de los núcleos será distinto en función de cuál sea éste. A mayor valor del CM mayor TE.

En un campo de 1,5 T, los núcleos de H de la grasa y el agua formarán un ángulo de 180º (oposición de fase) a los 2,1 ms, 6,3 ms y 10,5 ms. Si utilizamos como TE cualquiera de ellos obtendremos una imagen **fuera de fase**, **fase opuesta** o en **oposición de fase** (se la conoce indistintamente con estos nombres).

Transcurridos 4,2 ms, 8,4 ms y 12,6 ms, el ángulo formado por los dos vectores será de 360º (en fase) y con estos tiempos de eco obtendríamos una imagen **en fase**.

La señal recogida en las secuencias en fase es mayor que en las fuera de fase debido a que el vector de magnetización es mayor.

La obtención de este tipo de imágenes recibe el nombre de método *Chopper-Dixon*.

La orientación contraria de los protones de la grasa respecto a los del agua es la responsable del artefacto que aparece en las secuencias en fuera de fase y que las va a caracterizar. Se denomina artefacto "**de tinta china**" y es fácilmente reconocible. Se trata de una línea negra que resalta el borde de las diferentes estructuras que aparecen en la imagen.

Su utilización está justificada en aquellos casos en que se quiere diagnosticar una lesión en la que la grasa y el agua coexisten, como es el caso de los adenomas suprarrenales, por ejemplo.

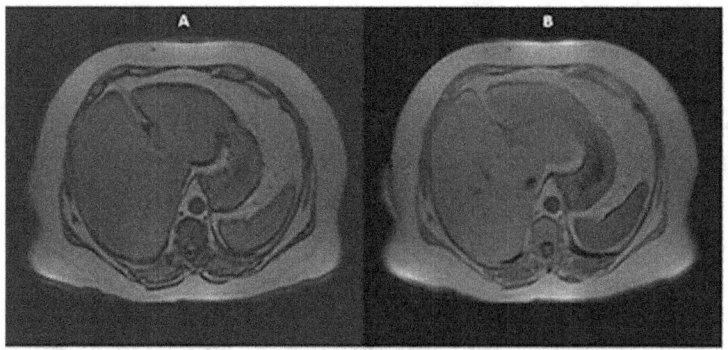

A.- Secuencia "fuera de fase": Obsérvese el artefacto en tinta china que destaca la silueta de las distintas estructuras; B.- Secuencia "en fase".

Es una secuencia que no satura el tejido graso maduro pero que, si se utiliza en combinación con una saturación espectral de la grasa (pulso FAT-SAT), permite saturar esas zonas que, por haber agua y pequeñas cantidades de grasa, la saturación espectral no consigue saturar por sí sola.

Al igual que comentábamos con la técnica STIR, no se debe utilizar cuando se administra gadolinio.

La secuencia *Water Excitation* (saturación por excitación del agua) consigue saturar la grasa a partir de la utilización de una combinación de pulsos.

Se trata de una secuencia que combina tres pulsos de RF (**22,5°, 45° y 22,5°**), hasta completar un pulso de 90°, separados por cortos periodos de tiempo.

La situación de partida es aquella en la que los vectores de magnetización del agua y la grasa están en fase alineados con el campo magnético y a lo largo del eje vertical. Tras el primer pulso de 22,5° y transcurrido un corto espacio de tiempo los vectores se disponen en fase opuesta. Se aplica, ahora, el pulso de 45° y transcurrido otro breve espacio de tiempo vuelven a disponerse en oposición de fase. Tras el nuevo pulso de 22,5° el vector de magnetización del agua se encontrará situado sobre el plano transversal, mientras que el de la grasa se situará sobre el eje longitudinal. Esto significa que se recogerá señal de los protones del agua pero no de los núcleos de H de la grasa.

Por tanto, aprovechando la orientación de oposición de fase es posible excitar los protones del agua, mientras que los protones de la grasa ya se habrán relajado y no darán señal.

Es una secuencia muy rápida. Sólo se precisan un par de milisegundos adicionales para su realización, mientras que en la saturación espectral de la grasa el pulso específico de saturación requiere unos 10 ms.

Se utiliza en estudios angiográficos y en valoraciones del cartílago articular.

Al igual que las técnicas de saturación espectral de la grasa, requiere una homogeneización (*shiming*) del campo magnético previa al envío de los pulsos.

Por último, y aunque no se trata de un método específico de saturar la grasa, diremos que utilizando una **secuencia GRE con un α, un TR**

y un TE adecuados se puede conseguir que la señal de la grasa sea hipointensa.

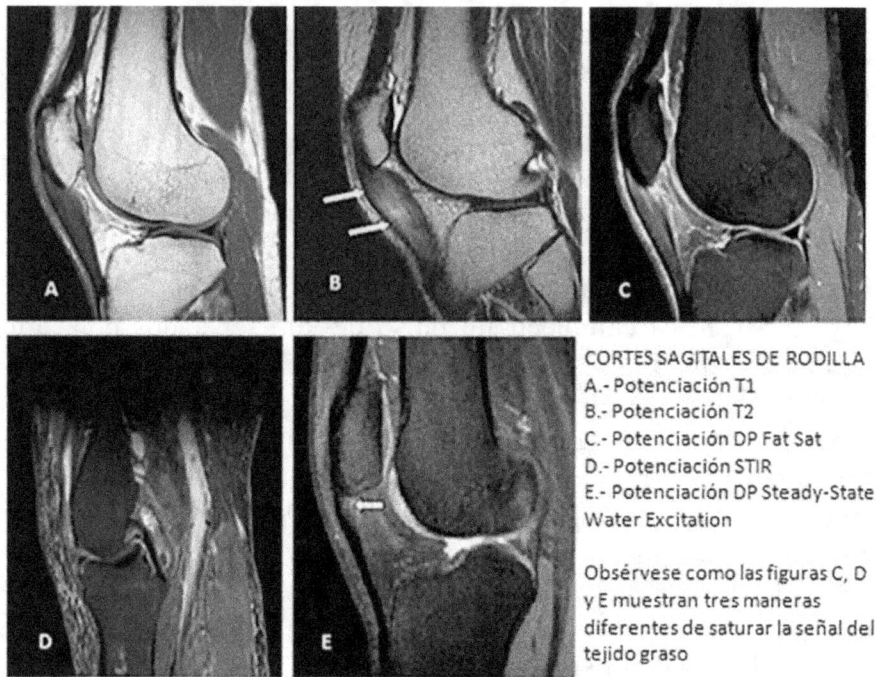

CORTES SAGITALES DE RODILLA
A.- Potenciación T1
B.- Potenciación T2
C.- Potenciación DP Fat Sat
D.- Potenciación STIR
E.- Potenciación DP Steady-State Water Excitation

Obsérvese como las figuras C, D y E muestran tres maneras diferentes de saturar la señal del tejido graso

CALIDAD DE LA IMAGEN EN IRM

INDICADORES DE CALIDAD EN IRM

Ya hemos hecho referencia en alguna ocasión a como los avances en las técnicas de IRM han permitido conseguir secuencias cada vez más rápidas y además hacerlo, incluso, en tiempo real.

Podríamos decir que el objetivo de la tomografía por RMN consiste en obtener una imagen de calidad diagnóstica óptima en un tiempo mínimo. Para lograrlo es necesario conocer en profundidad los factores responsables de la calidad de la imagen. Este conocimiento incluye tener presente que existen ciertos elementos sobre los que el operador (Técnico) puede actuar, modificándolos, y otros que son "inamovibles".

Ejemplos de los primeros serían el TR, el TE, el α, los gradientes (seleccionando las secuencias más adecuadas) o las antenas. Entre los segundos podemos destacar las condiciones del paciente, el imán o el amplificador de RF.

Dejando aparte los artefactos de imagen, a los que dedicaremos el siguiente capítulo, podemos destacar cuatro factores o indicadores que van a influir en la calidad de la imagen final. Son los siguientes:
1. Tiempo de adquisición (TA).
2. Relación Señal/Ruido (S/R).
3. Contraste.
4. Resolución Espacial.

Tiempo de adquisición (TA)

Se denomina Tiempo de Adquisición al tiempo necesario para la obtención de una imagen.

En una secuencia clásica el tiempo de adquisición se calcula de la siguiente forma:

$$TA = TR \times Dim\text{-}Fase \times Nex$$

En una secuencia rápida habremos de tener en cuenta el factor turbo o longitud de la cadena de ecos (ETL). La duración de la misma vendrá dada por la siguiente fórmula:

$$TA = TR \times (Dim\text{-}Fase/ETL) \times Nex$$

El TR representa el Tiempo de Repetición, es decir, el periodo de tiempo que separa las excitaciones sucesivas de los núcleos de H.

La Dim-Fase es el número de medidas utilizadas para obtener cada una de las señales de codificación de fase necesarias para la reconstrucción de la imagen. Podríamos expresarlo, también, como el número de valores distintos que adquiere el gradiente de codificación de fase.

El Nex es el número de excitaciones o número de adquisiciones; es decir, el número de veces que se repite el proceso para obtener un mayor número de datos y, consecuentemente, una mayor señal.

El ETL representa el número de ecos que se obtienen en cada TR.

El **TA** en las secuencias clásicas se podrá disminuir, por tanto, reduciendo cualquiera de los tres parámetros. Pero, ¡ojo!, si lo hacemos tiene que ser conociendo cual será su repercusión en los otros factores de calidad.

La disminución del TR implica que:

a) El pulso de lectura de la señal se enviará tras haberse producido una menor recuperación de la magnetización longitudinal y ello hará que se produzca una disminución de la S/R recogida en la antena.

b) Se obtendrán un menor número de cortes en la secuencia.

c) Si la disminución es muy importante podemos perder la potenciación deseada, pues la misma tenderá a T1.

Si se disminuye el valor de la Dimensión de Fase:

a) La reducción del TA, al obtener un menor número de ecos y consecuentemente rellenar un menor número de líneas del Espacio-K, irá acompañada de una disminución de la S/R.

b) Se producirá un aumento de los artefactos de *Gibbs* o artefactos de truncación.

c) Disminuye el tamaño de la matriz por lo que, si mantenemos el mismo FOV, aumentará el tamaño del pixel y por tanto disminuirá la Resolución Espacial. Se puede solucionar disminuyendo el FOV, en la dirección de la fase, en la misma proporción en que se haya disminuido el número de codificaciones de fase; es decir, trabajando con un FOV rectangular.

Podríamos, también, reducir el TA disminuyendo el valor de la Dim-Frecuencia sin disminuir el valor de la Dim-Fase. Pero, la reducción del tiempo de lectura en el muestreo de la señal, conllevaría igualmente una disminución de la S/R. Es lo que ocurre cuando se recoge un Eco parcial o Eco fraccionado.

Una reducción del Nex llevará asociada:

a) Una reducción de la S/R obtenida, consecuencia directa de haber reducido el número de veces que se repite el proceso.

b) Un aumento del número de artefactos de movimiento. Ciertamente, cuántas más veces se repita el proceso se dispondrá de un mayor número de señales. Ello posibilitará que las señales que han recogido el movimiento del paciente (voluntario o involuntario) puedan ser sustituidas por otras y de esta manera no afectar a la calidad de la imagen final. La siguiente fotografía resulta muy ilustrativa de lo que acabamos de comentar.

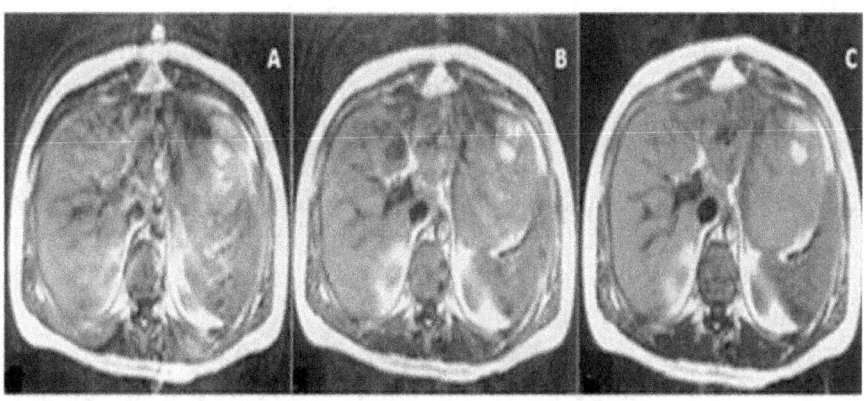

Reducción del artefacto de movimiento al aumentar el número de adquisiciones (Nex).
A.- Imagen realizada con 1 Nex; B.- Imagen realizada con 2 Nex; C.- Imagen realizada con 3 Nex

En secuencias rápidas, además, el TA disminuirá a medida que se trabaje con un ETL mayor. Pero cuanto mayor sea el número de ecos obtenidos menor será la señal de los mismos.

Relación Señal/Ruido (S/R)

S/R es la relación existente entre la amplitud de la señal recogida en la antena y la amplitud del ruido recogido por la misma.

La **señal** es el voltaje inducido por los cambios magnéticos que se producen durante la relajación de los núcleos de H y que se recoge en la antena receptora.

Normalmente, en IRM la señal es muy débil. No olvidemos que se trabaja con energías muy bajas y que, además, la FID es una señal que va decayendo a medida que los núcleos de H se desfasan.

La intensidad de la señal depende de muchos factores. Éstos son los más importantes:

1. Los que podríamos denominar **factores del sistema**. Los más importantes son el imán, el sistema de gradientes y el amplificador de RF.

2. Los factores o **parámetros de medición**. Citaremos el TR, el TE, el NEX, el α y la BW.

3. Los **parámetros del tejido**, que son específicos de cada estirpe tisular. Serían la D, el T1, el T2 y el Flujo.

El **ruido** es el conjunto de señales no deseadas que degradan la formación de la imagen y que también serán recogidas en la antena receptora. La apariencia visual es de una señal borrosa y granulada.

El ruido proviene del propio paciente (por ejemplo, del movimiento), de la antena, de la amplitud de banda (BW) utilizada y del propio proceso de adquisición de la imagen.

La señal siempre va a ir acompañada de ruido. Quiere esto decir que en la imagen final el gris de un pixel será una mezcla de señal y ruido.

Parece claro que la forma de aumentar la calidad de la imagen es disminuir el ruido y aumentar la señal.

Sin embargo esto, que parece simple, a veces no es posible debido a que hay factores que permiten aumentar la S/R pero a la vez tienen una influencia negativa en otros factores de calidad, como la resolución espacial y el tiempo de adquisición.

Los factores más importantes que afectan a la S/R son los siguientes:

1. La densidad de núcleos de H de la zona de estudio.
2. El tamaño del vóxel.

3. El TR, el TE y el α.
4. La Dim-Fase.
5. El número de adquisiciones (Nex).
6. El tipo de antena utilizada en el estudio.
7. La BW (ancho de banda) de recepción.

De un tejido con una mayor D se obtendrá mayor señal que de un tejido con una D menor.

Cuanto mayor sea el tamaño del vóxel mayor será el número de núcleos de H existentes en él y mayor será su señal.

Un TR largo permitirá una mayor recuperación de la magnetización longitudinal por lo que el pulso lector volcará una mayor magnetización y se obtendrá una mayor señal.

Un TE corto permitirá que se produzca una menor pérdida de la magnetización transversal (un menor desfase de los núcleos) y, que por tanto, se recoja una señal mayor.

El ángulo de inclinación o de basculación α determina la cantidad de magnetización que se vuelca sobre el plano transversal y por tanto de la señal que se recoge. Cuanto mayor sea el ángulo más señal será recogida.

Más líneas del Espacio-K rellenas significa más señales recogidas. Cuanto mayor sea la Dim-Fase mayor será la señal. La S/R es proporcional a la inversa de la raíz cuadrada del número de codificaciones de fase y a la inversa de la raíz cuadrada del número de codificaciones de frecuencia.

El Nex expresa el número de veces que se repite el proceso de recogida de datos. Esto quiere decir que al aumentar su valor recogeremos una señal mayor. Como norma general podemos decir que la S/R es proporcional a la raíz cuadrada del Nex.

Dependiendo del tipo de antena, que se utilice en la realización del estudio, la S/R será distinta.

El ancho de banda de recepción representa la frecuencia de muestreo del eco. Si el ancho disminuye las altas frecuencias de ruido serán excluidas del muestreo y, consecuentemente, la S/R aumentará. La S/R es proporcional a la inversa de la raíz cuadrada del ancho de banda de recepción.

Resumiendo, podemos concluir que aumentaremos la S/R:

1. Aumentando el Tiempo de Repetición, disminuyendo el Tiempo de Eco y aumentando el ángulo de inclinación o basculación.
2. Aumentando el Nex.
3. Aumentando la Dim-Fase y la Dim-Frecuencia.
4. Utilizando anchos de banda menores.
5. Aumentando el tamaño del vóxel o grosor de corte.

Contraste

Siempre que hablamos de contraste nos referimos a la diferencia de señal entre dos zonas muy próximas de la imagen. Sería como decir que es la diferencia de percepción que existe entre los tonos de grises de dos zonas adyacentes de la imagen.

En IRM una exploración siempre va a estar compuesta por varias secuencias potenciadas con diferentes contrastes, con el fin de obtener una información lo más completa posible de los tejidos estudiados.

El contraste va a depender de los siguientes factores:
1. Parámetros intrínsecos de cada tejido: Serían la D, el T1, el T2 y el flujo.
2. Parámetros que pueden ser modificados por el operador: TR, TE, α, el TI y el factor turbo (ETL) de las secuencias rápidas.
3. Medios de contraste que intensifican la señal de algunos tejidos normales y de muchos tejidos patológicos: Gd, Mn, Dy, Óxidos de Fe,...
4. Pulsos de RF selectivos que aumentan las diferencias entre distintos tejidos y por tanto el contraste entre ellos: Por ejemplo, los pulsos FAT-SAT.

Conociendo las propiedades de cada tejido y utilizando de forma adecuada los parámetros de cada secuencia se puede diseñar la que más convenga para conseguir el contraste adecuado entre la lesión que deseamos estudiar y el tejido sano adyacente.

Como ya vimos al estudiar las secuencias y las diversas potenciaciones de imagen, "jugando" con el TR, el TE, el α y el TI podemos conseguir diferentes contrastes (T1, T2, T2*, DP, STIR, FLAIR…).

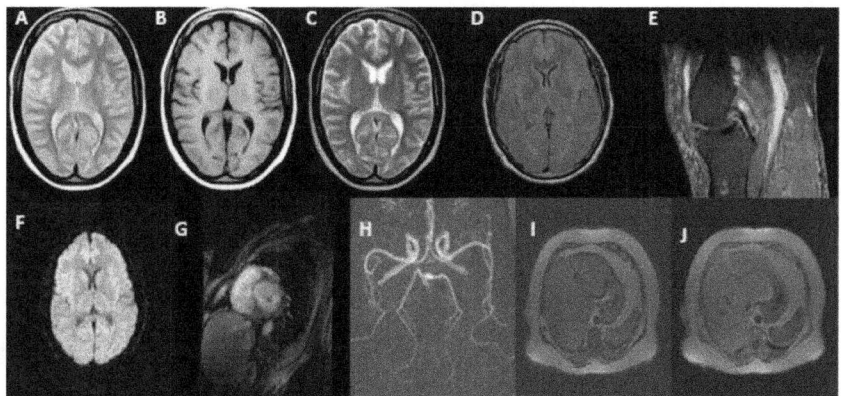

ALGUNOS CONTRASTES DE IMAGEN OBTENIDOS CON DIFERENTES POTENCIACIONES
A. DP; B. T1; C. T2; D. Flair; E. Stir; F. Difusión; G. Perfusión; H. Angio RM; I. Fuera de fase; J. En fase

El factor turbo de las secuencias rápidas también juega un papel importante pues, tras cada pulso de refase de 180°, la señal que se obtiene en cada eco va decayendo debido a que el pulso de 180° logra corregir el desfase producido por las heterogeneidades del campo magnético y las que se producen con carácter fijo a nivel local, pero no las que se producen entre los núcleos de H a nivel local, de forma aleatoria.

En función de la secuencia que se utilice, los protones móviles de los vasos (flujo) darán o no señal afectando de esta manera al contraste de la imagen.

La D, el T1 y el T2 de cada tejido condicionarán la magnetización que podrá ser excitada con cada pulso de RF y ello dará lugar a una diferencia de señal entre ellos. En definitiva, a una diferencia de contraste.

Resolución Espacial

La Resolución Espacial nos va a permitir diferenciar, como ya sabemos, la dimensión del menor volumen observable. Podremos, de esta forma, valorar pequeñas estructuras anatómicas en la imagen.

Resolución espacial es, por ello, sinónimo de detalle y va a estar condicionada por el tamaño del *vóxel*.

Son tres los parámetros que intervienen en la resolución espacial:
1. El campo de visión o FOV.
2. El tamaño de la matriz de imagen.
3. El grosor de corte.

La resolución espacial será tanto mayor cuanto menor sea el tamaño del pixel. Teniendo en cuenta que el tamaño del pixel se calcula de la siguiente forma:

Tamaño pixel = FOV/Matriz, podremos modificarlo cambiando el FOV, cambiando la matriz o cambiando ambos a la vez.

Si aumentamos la matriz, sin modificar el FOV, disminuiremos el tamaño del pixel. Si aumentamos ambos pero la matriz en mayor proporción también obtendremos un pixel de menor tamaño. Si disminuimos el FOV y mantenemos o aumentamos la matriz, el pixel obtenido será, también, de menor tamaño. En cualquiera de los casos obtendremos una mejoría de la resolución espacial.

La obtención de cortes más finos, disminuyendo el grosor de corte, supondrá asimismo una mejora de la resolución espacial al permitir visualizar estructuras de menor tamaño.

Veamos a continuación, de manera gráfica, algunos ejemplos de cómo aumenta o disminuye la resolución espacial en función de cómo modifiquemos el FOV, el tamaño de la matriz o ambos a la vez.

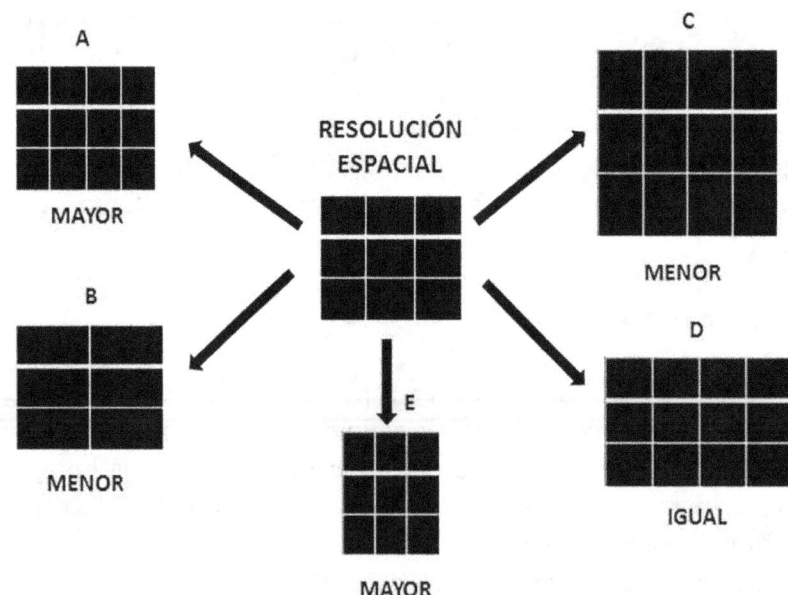

A. Igual FOV/Mayor Matriz; B. Igual FOV/Menor matriz; C. Mayor FOV/Mayor matriz; D. Mayor FOV/Mayor Matriz; E. Menor FOV/Igual matriz

ARTEFACTOS EN IRM

Cuando hablamos de artefactos en IRM nos estamos refiriendo a intensidades de la señal o a falsas estructuras que aparecen en la imagen pero que no se corresponden a la distribución espacial de los tejidos del corte.

Se trata, por tanto, de estructuras que están presentes en la imagen pero que en realidad no existen.

Los artefactos pueden aparecer en la dirección de la codificación de fase o en la dirección de la codificación de frecuencias, pero son más frecuentes en la primera.

Su importancia estriba en que pueden conducir a un diagnóstico erróneo, por lo que es muy importante conocerlos para intentar minimizar su aparición.

Comprender como se producen no resulta, en absoluto, fácil por lo que el objetivo de este capítulo será ayudar a reconocer los más importantes e indicar la manera de reducir su impacto.

En muchos casos el artefacto no podrá ser evitado. Cuando esto ocurra existe una actuación que ayudará a mejorar la calidad de la imagen. Consiste en reordenar la codificación de fase y desplazar el artefacto a la otra dirección, siendo suficiente a veces para aclarar el diagnóstico.

Los artefactos que con más frecuencia aparecen en las imágenes de RMN se pueden clasificar en tres grandes grupos:

1. **Artefactos relacionados con el equipo o la técnica utilizada**: artefacto de envolvimiento o *Aliasing*, artefacto de truncación o *Gibbs*, artefacto por cruce de pulsos, artefacto por mala utilización de antenas *phased-array*, artefactos de RF, artefactos por falta de homogeneidad del campo magnético y artefactos por corrientes de **Eddy**.

2. **Artefactos relacionados con el comportamiento normal o patológico del organismo**: artefactos de movimiento, artefactos de flujo y artefacto del ángulo mágico.

3. **Artefactos que tienen su origen en las propiedades físicas de las moléculas que se estudian**: artefacto por desplazamiento químico, alteraciones del campo magnético (susceptibilidad magnética) y artefacto de fase y fase opuesta.

Artefacto de envolvimiento

El **artefacto de envolvimiento**, **superposición** o *Aliasing* se produce cuando el tamaño del objeto examinado es mayor que el FOV seleccionado.

Puede aparecer en la dirección de la codificación de fase o en la dirección de la codificación de frecuencias.

La causa es un muestreo insuficiente de la señal que hace que la onda sea interpretada como una señal de menor frecuencia.

La señal de RMN es una onda compleja que contiene un gran número de ondas simples. Para ser interpretada de manera correcta tiene que ser muestreada, por lo menos, dos veces por cada ciclo de la de mayor frecuencia contenida en ella (**Teorema de *Nyquist***). Cuando esto ocurre las frecuencias son reconstruidas correctamente y colocadas en el espacio, de forma correcta, durante la reconstrucción de la imagen. Pero cuando el número de muestras es inferior al doble de la frecuencia máxima, las ondas de mayor frecuencia son interpretadas de forma errónea y la posición que se les asigna en el espacio resulta, también, errónea.

Esto es lo que se produce cuando una parte del objeto estudiado queda por fuera del FOV seleccionado.

El resultado será la superposición de aquella parte del objeto, que queda fuera del FOV, en el lado opuesto de la imagen.

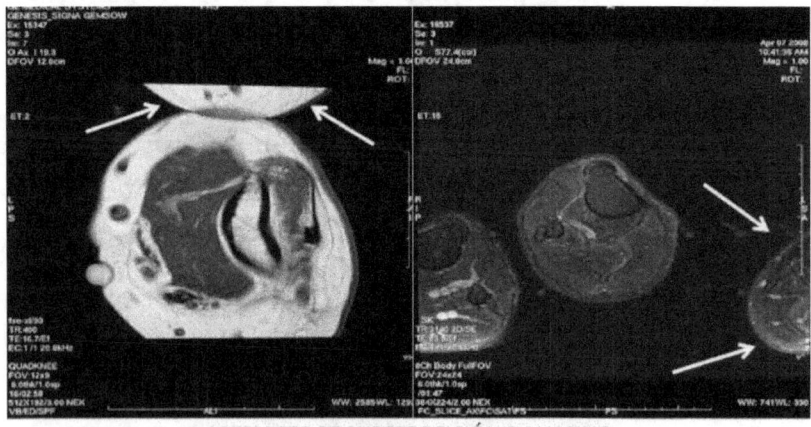

ARTEFACTO DE SUPERPOSICIÓN O ALIASING

Todos los equipos de RMN tienen una función para evitarlo que puede ser seleccionada por el técnico en la consola de trabajo (*no phase wrap* o **antialiasing**).

La solución más fácil para evitar el *aliasing* es **aumentar el FOV**. Ello no supone ningún problema adicional en el eje de la frecuencia pues basta con aumentar la frecuencia de muestreo sin que ello suponga una penalización importante en la duración de la secuencia.

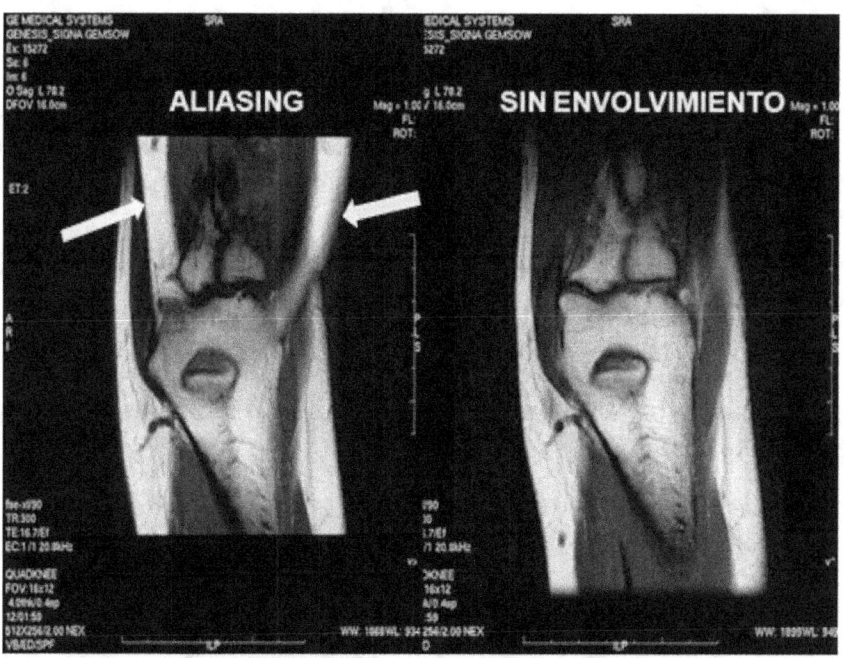

Corrección del artefacto de envolvimiento o superposición al cambiar las direcciones de las codificaciones de frecuencia y fase

Más complicada resulta la solución en el eje de la fase pues un aumento del FOV en este sentido significa aumentar el número de codificaciones de fase y ello supone una penalización proporcional en la duración del estudio. Debido a ello, en la práctica, es más fácil encontrar este artefacto en la dirección de la codificación de fase.

Aún así, se puede eliminar. ¿Cómo? Duplicando el número de codificaciones de fase y reduciendo a la mitad el Nex. De esta forma la resolución espacial y la duración de la secuencia no se ven afectadas, aunque se produce una disminución de la S/R.

Otra solución es el uso de antenas de superficie que recogerán, exclusivamente, la señal proveniente del área de estudio.

Se pueden también aplicar pulsos de saturación fuera del FOV, en las zonas adyacentes a la región de interés, con lo que se conseguiría evitar la aparición del artefacto.

Una última manera consistiría en cambiar las direcciones de la codificación de fase y de la codificación de frecuencia.

Artefacto de Gibbs

Se muestra como una serie de bandas alternantes, hiper e hipointensas, paralelas a las interfases entre tejidos de intensidades distintas como, por ejemplo, la cortical ósea y la grasa pericraneal. Puede recordar a un artefacto de movimiento.

Se produce cuando se limita el rango de frecuencias espaciales que se codifican para la reconstrucción de la imagen.

Se puede solucionar aumentando el tamaño de la matriz (aumentando el número de codificaciones de fase o el número de codificaciones de frecuencia) y de esta forma obteniendo un mayor número de frecuencias espaciales.

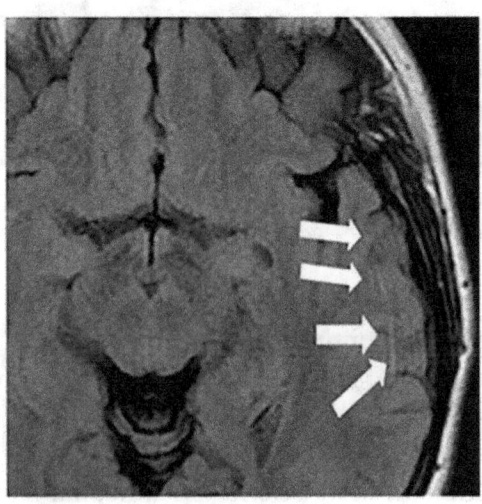

ARTEFACTO DE GIBBS O DE TRUNCACIÓN

Al igual que ocurría con el artefacto de envolvimiento, aumentar el número de codificaciones de frecuencia no supone ningún problema ya que no representa un aumento considerable de la duración del estudio. Pero, aumentar el número de codificaciones de fase supone aumentar de manera proporcional la duración del mismo. Por esta causa, el **artefacto de _Gibbs_**, es más fácil encontrarlo en el eje de codificación de fase que en el eje de codificación de frecuencia.

Algunos equipos permiten utilizar una serie de filtros que eliminan el artefacto pero la imagen resulta con cierta borrosidad.

Artefacto por cruce de pulsos de RF

A veces, al enviar un pulso de RF pueden ser estimulados no sólo los protones del corte de interés sino también protones de los cortes adyacentes. Por ello, cuando se envíe el pulso para estimular a los protones de estos cortes, estarán ya parcialmente saturados por el pulso del corte anterior.

El ejemplo más conocido es cuando los cortes del estudio tienen ángulos distintos que se cruzan dentro de la zona de estudio. Es lo que ocurre, en no pocas ocasiones, en los estudios de columna lumbar cuando se programan cortes axiales sobre un plano sagital.

Hay dos formas de evitarlo. Aumentar la distancia entre los cortes o, cuando esto no sea posible, realizar dos secuencias distintas adquiriendo en una de ellas los cortes pares y en la otra los impares.

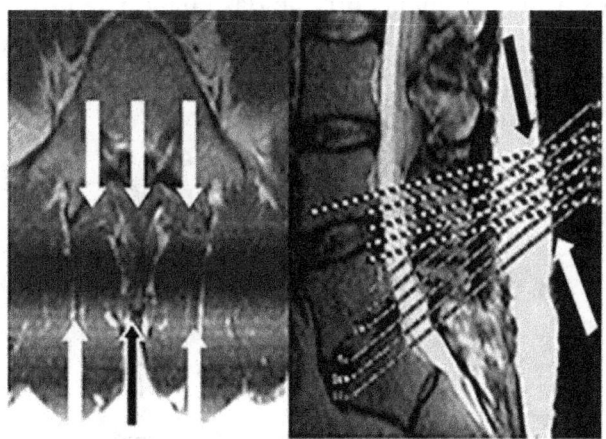

Artefacto por cruce de   Planificación de la secuencia
pulsos de Radiofrecuencia   que da origen al artefacto

Artefacto por mal uso de la antena Phased-Array

No es infrecuente que al realizar un estudio con este tipo de antena (por ejemplo, en estudios de columna vertebral) alguna de sus bobinas esté conectada a pesar de que el FOV esté fuera de su campo de acción. Cuando esto ocurre la información de fuera del FOV aparece en la imagen dando lugar a una especie de superposición.

La forma de evitarlo es desconectar las bobinas de la antena que se encuentran por fuera del FOV.

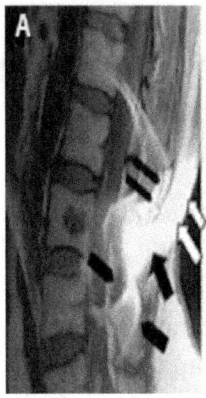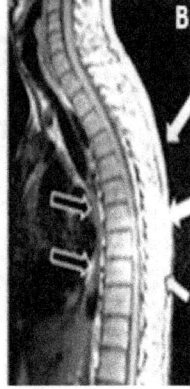

Artefactos por uso inadecuado de la antena "phased-array".
A.- El cóccix y las partes blandas aparecen superpuestas sobre la columna lumbar.
B.- Obsérvese la falta de señal en la zona de la columna lumbar baja.

Artefactos de radiofrecuencia

Son debidos a interferencias producidas cuando se utilizan pulsos de RF que se encuentran en la amplitud de banda de las frecuencias utilizadas en otras aplicaciones, como pueden ser aparatos de radio o receptores de televisión.

El más conocido de todos es el **Artefacto de pana**. Se produce cuando el artefacto afecta a múltiples frecuencias.

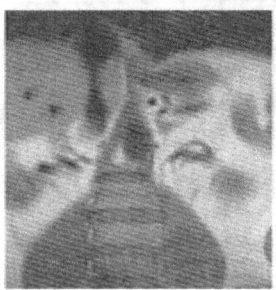

ARTEFACTO DE PANA
Es el mas llamativo de los artefactos de RF y se produce cuando la interferencia afecta a múltiples frecuencias

Recibe este nombre por la semejanza entre las rayas características de este tejido y las que aparecen en la imagen.

Artefactos por falta de homogeneidad del campo magnético

En secuencias en las que se pretende una saturación espectral de la grasa (FAT-SAT) es muy fácil observar este fenómeno de falta de homogeneidad del campo magnético, sobre todo en los bordes de la imagen.

La eliminación o reducción del artefacto vendrá de la mano de realizar un *shiming* del equipo antes de enviar determinadas secuencias de estudio.

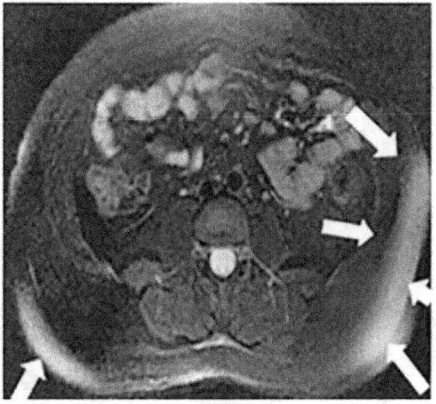

ARTEFACTO POR FALTA DE HOMOGENEIDAD DEL CAMPO MAGNÉTICO
Se trata de una secuencia Fat-Sat y puede observarse como hay áreas en las que la grasa no has sido saturada y se muestra hiperintensa.

Artefactos por corrientes de Eddy

Las corrientes de Eddy son corrientes inducidas por campos magnéticos variables.

La principal causa es la rápida "entrada y salida" de los gradientes magnéticos y pueden ser inducidas en el paciente, en los cables y en el sistema del imán.

Son responsables de determinados artefactos de desplazamiento espacial y de ciertas distorsiones geométricas.

No pueden ser eliminados ni corregidos por el operador. La solución, a la aparición de los mismos, debe ser aportada por los técnicos de la empresa tecnológica.

Artefactos por movimiento

El movimiento es, sin lugar a dudas, una de las mayores fuentes de artefactos en IRM.

En el proceso de reconstrucción de la imagen los datos se obtienen de manera sucesiva y se van almacenando durante toda la secuencia. Para que toda esta información resulte coherente, el objeto de estudio debe permanecer en la misma posición mientras dure la toma de datos.

Puesto que los datos se recogen en cada codificación de fase, y a veces su duración es realmente larga, es en esta dirección en la que se observan los artefactos de movimiento.

Cualquier movimiento que se produzca durante la adquisición de la señal es susceptible de producir artefactos en la imagen, con la pérdida de intensidad y nitidez que ello conlleva.

Pero no son únicamente los movimientos incontrolados del paciente, producto del nerviosismo o la incomodidad, los que originan artefactos. Los movimientos respiratorio, cardiaco, peristáltico y ocular, la tos, la deglución de saliva, el flujo sanguíneo y el LCR son causas frecuentes de artefactos en IRM.

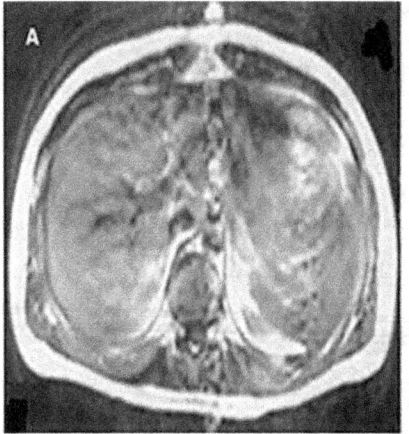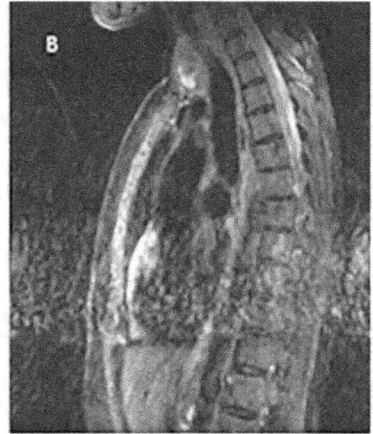

A.- Artefacto de movimiento producido por la respiración del paciente.
B.- Artefacto de movimiento debido al latido cardíaco.

Cuando el movimiento es periódico va a dar lugar a unas falsas imágenes denominadas **fantasmas**, que se van a repetir a intervalos regulares a lo largo del FOV, en la dirección de la codificación de fase. No son sino réplicas de las estructuras anatómicas que se han movido.

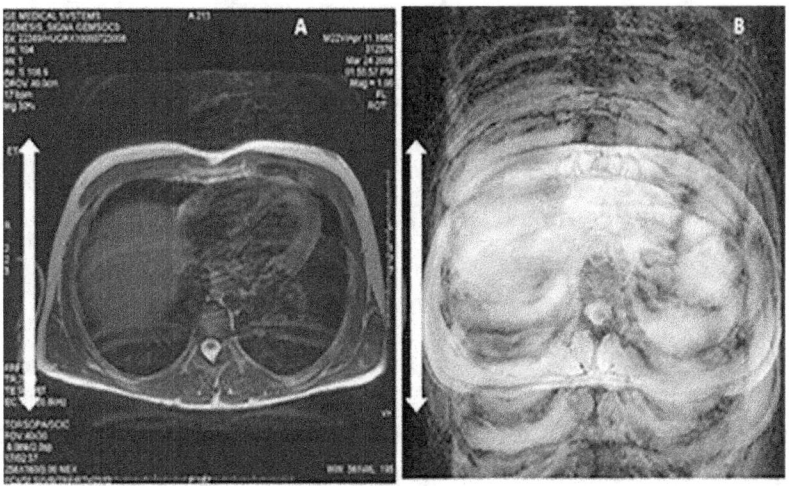

Artefactos Fantasmas: El artefacto es mucho mas evidente en B que en A.
En ambos casos la dirección de la codificación de fase es anteroposterior.

La solución a los artefactos de movimiento pasa por varias posibilidades:

1. **Inmovilizar al paciente**: Habrá casos en los que será suficiente con situarlo lo más cómodamente posible. En otros, por el contrario, se requerirá sedación e incluso analgesia.
2. **Utilizar sincronización cardiaca y/o respiratoria**: Se trata en adaptar el TR de la secuencia a la frecuencia del movimiento. Su gran inconveniente es que se pierde el control sobre el TR y no olvidemos que se trata de un parámetro muy importante en la potenciación de la imagen.

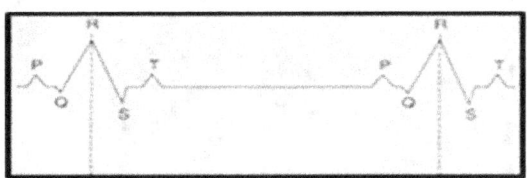

Diagrama de sincronización cardiaca: Se adapta el TR de la secuencia al movimiento cardiaco con el fin de evitar artefactos de movimiento.

3. **Utilizar técnicas con respiración contenida**: Realizadas correctamente evitan los artefactos respiratorios.
4. **Utilizar técnicas de supresión grasa**: Las técnicas FAT-SAT y STIR no eliminan el artefacto pero lo hacen menos visible.
5. **Emplear bandas de saturación**: Con pulsos de saturación adicionales podemos eliminar la señal de algunas estructuras que originan artefactos por movimiento.
6. **Aumentar el Nex**: Permite recoger un número mayor de datos y sustituir las señales artefactadas por otras que no lo estén (ver figura del capítulo 19).

Artefactos de flujo

Normalmente, tanto el movimiento de la sangre en los vasos como el del LCR en el canal raquídeo producen un vacío de señal debido a los cambios en la fase de los protones móviles y a su salida del corte de estudio, fruto de su movimiento.

Sin embargo, el flujo sanguíneo puede dar lugar a aumentos de intensidad que constituyen el llamado **artefacto de entrada de flujo**. La causa es la entrada en el corte de núcleos de H muy insaturados. Es mucho más evidente en secuencias GRE.

La forma más usual de reducir el artefacto de entrada de flujo es colocar bandas de saturación en el exterior del volumen objeto de estudio.

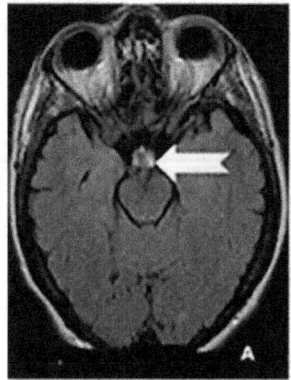 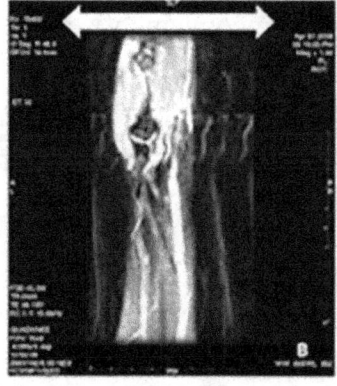

A.- Artefacto de flujo del LCR en secuencia FLAIR

B.- Artefacto de flujo sanguíneo en la dirección de la codificación de fase

Un artefacto parecido se puede observar en la secuencia FLAIR en los ventrículos cerebrales. Se produce por la entrada de protones insaturados durante el TI.

Se puede reducir disminuyendo el Tiempo de Inversión (TI) de la secuencia.

Artefacto del ángulo mágico

Se produce en los tendones y es debido a la anisotropía de uno de sus principales componentes, las fibras de colágeno. Esto quiere decir que algunas propiedades físicas de las fibras de colágeno varían en magnitud en función de la dirección en la que sean medidas. Una de estas propiedades es el T2.

Los tendones tienen un T2 corto pero, debido a su estructura anisotrópica, cuando forman un ángulo de aproximadamente 55° con el campo magnético principal el T2 aumenta.

Los tendones siempre dan una señal muy baja en cualquier potenciación. Pero, cuando las fibras se disponen con esta orientación de 55° muestran un aumento de señal que no debe confundirse con un proceso patológico. Es el denominado **artefacto del ángulo mágico**.

Puede observarse en la muñeca, tobillo y rodilla, pero aparece sobre todo en los manguitos de los rotadores del hombro, en cortes oblicuos coronales y en secuencias con TE corto (potenciadas enT1).

Esta señal anormal desaparece en las secuencias con un TE largo (potenciaciones T2).

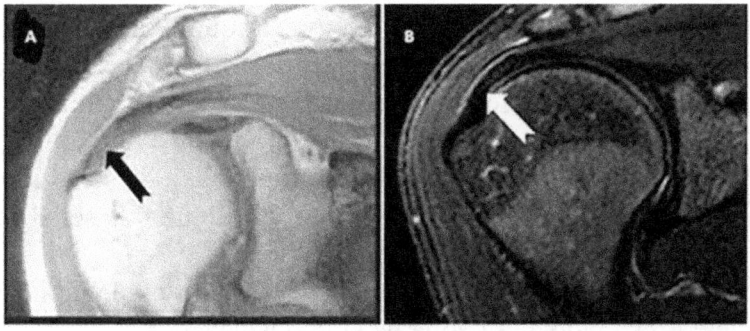

Artefacto del ángulo mágico: A.- Imagen T1 donde la intensidad del tendón es mayor; B.- Imagen T2 Fat-Sat en la que la señal del tendón es hipointensa, lo que indica que la señal obtenida en T1 es, en realidad, un artefacto del ángulo mágico.

Artefacto por desplazamiento químico

El término desplazamiento químico hace referencia al cambio en la frecuencia de precesión de los protones, dependiendo del medio molecular en el que se encuentren.

La frecuencia de resonancia de un núcleo de H no está condicionada, únicamente, por el campo magnético externo, sino que va a depender, también, del campo magnético local soportado por el núcleo.

No todos los átomos de H soportan el mismo campo magnético. Por ello entran en resonancia a frecuencias ligeramente diferentes, en función del medio molecular del que formen parte.

Estas mínimas diferencias se expresan en Hertzios (ciclos/s) y van a ser proporcionales al campo magnético externo. Concretamente, en un campo magnético de 1,5 Teslas la frecuencia de precesión del H de la grasa es 220 Hz menor que la del H de la molécula de agua.

Si estas pequeñas diferencias las expresamos como una fracción de dicho campo magnético, el **desplazamiento químico** tiene un valor constante independientemente de la RF aplicada y del campo magnético externo. Se mide en partes por millón (ppm).

Para medir desplazamientos químicos en moléculas orgánicas se utiliza, como ya sabemos, el Tetrametilsilano (TMS) como sustancia de referencia. A él se le asigna el valor de 0 ppm.

El desplazamiento químico tiene un valor de 1,2 ppm para la grasa y 4,7 ppm para el agua, por lo que podemos decir que la diferencia entre las frecuencias de precesión de los protones del agua y de la grasa es de 3,5 ppm.

El **artefacto por desplazamiento químico** (*Chemical Shift*) va a aparecer en cualquier parte del cuerpo en la que exista una interfase agua-grasa. La causa hay que buscarla en las diferencias entre las frecuencias de precesión de los núcleos de H presentes en ambas moléculas.

Lo que vamos a ver es una banda oscura por falta de señal a un lado de la interfase agua-grasa y una banda muy brillante, de señal intensa, al otro lado del tejido.

La falta de señal apreciada a un lado del tejido es debida a que la señal que corresponde a esa zona ha sido desplazada.

La zona que aparece con señal intensa corresponde a la superposición de las señales del agua y de la grasa.

Al tratarse de un artefacto relacionado con la frecuencia de precesión se produce en la dirección de codificación de frecuencia.

Como las frecuencias de precesión son dependientes del campo magnético, el artefacto será más evidente a medida que aumente la intensidad del imán (el artefacto será mayor cuando trabajemos en un campo magnético de 1,5 Teslas que cuando lo hagamos en un campo magnético de 1 Tesla, por poner un ejemplo).

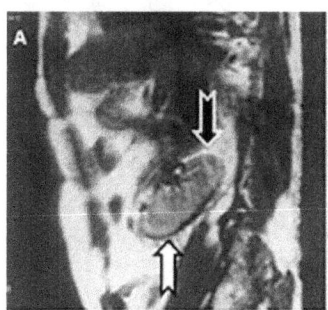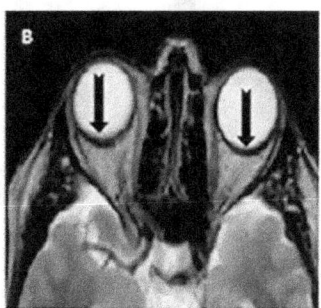

Artefacto por desplazamiento químico: A.- El artefacto se evidencia por la presencia de unas bandas curvilíneas hiper e hipointensas en los bordes superior e inferior del riñón, respectivamente,; B.- El artefacto es visible en la parte inferior del ojo.

La corrección del artefacto por desplazamiento químico se realiza programando secuencias de saturación grasa (FAT-SAT y STIR).

Cambiar la dirección de los gradientes de codificación no evita el artefacto pero, al igual que ocurre con otros, lo desplaza en la dirección contraria con lo que puede ayudar a la hora de realizar el diagnóstico.

Alteraciones del campo magnético.- Artefactos de Susceptibilidad Magnética

Ocurrirá una alteración del campo magnético cuando se produzca una pérdida de homogeneidad del campo magnético principal, del campo magnético de los gradientes o del campo magnético bioquímico.

Si esto acontece se producirán dos fenómenos:

1. Pérdidas de fase de los núcleos de H, cuya consecuencia directa será una disminución o pérdida de la señal.
2. Variaciones no controladas de las frecuencias de precesión de los mismos, que darán lugar a errores en la codificación espacial.

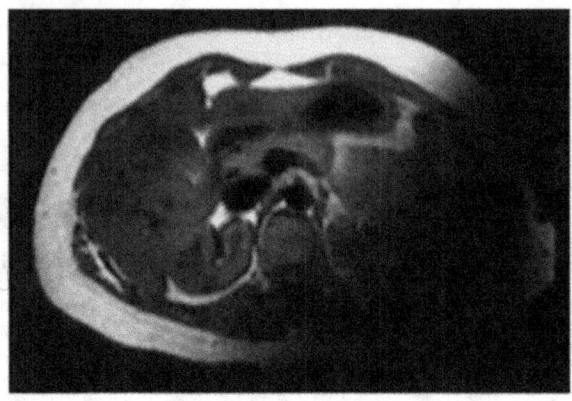

Artefacto por fallo de gradientes

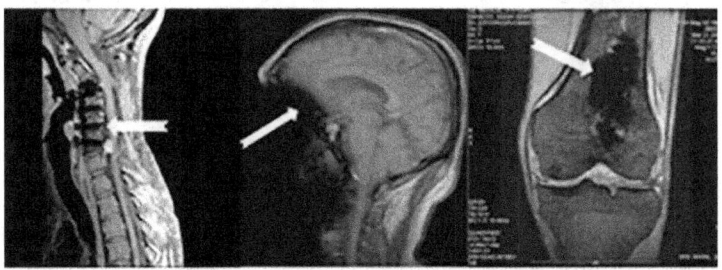

Artefactos ferromagnéticos o de susceptibilidad magnética

Estas alteraciones, cuando llegan a producirse, son más importantes en las secuencias GRE que en las secuencias Spin Eco pues, como ya sabemos, en las primeras no se compensa la falta de homogeneidad del campo magnético.

Pueden ser producidas, por ejemplo, por sustancias ferromagnéticas, fallos de los gradientes y bombillas fundidas.

Sustancias que posean una elevada susceptibilidad magnética, como clips metálicos, prótesis metálicas o productos de degradación de la sangre, van a dar lugar a variaciones locales de campo magnético denominados **gradientes por susceptibilidad**. Su efecto en la imagen será una pérdida de señal en el área de influencia de la sustancia responsable. Estamos ante un **artefacto de susceptibilidad magnética**.

Sabemos que el organismo, considerado en su conjunto, es diamagnético pero que los distintos tejidos presentan diferentes valores de susceptibilidad magnética.

Debido a ello en las interfases entre tejidos de diferente susceptibilidad magnética se producen, también, esas variaciones locales de campo magnético a las que hemos denominado gradientes por susceptibilidad.

Un ejemplo de artefacto de susceptibilidad magnética lo encontramos en la interfase aire-hueso de los senos paranasales. El artefacto, como ya hemos comentado, será mucho más evidente en secuencias GRE que en secuencias Spin Eco.

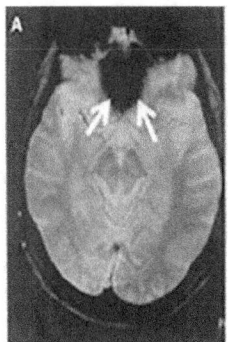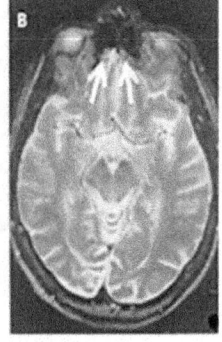

A.- Secuencia GRE en la que el artefacto es mas evidente; B.- Secuencia Spin Eco en la que se observa una disminución del artefacto.

Artefacto de Susceptibilidad Magnética debido al Seno Esfenoidal

Ante la sospecha de material ferromagnético, siempre que se pueda, habrá que evitar las secuencias GRE.

Artefacto de fase y fase opuesta

La orientación contraria de los protones de la grasa respecto a los del agua es la responsable del artefacto que aparece en las secuencias en fuera de fase y que las va a caracterizar. Se denomina artefacto "**de tinta china**" y es fácilmente reconocible. Se trata de una línea negra que resalta el borde de las diferentes estructuras que aparecen en la imagen.

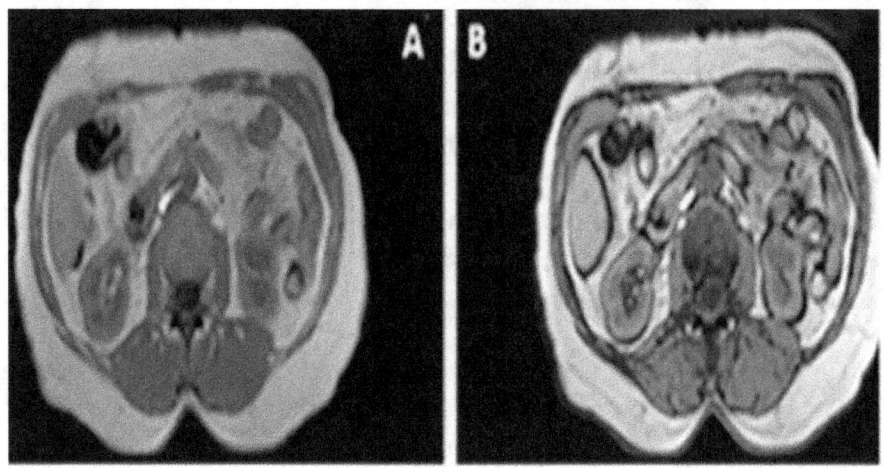

A.- Imagen en "fase" en la que no se observa el artefacto; B.- Imagen en "fuera de fase" en la que el artefacto es la línea negra que bordea las diferentes estructuras.

EL EQUIPO DE RESONANCIA MAGNÉTICA

COMPONENTES DE UN EQUIPO DE RMN

Actualmente existen en el mercado una gran variedad de equipos de RMN y, aunque algunas de sus características dependerán del fabricante, la mayor parte de los componentes de software y hardware son comunes a todos ellos.

Para poder obtener una imagen en RMN la instrumentación que se requiere es realmente compleja. Se trata de un conjunto de elementos que, en esencia, ya conocemos y que vamos a desglosar en las páginas que siguen.

Los componentes **fundamentales** de todo equipo de RMN son los siguientes:

1. El **imán**: Es el responsable de la creación del campo magnético externo.
2. Los **gradientes magnéticos**: Necesarios, entre otras funciones, para seleccionar el plano de estudio y codificar la señal recogida en la antena receptora.
3. El **sistema de radiofrecuencia**: Comprende el conjunto de elementos indispensables para transmitir y recibir los pulsos de RF.
4. El **software para programar** las secuencias.
5. El **software para procesar la señal** y reconstruir la imagen.
6. El **monitor** para observar las imágenes.
7. El **software para realizar el posprocesado** de la imagen.

Todo este conjunto de elementos técnicos, imprescindibles, se van a distribuir en tres zonas:

a) **Sala del imán**: Es la sala en la que se realiza la exploración a los pacientes. En ella se encuentran situados el imán principal, el sistema de gradientes magnéticos y el sistema de RF.
b) **Sala de control**: Es la zona donde se ubica la consola de trabajo desde la que se programan las exploraciones. Se trata, por tanto, de la sala del operador. Desde ella se controla visualmente al paciente, se puede establecer contacto oral con él y se trabaja con la imagen.

c) **Sala técnica**: El nombre hace alusión a que en ella realizan su trabajo, la mayor parte de las veces, los técnicos de la empresa encargada del mantenimiento del equipo. Alberga los armarios desde los que se controlan el imán principal, los gradientes magnéticos y el sistema de radiofrecuencia.

SALA DE EXPLORACIÓN	4,50 X 7,00 m
SALA TÉCNICA	2,50 x 4,50 m
SALA DE CONTROL	4,50 X 3,50 m

Ejemplo de medidas recomendadas en una instalación de RMN

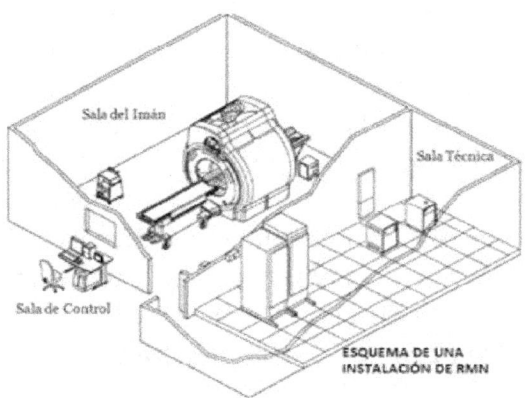

ESQUEMA DE UNA
INSTALACIÓN DE RMN

Sala del imán

Es el lugar donde se va a realizar la exploración. Debe contar con una superficie aproximada de 35 metros cuadrados para dar cabida al imán y demás elementos y permitir desenvolverse con cierta soltura. El acceso a la misma se realiza a través de una puerta blindada que evita interferencias del exterior.

La puerta de acceso a la sala del imán coincide con la línea de fuerza de los 5 gauss y representa la barrera de seguridad para los marcapasos cardiacos. Cuenta con un detector que nos avisa si no está bien cerrada.

La sala se encuentra aislada del exterior por un recubrimiento de cobre cuya misión es evitar interferencias de RF externas y que recibe el nombre de **Jaula de *Faraday***.

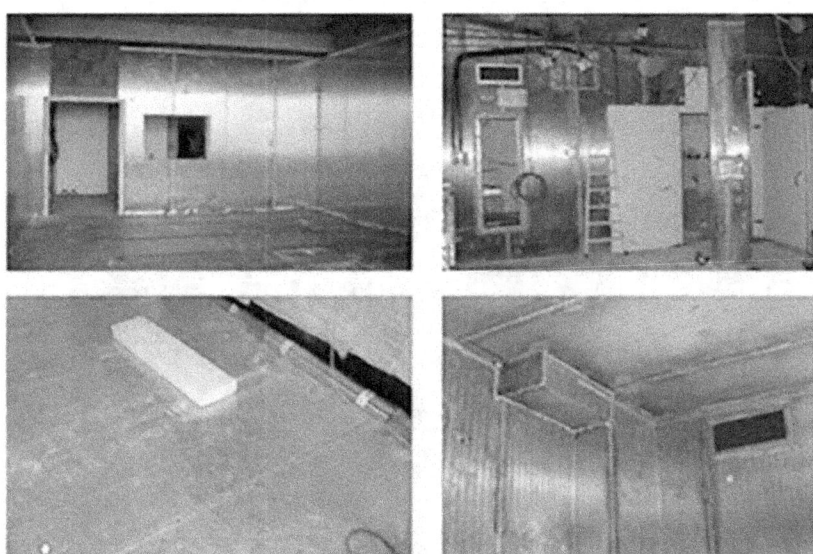

Diferentes fases de la construcción de una Jaula de Faraday

La sala se comunica con la sala de control a través de una ventana que cuenta con un grueso vidrio y un fino apantallamiento tipo celda. A través de ella se establece contacto visual con el paciente a efectos de vigilancia y control.

Entre sus características arquitectónicas y de diseño hemos de destacar que en su construcción no pueden utilizarse materiales ferromagnéticos y que ha de contar con interruptores de parada de emergencia del imán, los cuales sólo deberán utilizarse en casos de extrema urgencia (**QUENCH**).

Todas las salas que contienen imanes superconductivos cuentan con un sistema de alarma que se dispararía en el caso de que se produjera un escape de He gas.

Debido a la gran cantidad de calor que se genera en el interior de la sala, y teniendo en cuenta la alta sensibilidad de todos los elementos del equipo, se precisa un sistema de refrigeración que mantenga la sala en torno a los 21° C.

Debe contar con inyector compatible, para los estudios que requieran la utilización de contraste introducido en forma de bolo, y en la medida de lo posible con elementos de sujeción y comodidad para el paciente.

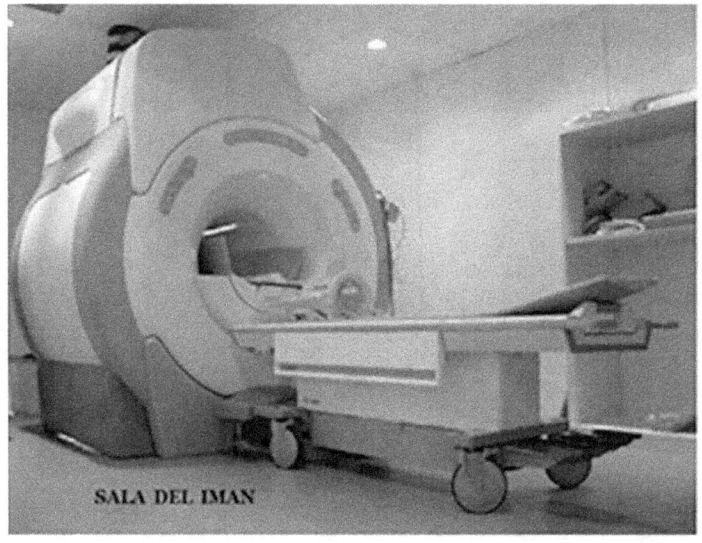

Equipo de RMN Signa 1,5 Teslas de General Electric

Vamos a comentar, a continuación, algunas características de los elementos más importantes de la sala del imán.

Imán

Como ya sabemos, **el imán** es el elemento más importante de un equipo de RMN. Es el responsable de la creación del campo magnético principal y su potencia se mide en Teslas (1 Tesla = 10.000 Gauss).

Si nos fijamos en su diseño podemos encontrar imanes **cerrados** e imanes **abiertos**. Éstos últimos representan una alternativa exploratoria para pacientes con ansiedad, claustrofobia o gran obesidad.

Ateniéndonos a la intensidad del campo magnético los imanes pueden ser de **bajo campo** (< 0,5 T), de **campo medio** (0,5-1,0 T) y de **alto campo** (1,0-3,0 T).

En cuanto a su composición los imanes pueden dividirse en **permanentes** y **electroimanes**. Como ya sabemos, los electroimanes generan el campo magnético a partir de una corriente eléctrica y, a su vez, podemos diferenciarlos como **resistivos** y **superconductivos**, según que la refrigeración se lleve a cabo con agua o con helio líquido, respectivamente. Los permanentes no requieren ningún tipo de refrigeración.

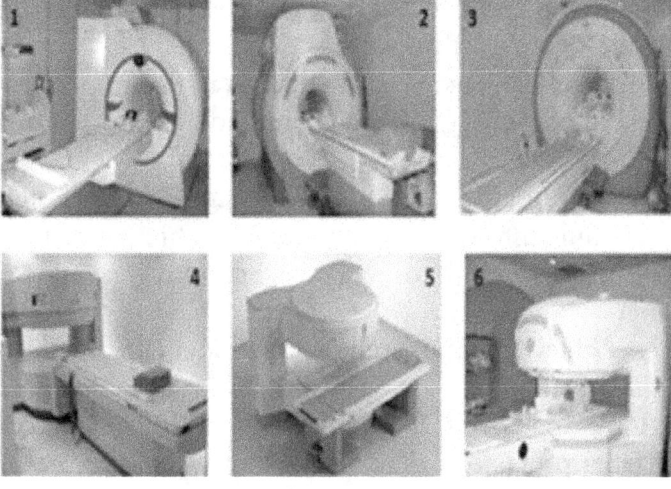

Los equipos 1, 2 y 3 corresponden a modelos cerrados, de alto campo y superconductivos. Los equipos 4, 5 y 6 a modelos abiertos, de bajo campo y resistivos.

Si agrupamos diseño, intensidad y composición podemos reducir todos los imanes a dos tipos, que son los que podemos encontrar en el mercado:
1. Abiertos, de bajo campo, resistivos o permanentes.
2. Cerrados, de alto campo, superconductivos.

El imán no sólo es el elemento más importante del equipo de RMN; es también el más voluminoso y el más pesado. Un imán superconductivo pesa en torno a los 4.000 kilos y es un elemento condicionante a la hora de su ubicación, tanto por los problemas de transporte e instalación como por la fiabilidad que tiene que ofrecer el sustrato sobre el que se asiente.

Una de las características más importantes en lo que respecta a la calidad del imán es la homogeneidad o uniformidad de su campo magnético. Imperfecciones en la fabricación, columnas de acero cercanas y el propio paciente, por poner ejemplos fáciles de entender, pueden producir distorsiones del campo magnético que es necesario corregir antes de realizar el estudio.

En la actualidad, todos los equipos permiten la realización de *shimming* activos para corregir estas distorsiones (inhomogeneidades).

Ya es sabido que los imanes superconductivos consiguen campos magnéticos más elevados y mucho más uniformes que los imanes resistivos. Ello es debido, precisamente, a la propiedad que presentan estos conductores de no ofrecer resistencia al paso de la corriente eléctrica. Pero para ello requieren ser refrigerados por criógenos.

Los **criógenos** son sustancias que realizan su función a temperaturas próximas al cero absoluto (-273ºC). El más utilizado en la actualidad es el **Helio líquido**.

Si se produjera una pérdida de superconductividad el helio líquido pasaría a **helio gas** y aumentaría de forma considerable su volumen (del orden de las 760 veces). Si esto ocurriera habría que evacuar el helio de forma rápida.

Este fenómeno, del que nos ocuparemos más adelante, recibe el nombre de *QUENCH*.

Pues bien, todos los equipos de RMN dotados de un imán superconductivo tienen que tener previsto la posibilidad de un *quench* y permitir la salida del helio gas hacia arriba al exterior.

Bobinas de gradiente

Los gradientes magnéticos son electroimanes resistivos que se superponen al imán principal (están incluidos en el túnel del imán) creando un campo magnético variable que se suma o resta al campo magnético principal.

Su potencia va a oscilar entre los 200 y 400 Gauss y dependerá de la corriente que circule por cada una de las bobinas.

Se utilizan para producir variaciones lineales de campo magnético en cualquiera de los 3 ejes del espacio. Actúan en la selección del corte y en la codificación espacial de la señal, además de utilizarse para refasar los núcleos de H en las secuencias GRE.

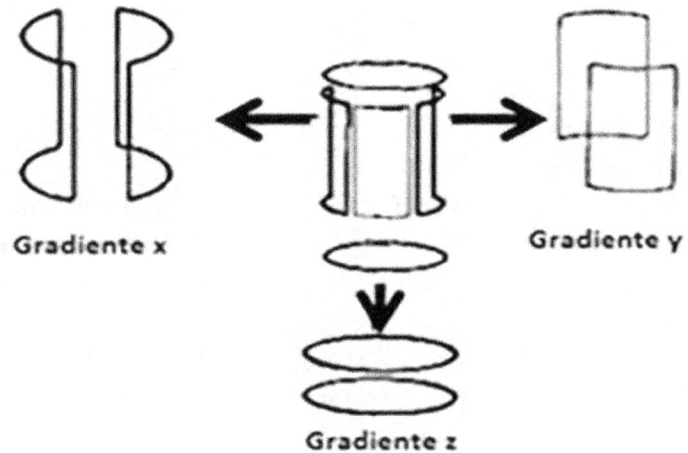

Gradiente x

Gradiente y

Gradiente z

Bobinas de Gradiente para cada una de las 3 direcciones del espacio

Por sustituir al pulso de 180º, en la secuencias GRE, colaboran en minimizar el depósito calórico. Pero, por la misma razón, son los responsables de que las secuencias GRE sean más ruidosas que las SE.

Cuanto más eficaces sean o, lo que es lo mismo, cuanto menor tiempo empleen en instaurarse y desactivarse menores TR y TE podrán utilizarse, lo que disminuirá el tiempo de adquisición de las secuencias.

Sistema de Radiofrecuencia

El sistema de radiofrecuencia va a ser el responsable de la generación, transmisión y recepción de los pulsos de RF.

Aunque suelen recibir distintos nombres en función de los autores y de las empresas tecnológicas, reuniremos sus elementos más importantes en 3 grandes grupos:

1. **Unidad de señal de RF**: Se va a encargar de generar los pulsos de radiofrecuencia y de procesar el eco recogido en la antena receptora.

2. **Amplificador de potencia**: Amplifica la energía de los pulsos que van a ser enviados y la señal de los ecos recogidos en la antena receptora.
3. **Sistema de antenas**: Las antenas van a ser las encargadas de transmitir los pulsos de energía y de recoger los ecos.

Antenas

De forma general podemos decir que los equipos de RMN cuentan con tres tipos diferentes de antenas:

1. **Antenas de transmisión-recepción**: Son las antenas que pueden realizar la doble función de emitir los pulsos de RF, que excitarán a los núcleos de H, y de recoger las señales emitidas por éstos.
   La antena o bobina de cuerpo, que se encuentra en el interior del imán, y la antena de cabeza pertenecen a este tipo de antenas.
2. **Antenas de transmisión**: Son las antenas que sólo se utilizan para enviar pulsos excitadores.
3. **Antenas de recepción**: Su función exclusiva es recoger las señales emitidas durante la relajación de los núcleos de H.
   La forma y el tamaño de las antenas receptoras varían dependiendo del fabricante pero su campo de recepción efectivo debe ser perpendicular al campo magnético principal (Bo).
   Son antenas receptoras las **antenas de superficie** y las **antenas internas**.

Las antenas van a recoger una señal que, como ya hemos comentado, es muy débil. Ello obliga a seleccionar, en cada caso, aquella que resulte más adecuada. En la práctica clínica, lo que va a determinar la elección de la antena será la zona anatómica que se desee visualizar y la morfología del paciente.

Algunas antenas son específicas para determinadas estructuras anatómicas (por ejemplo, cabeza, rodilla, hombro). Pero, en otros casos habremos de "agudizar el ingenio" y elegir la antena que mejor se adapte a la anatomía del paciente (codo, muñeca, dedo…).

La antena ha de ser colocada de forma que la zona a explorar quede englobada por ella pero, cumplida esta misión, es importante también que no sea más grande de lo necesario para garantizar una buena resolución espacial de la imagen (téngase en cuenta que cuanto mayor sea el campo de visión, FOV, más grande será el pixel y, por tanto, menor será la resolución espacial de la imagen).

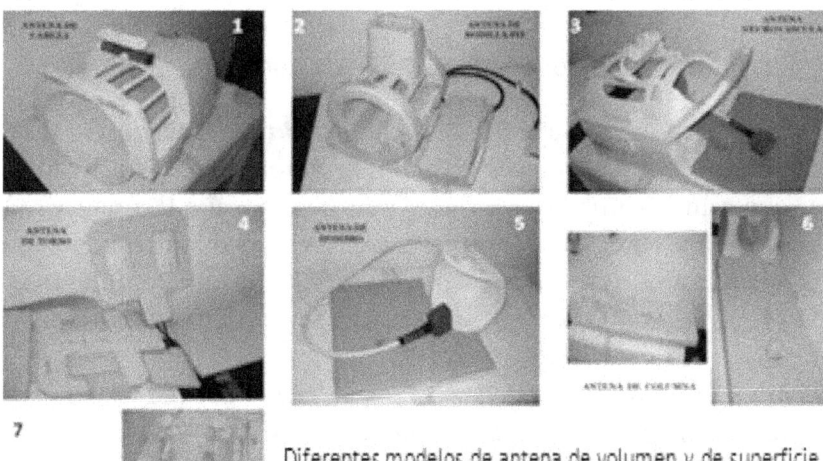

Diferentes modelos de antena de volumen y de superficie.
1.- Antena de cabeza; 2.- Antena de extremidades; 3.-
Antena neurovascular; 4.- Antena de torso; 5.- Antena de
hombro; 6.- Antena de columna; 7.- Antena dual y soporte
para la cabeza.

En lo relativo a la forma, las antenas suelen clasificarse en antenas de volumen y antenas de superficie.

Las **antenas de volumen**, como su nombre indica, van a envolver la zona a estudiar. Son antenas rígidas, que no resultan fáciles de colocar a pacientes muy gruesos, pero proporcionan una intensidad homogénea en todo el corte. Presentan un gran poder de penetración.

Las **antenas de superficie**, como su nombra indica, se van a colocar sobre la superficie de la zona a explorar. Su intensidad no es homogénea, disminuyendo a medida que aumenta la distancia a la antena y su poder de penetración es más pequeño resultando proporcional al diámetro de la antena, en una proporción de 2 a 3 (aproximadamente el 70%). Se utilizan para el estudio de pequeños volúmenes de tejido.

Las antenas de volumen, en función de la forma en que reciben la señal, se pueden clasificar en:

a) **Antenas lineales**: De diseño muy simple, detectan la señal en una sola dirección y no son capaces de extraer toda la información de la señal recibida.

b) **Antenas de cuadratura**: De diseño algo más complejo, detectan la señal en dos direcciones ortogonales y aprovechan toda la información contenida en la señal que recogen.

Mencionaremos, por último, las antenas *Phased-Array*. Se trata de varias antenas de superficie (receptoras), colocadas en un mismo soporte, que van a sumar sus señales para reconstruir la imagen. Cada uno de los elementos de la antena puede ser seleccionado en función de las necesidades del estudio. Su gran ventaja es que permite trabajar con FOV mayores a la par que lo hace sin perder la resolución espacial que tendría cada antena trabajando por separado.

Cuando se trabaja con antenas *phased-array* hay que mostrar especial cuidado en seleccionar exclusivamente las partes de la antena que sean necesarias para cubrir el campo que se desea estudiar. En caso contrario se originará el **artefacto por mal uso**, que estudiamos en el capítulo anterior.

Sala de control

Se encuentra situada al lado de la sala del imán y está comunicada con ésta por medio de una ventana de vidrio apantallado. Requiere una superficie aproximada de 10 metros cuadrados para albergar a todos sus elementos y al operador del equipo.

Recibe este nombre la zona de trabajo del técnico de RMN y alberga una serie de componentes, entre los que podemos destacar:

1. **La consola de trabajo**: Desde ella se realiza la programación de las exploraciones; en ella se recogen los datos, y a través de ella se puede mantener contacto oral con el paciente.

2. **El ordenador de control del sistema**: Aunque muy condicionado por el continuo desarrollo informático, podemos decir que comprende como mínimo dos equipos.

Uno de ellos, el ordenador principal, permite ejecutar el software de interface con el usuario y por tanto ejecutar todas las funciones del equipo; es decir, seleccionar y modificar parámetros, visualizar imágenes, archivarlas en distintos soportes, enviarlas a un PACS, a una impresora láser o a diferentes estaciones de trabajo remotas y realizar trabajos de posprocesado con la imagen.

El segundo es un potente ordenador, con varios microprocesadores, que se va a encargar de realizar todos los cálculos matemáticos de la transformación de Fourier, a partir de los datos recogidos en la antena receptora.

3. **Los dispositivos de archivo**: Las imágenes obtenidas se van a ir almacenando temporalmente en el disco duro del equipo, pero para su almacenamiento permanente se utilizan diferentes soportes de imagen (CD, DVD, MOD).

   A medida que se han ido implantando los Sistemas de Archivo y Comunicación de Imágenes (**PACS**), estos dispositivos han ido perdiendo utilidad con excepción de los casos en los que el paciente requiere aportar sus estudios de imagen para ser tratado en otro centro médico o precisa una segunda opinión. Cuando esto ocurre el soporte más utilizado es el CD o el DVD.

4. **La consola del inyector**: En ella se van a programar los volúmenes de contraste y las velocidades de perfusión en todos aquellos estudios en los que la inyección de contraste requiera la utilización de un inyector.

5. **La impresora láser**: Aunque cada vez más en desuso desde la universalización de los PACS, se utiliza en aquellos casos en los que las imágenes quieran ser registradas en soporte de acetato.

6. **Las estaciones de trabajo**: Aunque lo normal es que se encuentren en una sala distinta (sala de lectura o sala de informes) y próxima a la sala de control, hay centros en los que en ella podemos encontrar estaciones de trabajo para consultar estudios o realizar trabajos de posprocesado.

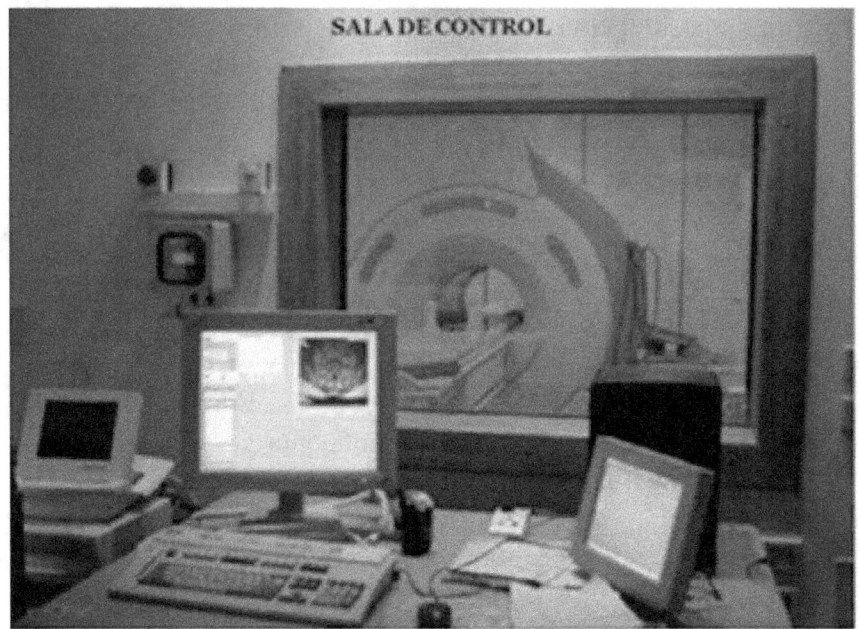

Equipo Signa 1,5 Teslas de General Electric

Podemos por tanto decir, a modo de resumen, que desde la consola de trabajo se controla todo el proceso de un estudio de RMN:

a) Se registran los datos y el **peso** del paciente.
b) Se monitorizan sus constantes.
c) Se mantiene contacto oral con él.
d) Se programan y envían las secuencias del estudio.
e) Se visualizan las imágenes obtenidas.
f) Se graban los estudios/se fotografían/se envían a un PACS u otros destinos.

Sala técnica

La sala técnica suele estar situada al lado de la sala del imán. Recibe este nombre porque es el lugar en el que se encuentran los **armarios técnicos**.

Requiere una superficie aproximada entre 10 y 12 metros cuadrados.

Es una zona de trabajo reservada, casi en exclusiva, a los Técnicos de Mantenimiento de los equipos. No obstante hay determinados controles que, aunque de manera esporádica, pueden ser realizados en ella por el operador del equipo de RMN (verificación de los valores de volumen y de presión del helio o comprobación de las temperaturas de entrada y salida del agua del circuito de refrigeración del compresor de helio, por ejemplo).

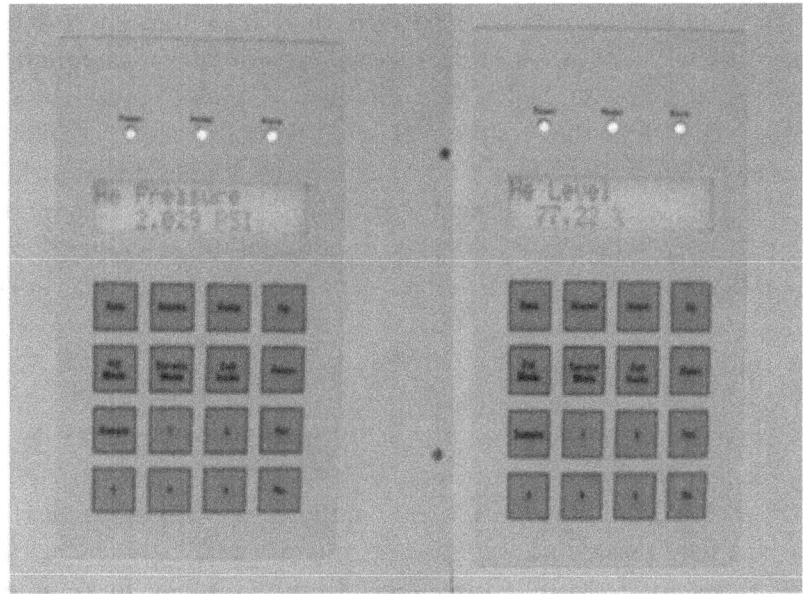

Presión y nivel del Helio en un equipo Signa de General Electric (GE)

¿Por qué es importante comprobar periódicamente los valores de presión y volumen de helio? A temperatura normal el helio se encuentra en estado gaseoso; pero en los equipos de RMN se mantiene en estado líquido gracias a un compresor que está funcionando permanentemente. Si el compresor se parara el helio comenzaría a evaporarse e iría saliendo al exterior a través de la chimenea de evacuación, situada en la parte superior del equipo de RMN. Sabríamos que el compresor ha dejado de funcionar porque dejaríamos de escuchar el ruido rítmico que se produce durante su funcionamiento.

La presión idónea del helio se mantiene estable gracias a que el compresor, en condiciones normales, no deja de funcionar en ningún momento. Si, debido a una avería, el compresor dejara de trabajar el helio se iría evaporando y sería evacuado al exterior. Si la avería fuera permanente habría que avisar al servicio técnico.

Si la presión llegara a descender por debajo del valor indicado por el fabricante habría que suspender las exploraciones. Por ejemplo, en el modelo Signa 1,5 Teslas de G.E. los valores normales son entre 2 y 4 unidades PSI (una Atmósfera de presión equivale a un Bar y un Bar a 14,50 PSI).

El volumen de helio se expresa en tantos por ciento. Con el tiempo es normal que el valor del mismo vaya disminuyendo; ahora bien, si bajara por debajo del 50 % no se debería trabajar ya que disminuiría la superconductividad de la bobina del imán y podría producirse una explosión del tanque que contiene el helio. Si se llegara a producir esta situación, el helio se liberaría de manera brusca y se distribuiría con rapidez por la sala de exploración. Sabemos que el helio no es inflamable pero se produciría un desplazamiento del oxígeno y el paciente podría fallecer por anoxia si no fuera sacado rápidamente de la sala del imán.

Los componentes más importantes que alberga la sala técnica son los siguientes:

1. **Armario de control**: Controla el imán principal y desde él se accede también al control del *shim*.
2. **Armario de los gradientes**: Contiene los elementos electrónicos para producir los gradientes magnéticos.
3. **Armario de radiofrecuencia**: Controla todos los elementos que participan en el sistema de RF.
4. **Armario del compresor**: Controla el correcto funcionamiento del compresor de Helio.
5. **Sistema de refrigeración del compresor de Helio**: Es un sistema de entrada y salida de agua, de tal forma que el agua entra y enfría el sistema y, a continuación, sale del mismo tras haber aumentado unos grados su temperatura.

La sala técnica, al igual que ocurría con la sala del imán, tiene unos requerimientos muy exigentes de control de la temperatura. Para garantizar un correcto funcionamiento de los componentes electrónicos que alberga, no debería superar los 21°C.

En las fotografías que se acompañan se pueden observar las rejillas de ventilación presentes en la parte posterior de los armarios y en el suelo.

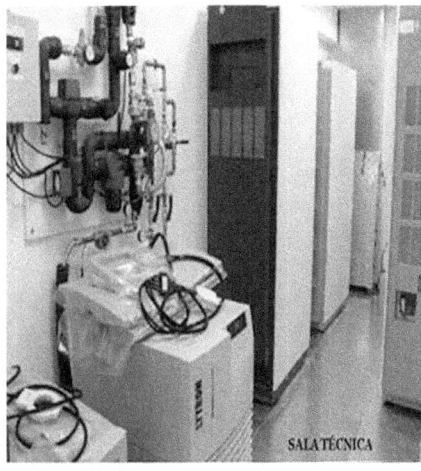 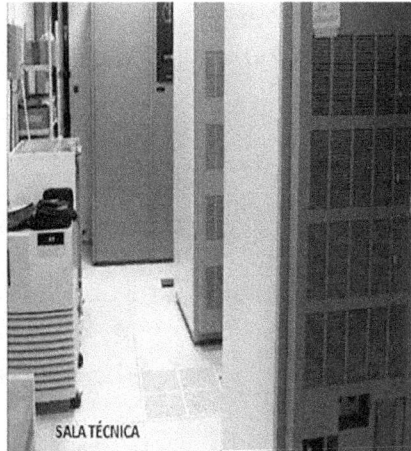

Vamos a finalizar el capítulo con una relación de las características técnicas de un equipo concreto de RMN. Corresponden al modelo 1,5 T Signa de G.E. y su elección se debe, única y exclusivamente, a que es el equipo instalado en la Unidad del HUGU a la cual yo pertenezco:

1. Imán superconductor de 1,5 T.
2. Sistema de refrigeración por Helio.
3. *Shielding* activo con una intensidad de gradiente de 23mT/m.
4. Antena de cuadratura de transmisión-recepción.
5. Sistema digital de RF con posibilidad de conectar antenas en *Phased-Array*.
6. Abertura del *gantry* de 55 cm.
7. Peso de 3.863 kg.
8. Ordenador *Octane Workstation* de *Silicon Graphics*.
9. Estándar de grabado de imágenes DICOM 3.0.

EL PACIENTE DE RESONANCIA MAGNÉTICA

CRONOLOGÍA DE UNA EXPLORACIÓN RMN

El objetivo de este pequeño capítulo es establecer los pasos sucesivos que acontecen en cualquier exploración de RMN. Haremos referencia a "lo que se ve" y a "lo que sabemos que ocurre". Con alguna pequeña variante, ésta podría ser una cronología sintetizada de lo que ocurre desde el momento en que un paciente acude a la unidad de RMN:

1. Recepción del paciente y valoración del tipo de exploración solicitada.
2. Confirmación de la cita en el Sistema de Información de Radiodiagnóstico (**RIS**).
3. Revisión del cuestionario de compatibilidad magnética y del consentimiento informado.
4. Información al paciente sobre todo aquello que se considere importante para la correcta realización de la exploración y, si fuera preciso, aclaración de las dudas que pudiera tener.
5. Selección del paciente en la *work list* (lista de trabajo) del equipo e introducción de sus datos en la consola.
   Hay que mostrar un especial cuidado en introducir el **peso exacto** del paciente, pues el equipo lo tendrá en cuenta para calcular la tasa de energía que puede absorber (**SAR**).
6. Selección, en la consola, del protocolo de estudio.
7. Selección de la antena que se va a utilizar.
8. Preparación del paciente: a) Desvestirse y despojarse de cualquier elemento metálico; b) Colocación de vía endovenosa si fuera preciso; c) Proveerle de tapones o cascos para reducir el ruido típico de las secuencias.
9. Colocación del paciente, con la antena situada en el isocentro del imán. Si fuera preciso para la realización del estudio se le colocarían los electrodos cardiacos o la membrana del *gating* respiratorio. Indicarle que se coloque los protectores acústicos y recordarle las instrucciones más importantes.

10. Alineación de los protones, paralelo y antiparalelo, con el campo magnético principal y precesión de los mismos a la frecuencia de resonancia o frecuencia de Larmor.
11. Ajuste automático del sistema.
12. Discriminación del pico del agua.
13. Sintonización de las antenas emisora y receptora (*Tuning*).
14. Ajuste de la frecuencia de transmisión y de la amplitud de RF (*Frequency*).
15. Ajuste del receptor (*Receiver*).
16. Envío de la secuencia localizadora 3 planos y obtención de las imágenes.
17. Sobre las imágenes obtenidas, planificación de la primera secuencia de estudio que estará potenciada en D, T1, T2, T2*...
18. Envío de la primera secuencia de estudio.
19. Estimulación de los protones y absorción de energía por parte de los mismos.
20. Emisión de energía durante la relajación de los núcleos de H.
21. Inducción de la señal en la bobina receptora /recogida del eco en la antena.
22. Almacenamiento de los datos crudos (*Raw data*) en el Espacio-K, transformación de Fourier y obtención de las imágenes.
23. Comprobación de la calidad de las imágenes: contraste, resolución, S/R, movimiento y otros artefactos.
    Si no tuviera la calidad deseada repetición de la secuencia tras haber modificado los parámetros necesarios y/o haber dado al paciente las instrucciones precisas.
24. Envío del resto de secuencias necesarias, en los distintos planos y potenciaciones, hasta completar la exploración.
25. En el caso de que se precisaran secuencias con contraste, inyección del mismo y envío de las nuevas secuencias.
26. Finalizado el estudio, retirar la vía intravenosa, recordarle que se retire los protectores acústicos y prestarle ayuda para incorporarse con suavidad y salir de la sala del imán.
27. Valoración de su estado, y si fuera preciso, acompañarlo al vestuario donde dejó la ropa y sus efectos personales.
28. Fotografiado de las imágenes, si así está establecido.
29. Archivo de las imágenes si, de igual manera, forma parte del protocolo del centro.

30. Envío del estudio al PACS y a otros destinos remotos, cuando se disponga de ellos.
31. Posprocesado de las imágenes desde una estación de trabajo.
32. Comprobación de que el estudio llegó al PACS, antes de borrar las imágenes del disco local.

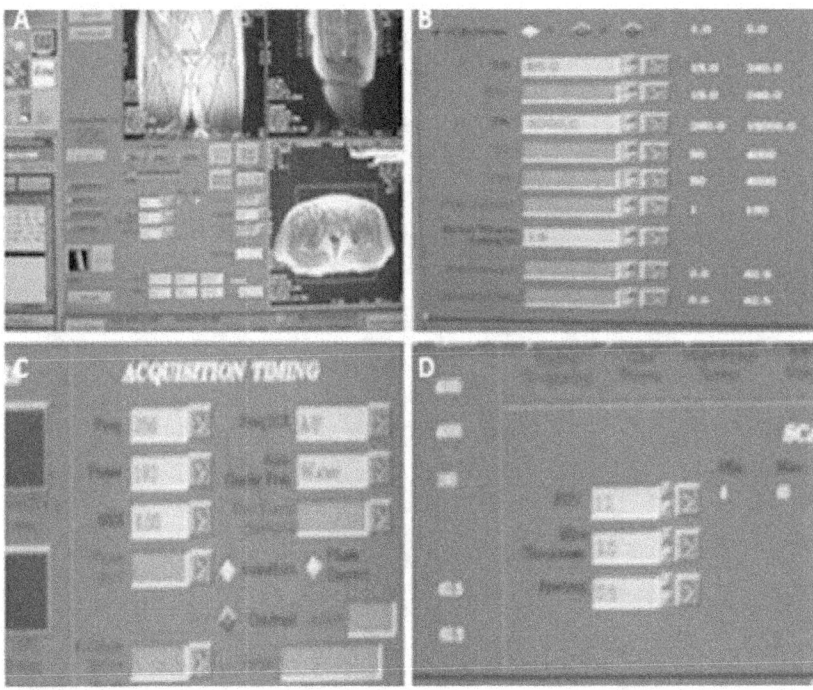

Programación de una secuencia: A.- Selección del plano; B.- Ajuste de TE, TR y ETL; C.- Selección de la Frecuencia, la Fase y el Nex; D.- Elección del FOV y del espesor y espacio entre cortes. Corresponde a un equipo modelo Signa 1,5 Teslas de General Electric.

ATENCIÓN AL PACIENTE EN RMN: PREPARACIÓN, CONSENTIMIENTO INFORMADO Y ENCUESTA DE COMPATIBILIDAD MAGNÉTICA

Antes de prescribir un estudio por RMN, el médico peticionario deberá tener un conocimiento exacto de aquellas circunstancias en las que la exploración puede estar contraindicada o requiera adoptar medidas de precaución. Esto ocurre en determinados estados fisiológicos, en algunas patologías y en pacientes portadores de materiales exógenos no compatibles con el campo magnético.

El facultativo ha de realizar una valoración especial en las siguientes situaciones:
- En casos de embarazo y lactancia.
- En pacientes con insuficiencia renal, cuando se trate de estudios con contraste.
- Cuando exista alergia al contraste, en estudios previos.
- Cuando el paciente porte prótesis y, en general, cualquier dispositivo metálico implantado

Por la misma razón, el médico peticionario no debe prescribir la exploración cuando el paciente sea portador de algún dispositivo que pueda ver alterado su funcionamiento por efecto del campo magnético. Como **norma general**, en los siguientes casos el uso de la resonancia magnética estaría contraindicado:
- Marcapasos cardiaco.
- Implantes cocleares.
- Clips de aneurismas cerebrales.

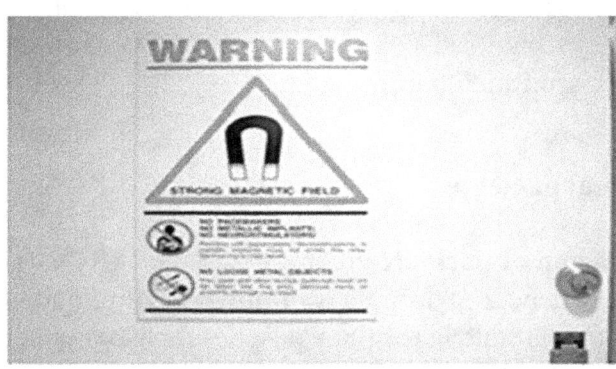

Aviso de seguridad en la puerta de entrada a la sala del imán

La excepción a la norma general viene de la mano de los avances en el uso de materiales compatibles con el campo magnético. Por ello, ciertos implantes en el oído interno y determinados clips cerebrales no suponen una incompatibilidad absoluta para los estudios de RMN.

Lo mismo cabe decir para algún modelo de marcapasos cardiaco. Los portadores de estos modelos pueden ser sometidos a la acción del campo magnético siempre que la exploración se realice bajo vigilancia cardiológica.

Los estudios de Resonancia Magnética no requieren de una **preparación** especial, pero si hay que seguir unas pautas que el paciente debe conocer. Aunque las normas pueden variar de unos centros a otros vamos a indicar las más importantes:

1. El paciente puede tomar su medicación habitual, previa a la exploración.

2. Cuando sea preciso que acuda a la exploración en ayunas se le indicará en el momento de facilitarle la cita.

   No es fácil ofrecer una pauta rígida, en cuanto al tiempo de ayuno previo a la exploración, habida cuenta de la variabilidad de estudios que pueden ser realizados. Ésta podría ser válida:

   a) Estudios sin contraste: No requieren preparación.

   b) Estudios contrastados: Ayuno durante las 4-6 horas anteriores al estudio.

   c) Exámenes pélvicos y abdominales: Ayuno durante las seis horas anteriores a la realización de la prueba.

3. Teniendo en cuenta la larga duración del estudio, entre 30 y 60 minutos, puede resultar conveniente que el paciente realice sus necesidades fisiológicas antes del comienzo de la exploración.

4. En los estudios que precisen el uso de contraste, o sean realizados bajo sedación o analgesia, el paciente deberá firmar un consentimiento informado.

Atención al paciente

La **atención al paciente** en un estudio de RMN variará a lo largo de la misma y deberá ir dirigida a informarle y tranquilizarle antes de la exploración, durante la misma y después de haber concluido ésta.

Antes de la exploración

Vamos a resumir las actuaciones más importantes que conformarían la atención al paciente de RMN, previas a la realización del estudio:

1. Ofrecerle una hoja o folleto explicativo en el que se describa con lenguaje comprensible el objetivo y las características de la exploración que se le va a realizar.

   Es muy importante cerciorarse de que el paciente entiende todo el proceso.

2. Darle la posibilidad de que formule las preguntas que le permitan despejar cualquier duda acerca del procedimiento a seguir.

3. Debe rellenar un cuestionario de seguridad sobre compatibilidad magnética y firmarlo como prueba de veracidad.

   Incluirá información acerca de su estado general, sobre si es portador de algún implante u objeto metálico, si ha sido sometido a cirugía, etc.

   Ser portador de un marcapasos cardiaco supone incompatibilidad absoluta para la realización de este tipo de exploración (con la excepción anteriormente mencionada).

   Clips para aneurismas cerebrales, implantes cocleares, neuro-estimuladores cerebrales o viejos *stents* vasculares pueden representar también una incompatibilidad absoluta. Dependerá de que el material implantado sea o no compatible con el campo magnético.

   Resulta importante, también, detectar si el paciente trabaja con materiales metálicos o ha estado expuesto a pequeños fragmentos metálicos, en especial en los ojos. En caso afirmativo conviene realizar, previamente, una radiografía de la órbita para descartar o confirmar la presencia de los mismos.

4. Tras haber sido convenientemente informado sobre los beneficios y riesgos del procedimiento y acerca de las alternativas diagnósticas al mismo, debe firmar el consentimiento informado para someterse a la exploración.

5. Conviene valorar su aspecto general, tanto física como psicológicamente, a fin de detectar las necesidades del paciente: si tiene autonomía de movimientos, si requiere ser acompañado durante la exploración, si presenta signos de ansiedad, si va a colaborar o no...

6. Se le debe proporcionar la intimidad necesaria para que pueda desprenderse de toda la ropa y de los objetos personales. Debe conservar, únicamente, la ropa interior y ponerse la bata que se le facilite.

    Es muy importante que se le advierta que debe despojarse de todos los objetos metálicos, sean o no ferromagnéticos, como anillos, cadenas, relojes, audífonos, prótesis dentales removibles u horquillas, por poner algunos ejemplos. La misma advertencia debe realizarse para cualquier soporte que contenga datos magnéticos, como es el caso de las tarjetas de crédito, pues por efecto del imán se perderían todos los datos.

    Sería recomendable que el paciente acudiera a la cita sin cosméticos, rímel o sombra de ojos que pueden contener metales y, por tanto, artefactar la imagen e incluso ocasionar quemaduras leves por efecto del depósito energético en la cara.

7. Por último, se le acompañará a la sala donde se va a realizar la exploración.

Durante la exploración

Mientras dura la exploración de RMN, y en función de cada paciente, convendrá estar atento a una serie de detalles:

1. Posicionar al paciente lo más cómodamente posible, lo que le ayudará a sobrellevar mejor la exploración y garantizará ausencia de movimientos durante la misma. Es muy importante recordar al paciente la necesidad de permanecer quieto mientras dura la exploración.

    Conviene indicar al paciente que desde el puesto de control se puede tener, en todo momento, contacto oral y visual con él.

2. Mantenerle informado sobre ciertos aspectos como, por ejemplo, el tiempo que resta para finalizar la exploración o el momento en que se procederá a inyectarle el medio de contraste.

3. Mantener con él comunicación visual y oral, mientras dure la exploración, para valorar su estado. Esta comunicación se torna más importante en los estudios con contraste intravenoso, una vez administrado, a fin de descartar cualquier reacción alérgica como prurito o dificultad respiratoria.

4. En pacientes claustrofóbicos o en estado de ansiedad y en pacientes pediátricos conviene adoptar medidas particulares, como permitir la presencia a su lado de un acompañante.

Después de la exploración

La atención al paciente en la Unidad de RMN no debe finalizar hasta que el paciente abandona la misma. Por esta razón conviene:

1. Prestarle ayuda para incorporarse de la mesa de exploración, pues debido a la larga duración del estudio puede presentar hipotensión postural, y para salir de la sala.
2. Ofrecerle ayuda para vestirse, proporcionándole en todo momento la intimidad necesaria.
3. Responder a cualquier pregunta sobre el desarrollo de la exploración y facilitarle la información que precise acerca del plazo en el que podrá disponer del informe del estudio.

Encuesta de compatibilidad magnética y C.I.

Como ya hemos indicado y debido a las características del potente campo magnético creado por el imán, antes de someterse a una exploración de RMN es conveniente tener una idea exacta de cualquier circunstancia que obligue a adoptar precauciones especiales o incluso a desaconsejarla.

Un primer filtro debería ser realizado por el facultativo que solicita el estudio. La presencia de marcapasos, el estado de gestación o patologías como la insuficiencia renal desaconsejarían, en una primera valoración, la solicitud de la exploración.

Pero no son estas las únicas situaciones que deben ponernos en "estado de alerta". Por esta razón, siempre que se realice una exploración de este tipo el paciente debe rellenar una encuesta, que podemos denominar de compatibilidad, cuya finalidad será confirmar o descartar la existencia de circunstancias que puedan poner en riesgo su salud y/o reducir la calidad de las imágenes obtenidas.

Los **formularios de compatibilidad** varían de unos centros a otros, pero el objetivo de todos ellos es el que hemos reseñado. Estas son las preguntas que no suelen faltar en ninguno de ellos:
- Si es portador de marcapasos cardiaco.

- En el caso de ser mujer, si está o no embarazada.
- Si sospecha si tiene virutas metálicas, especialmente en los ojos.
- Si es portador de elementos metálicos como metralla, clips cerebrales, clips aórticos o carotideos, neuroestimuladores cerebrales o prótesis.
- Si ha sido intervenido quirúrgicamente.
- Si es alérgico a algún medicamento o al contraste.
- Si padece insuficiencia renal.
- Si se le ha colocado alguna válvula cardiaca.
- Si porta prótesis de oído o prótesis oculares.
- Si utiliza dentadura postiza o audífono.
- Si tiene colocados tornillos, prótesis o placas.
- Si es portador de una bomba de insulina.
- Si presenta suturas metálicas.
- Si lleva tatuajes.
- En el caso de ser mujer, si lleva colocado un DIU.

La encuesta de compatibilidad ha de ser firmada por el paciente como prueba de que lo que ha reseñado en ella es veraz.

CUESTIONARIO (marcar con una cruz la respuesta que corresponde):	SI	NO	TIPO
Ha sido lesionado por un objeto/cuerpo extraño metálico (por ejemplo, bala, balín, metralla)			
Ha sufrido alguna vez una lesión causada por la introducción de un objeto metálico en el ojo (astillas o virutas metálicas, otros objetos metálicos)			
Tiene suturas metálicas o ganchos en piel??			
Marcapaso Cardíaco (o si lo tenido anteriormente)			
Un implante electrónico, mecánico o magnético de cualquier tipo			
Desfibrilador cardíaco implantado			
Pinza(s) para aneurisma (Clips)			
Válvula cardíaca artificial (prótesis)			
Neuroestimulador			
Bioestimulador			
Electrodo(s) o alambre(s) interno(s)			
Implante coclear, audífono o cualquier tipo de implante en el oído			
Cualquier tipo de espiral (coil), filtro o endoprótesis vascular, uretral o de otro tipo (stent)			
Bomba implantada de medicamentos (por ejemplo, insulina, Baclofen, quimioterapia, medicina para el dolor)			
Cualquier acceso intravenoso (por ejemplo, Broviac, Port-a-Cath, Hickman, PIC)			
Shunt intraventricular – espinal			

Algunas preguntas comunes de un cuestionario de compatibilidad magnética

Por otro lado, y desde luego siempre que la exploración se realice con contraste, el paciente deberá firmar el correspondiente **consentimiento informado (C.I.)**.

Hay autores que consideran que no es necesario realizar C.I. en RMN, incluso si se administra contraste intravenoso, debido al bajo riesgo de esta técnica. En todo caso es práctica habitual su realización.

El C.I. consiste en una explicación, al paciente, de los beneficios y riesgos del procedimiento recomendado para seguidamente solicitarle su autorización para ser sometido al mismo.

El C.I. que se realiza en RMN presenta las mismas características que los utilizados en otras exploraciones diagnósticas o terapéuticas:

- Debe ser voluntario.
- Debe contener información suficiente en cantidad y en calidad.
- El paciente debe tener capacidad para comprender la situación a la que se enfrenta, así como conocer las alternativas diagnósticas posibles.
- Se ha de entregar al paciente con tiempo suficiente para que pueda meditar su decisión o consultarla con sus allegados.
- Debe poder ser revocado, si el paciente así lo decide, con anterioridad a ser sometido a la exploración.

Las situaciones en las que podríamos prescindir del C.I. están reguladas normativamente:

- Urgencia vital.
- Grave peligro para la salud pública.
- Incompetencia del enfermo.
- Imperativo legal.
- Rechazo explícito de toda información por parte del paciente.

Muchas Unidades de Resonancia Magnética Nuclear, entre ellas la del Hospital Universitario de Guadalajara a la que yo pertenezco, utilizan un formulario que cumple una triple función:

1. Ofrece información al paciente sobre las características y circunstancias más relevantes de la exploración, así como las indicaciones que el paciente ha de seguir durante la misma.
2. Incluye la encuesta de compatibilidad.
3. Actúa, también, de consentimiento informado.

Al final del documento se requiere la firma de la persona que va a ser sometida a la exploración. Se trata de una práctica bastante extendida.

Izquierda: Consentimiento Informado
Derecha: Revocación de C. I.

BIOSEGURIDAD EN RMN

POSIBLES RIESGOS BIOLÓGICOS DE LA RMN

A pesar de no emitir radiaciones ionizantes, la RMN no está exenta de riesgos. Por desgracia, la literatura específica ha documentado algunas muertes y muchas lesiones graves producidas por la interacción del campo magnético con marcapasos, clips de aneurismas, balas de oxígeno o sillas de ruedas, por poner algunos ejemplos.

Como hemos visto a lo largo de estas páginas, en RMN son muchos los "elementos" que intervienen en el proceso y que en algunos casos interaccionan con el paciente. Todos ellos, manejados de forma correcta, pueden minimizar los hipotéticos riesgos biológicos que comportan, no sólo para el paciente sino para cualquier persona que intervenga en el mismo.

Estos son los elementos a los que hacemos referencia:
1. El campo magnético estático.
2. El campo magnético de los gradientes.
3. Los pulsos de radiofrecuencia.
4. El Helio (refrigerante).
5. El Gadolinio (medio de contraste).

En el caso de los tres primeros, a la hora de considerar el riesgo, es importante separar los efectos biológicos directos, producidos por su efecto sobre el organismo, de los efectos indirectos, debidos a accidentes.

Nosotros vamos a hacer mayor hincapié en los efectos directos pero dejando claro que, permanentemente, están sufriendo constantes revisiones por parte de diferentes organismos internacionales y sociedades científicas.

Riesgos relacionados con el campo magnético estático

1. Los campos magnéticos estáticos son los responsables de los denominados **potenciales de flujo**.

Los campos magnéticos estáticos desvían las cargas eléctricas en movimiento en direcciones opuestas en función de su signo. Debido a ello, en los vasos los iones positivos y los negativos se desplazan en sentidos contrarios dando lugar a una diferencia de potencial entre las paredes del vaso. Este mismo fenómeno podría afectar a la conducción nerviosa. Aunque los estudios no son concluyentes y muchos de ellos se han realizado en animales, podríamos situar en campos mayores de 3-4 Teslas el umbral para la aparición de cualquier tipo de anormalidad.

En efecto, en este tipo de campos magnéticos se han descrito leves alteraciones del electrocardiograma sin alteraciones hemodinámicas y mínimas afectaciones neurológicas.

2. El campo magnético atrae a los objetos ferromagnéticos, siendo la fuerza de atracción directamente proporcional a la inversa de la distancia al imán.

Por tanto, hay que mostrar un especial cuidado no sólo con los objetos metálicos que pueda portar el paciente, sino con todos aquellos que puedan ser introducidos en la sala del imán.

El término "**efecto mísil**" describe muy gráficamente lo que ocurre cuando, por descuido o negligencia, un objeto con susceptibilidad magnética positiva es introducido en la sala del imán.

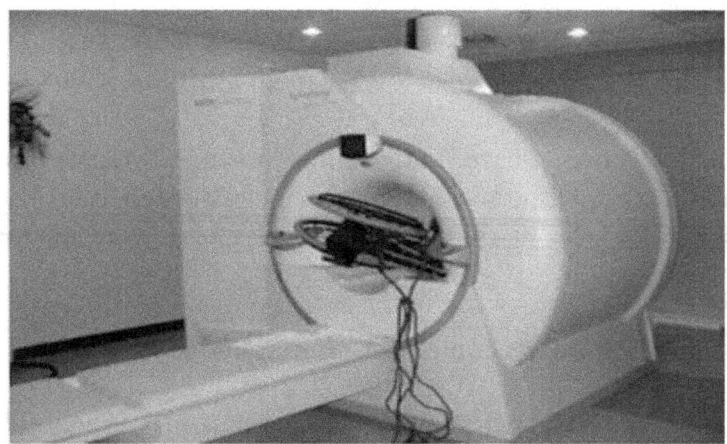

Efecto mísil: Por descuido o negligencia pueden producirse situaciones, como la de la imagen, en la que un objeto voluminoso (silla de ruedas) bloquea el orificio de entrada al imán.

3. El campo magnético estático va a producir, también, alteraciones en el funcionamiento de dispositivos electrónicos.

   Hay que tener cuidado de no introducir en la sala ningún dispositivo que pueda quedar alterado en su funcionamiento o inutilizado. Es el caso, por ejemplo, de los audífonos o las tarjetas de crédito.

Las formas de prevenir estos efectos ya han sido comentadas:
- Realizar una encuesta de compatibilidad magnética.
- Despojar al paciente de todo el material magnético.
- Usar siempre material compatible en el interior de la sala del imán.
- No realizar la exploración cuando exista cualquier duda acerca de la compatibilidad del material.

Riesgos relacionados con el campo magnético de los gradientes

Por tratarse de variaciones de campo magnético en el espacio y en el tiempo, los gradientes magnéticos pueden producir efectos biológicos.

Las variaciones en el espacio, según todos los estudios, carecen de interés cuando la acción es sobre cuerpos diamagnéticos como es el caso del organismo humano.

Sí son reseñables los efectos, de los campos magnéticos variables, en el tiempo pues pueden dar lugar a corrientes eléctricas inducidas, denominadas **corrientes de Eddy**. Esta sería la primera consecuencia de los campos magnéticos variables.

Las corrientes de Eddy producen variaciones locales de campo magnético y terminan por artefactar la imagen (artefactos de Eddy). Cuando la corriente inducida es lo suficientemente alta puede dar lugar, asimismo, a potenciales de acción.

Conviene advertir a los pacientes para que no crucen los brazos y los pies durante la exploración, para evitar formar circuitos en el propio cuerpo (*body loops*).

El efecto más importante de las corrientes inducidas, por bobinas de gradiente, es la estimulación de nervios periféricos que puede llegar a producir **contracciones musculares**.

En secuencias EPI, con valores de *Slew Rate* muy altos, pueden producirse palpitaciones y **hormigueos**.

En campos magnéticos superiores a los utilizados en la práctica clínica se ha descrito la aparición de sensaciones luminosas en la retina (**magnetofosfenos**) y sensaciones de vértigo y nauseas.

Una segunda consecuencia de los campos magnéticos variables son las **fuerzas electromotrices inducidas**, producidas por la entrada y salida de los gradientes.

Estas fuerzas generan vibraciones que son las responsables del típico **ruido** de las secuencias de RMN. La intensidad normal oscila entre los 65 y los 95 decibelios, pero pueden alcanzarse intensidades próximas a los 130 dB (aproximadamente, el nivel de ruido que produce un avión cuando despega).

Se han descrito algunos casos de sordera transitoria, por lo que resulta recomendable el uso de protectores para los oídos (tapones o auriculares) en todos los estudios de RMN.

Riesgos relacionados con los pulsos de RF

La emisión de pulsos de RF supone la absorción de energía por parte del tejido biológico. Por esta razón, el primero y más importante efecto biológico producido por los pulsos de RF es el **depósito calórico**.

La tasa de absorción de energía por unidad de peso, como consecuencia de los pulsos de radiofrecuencia, recibe el nombre de **SAR** (*Specific Absortion Rate*). Se expresa en W/kg.

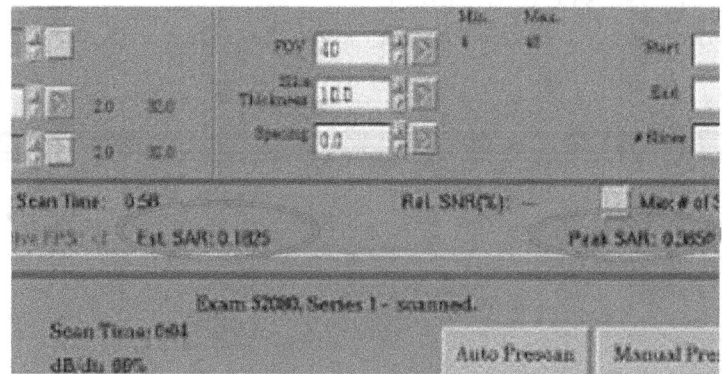

Durante un estudio RMN el equipo ofrece información de los valores medio (izquierda) y máximo del SAR (derecha)

Los equipos de RMN, durante una exploración, tienen en cuenta dos valores de SAR. Por un lado, la media de SAR en todo el organismo y por otro, el valor máximo de SAR en un tejido.

La absorción de energía, y en definitiva el SAR, va a depender de la intensidad del campo magnético. Cuanto mayor sea éste mayor será la frecuencia de precesión de los núcleos de H, mayor la frecuencia de los pulsos emitidos y mayor la absorción de energía y el depósito calórico.

Normalmente se admite que, en cualquier exploración de RMN, el depósito calórico nunca debe sobrepasar el equivalente al metabolismo basal en reposo (1,5 W/kg).

No se han detectado aumentos de temperatura superiores a 0,5°C.

Conviene tener en cuenta, también, la posibilidad de que se produzcan quemaduras en pequeñas zonas de contacto con el cuerpo, como por ejemplo en las manos. Son los denominados "**puntos calientes**". Se pueden prevenir separando las manos del cuerpo utilizando para ello, si fuera necesario, almohadillas no conductoras; no cruzando los pies y las manos, y separando los muslos.

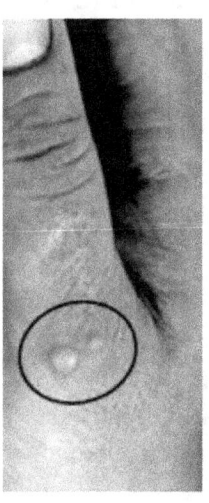

Quemaduras por contacto durante una exploración de columna lumbar. Durante la misma, el borde interno de la mano permaneció pegado al borde externo del muslo.

A la hora de limitar el SAR siempre será más fácil lograrlo en secuencias GRE que en secuencias SE. Recordemos que en las secuencias SE además de los pulsos de excitación se utilizan pulsos de RF para refasar los núcleos de H y obtener los ecos, y en muchos casos para saturar la grasa (secuencias FAT-SAT).

Todos los equipos de RMN disponen de un sistema automático de limitación del depósito calórico que impide programar una secuencia si ésta sobrepasa el SAR.

Aunque el equipo pueda "prohibir" la realización de alguna secuencia, porque se haya superado el valor de SAR recomendado, existen situaciones en las que el valor máximo de SAR nunca debería ser sobrepasado. Entre ellas destacaremos los casos en los que el paciente presente fiebre, falta de consciencia o cardiopatía severa.

En los casos descritos y, en todos aquellos en los que queramos alejarnos de los valores máximos, tenemos la posibilidad de disminuir el SAR. Para ello, podemos aumentar el TR, disminuir el número de cortes, disminuir el ángulo de inclinación, no colocar bandas de saturación o aumentar el espesor del corte, entre otras actuaciones posibles.

Riesgos relacionados con los refrigerantes

Los imanes superconductivos utilizan He líquido como refrigerante para que la corriente eléctrica circule sin resistencia por el hilo conductor.

El helio realiza esta función a una temperatura de $0°K$ ($-273°C$). A dicha temperatura el helio permanece en estado líquido.

El punto de ebullición del helio líquido se encuentra a $4,14 °K$ (aproximadamente a $-269°C$) por lo que por encima de esta temperatura pasaría a He gas aumentando su volumen unas 760 veces.

En el caso de que este hecho se produjera la presión del gas, en el recipiente que lo contiene (**criostato**), sería tan alta que sería preciso liberar gas rápidamente hasta descomprimir el recipiente. La salida del helio gas se realizaría a través de una válvula de seguridad.

Cuando tiene lugar una evaporación brusca del helio y su evacuación al exterior, a través de una válvula de seguridad, se dice que se ha producido un *QUENCH*.

Todos los equipos de RMN refrigerados por He tienen previsto un dispositivo para la salida del gas hacia arriba y al exterior. El diseño arquitectónico de estos imanes incluye una chimenea acoplada al equipo que dirige el gas al exterior y hacia el punto más alto del edificio en el que se encuentra instalado.

El *Quench* puede ocurrir de forma accidental o puede ser provocado:

1. Si se produjera un descenso significativo del nivel de helio líquido, el helio no realizaría correctamente su función y el conductor comenzaría a calentarse. Se produciría, por ello, una pérdida de la superconductividad. Además, el calor generado aumentaría la temperatura del helio, de manera que si superara su punto de ebullición se transformaría en gas y aumentaría de volumen, haciendo necesaria su evacuación.

   Estaríamos ante una situación de *quench* **accidenta**l en el que la evacuación del helio vendría provocada por una pérdida brusca de la superconductividad.

2. Desgraciadamente se producen situaciones en las que, por no seguir los protocolos de trabajo establecidos y los procedimientos de seguridad, un objeto pesado o voluminoso puede quedar pegado al imán resultando imposible su retirada debido a la fuerza de atracción ejercida por el imán sobre el objeto. Pero podría ser más grave todavía si el objeto atraído atrapara a cualquier persona contra el imán u obstruyera el orificio del mismo.

   En este caso habría que provocar una pérdida de la superconductividad; es decir, habría que bajar el campo magnético.

   En el primero de los casos, objeto pegado al imán, se realizaría una bajada del campo gradual hasta que el objeto pudiera ser retirado sin problemas. El proceso sería realizado por personal cualificado de la empresa tecnológica fabricante del equipo.

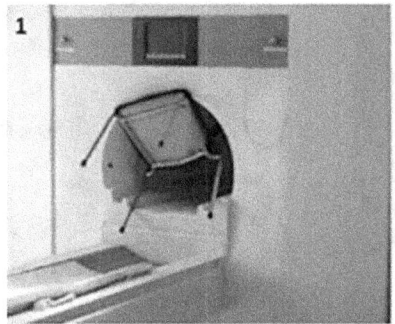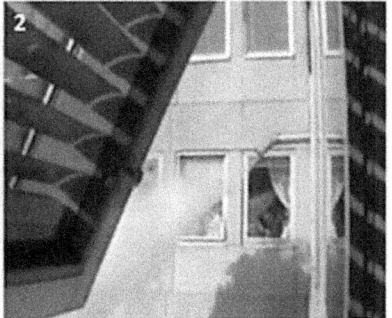

QUENCH: 1.- Objeto obstruyendo el orificio del equipo de RMN; 2.- Salida del Helio por la chimenea tras provocar un Quench.

En el segundo caso, en el que existe riesgo para las personas, habría que bajar el campo magnético de manera brusca y sin ningún tipo de control. Bastaría con pulsar una de las "**setas**" de bajada de campo que se encuentran en las paredes del interior de la sala. Interruptores que están protegidos por una tapa para que no puedan ser accionados de forma accidental.

En ambos casos estaríamos ante un *quench* **provocado**.

En caso de incendio habría que provocar un *quench* siempre que existiera riesgo de propagación del mismo a la sala del imán. Todas las unidades de RMN disponen de extintores antimagnéticos para este fin.

Con el fin de evitar algún tipo de accidente, siempre que se produzca un *quench* habrá que proceder a evacuar la sala del imán.

Después de un *quench* hay que reponer el nivel de He en su contenedor y realizar una valoración del estado de homogeneidad del campo magnético.

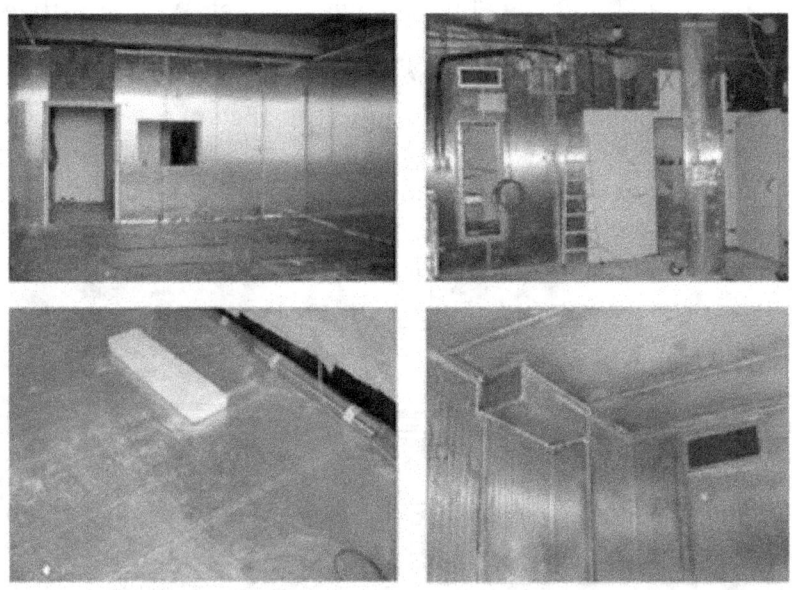

Diferentes fases de la construcción de una Jaula de Faraday

El helio es incoloro, inodoro e insípido y puede producir, por contacto e inhalación, congelación y asfixia.

Nunca habría que descartar la posibilidad de que el helio gas entrara en la sala del imán. Si esto llegara a ocurrir, al ser menos pesado que el aire, el helio ascendería a la parte alta de la sala desplazando al oxígeno.

La mayoría de las salas con imanes superconductivos cuentan con un detector, situado en el techo, que mide la concentración de oxígeno en la sala y que se dispararía en cuanto disminuyera su concentración.

El desplazamiento del oxígeno por el helio se produciría antes de que éste pudiera respirarse, por lo que a la mayor brevedad habría que sacar al paciente de la sala y proceder a ventilar ésta.

Riesgos relacionados con el gadolinio

Hasta hace poco menos de una década los únicos riesgos asociados al uso del gadolinio, como medio de contraste utilizado en RMN, eran las reacciones alérgicas, generalmente, de carácter leve como vómitos o nauseas.

Las reacciones alérgicas se ha demostrado que son más frecuentes en pacientes que han presentado, previamente, algún episodio de alergia a los contrastes iodados. Estos pacientes junto a pacientes con asma y a pacientes alérgicos, en general, se considera que tienen mayor probabilidad de sufrir una reacción adversa. En ocasiones se les somete a una premedicación antes de realizar la exploración.

Además de su eliminación normal, los contrastes de gadolinio se eliminan por las secreciones de la mama durante las 24 horas siguientes a su inyección. Este hecho debe ser tenido en cuenta en las exploraciones realizadas a mujeres lactantes.

Está demostrado, asimismo, que los contrastes de gadolinio atraviesan la placenta. Por esta razón, si se realizara un estudio de RMN a una mujer en estado de gestación no se le debería introducir contraste.

De unos años a esta parte, las reacciones alérgicas han dejado de ser el único riesgo de los agentes de contraste que contienen gadolinio pues se los vincula con una enfermedad nueva denominada **Fibrosis Sistémica Nefrogénica**, que se manifiesta en pacientes con historia previa de insuficiencia renal. Como ya dijimos, cuando estudiamos los contrastes, la **FSN** provoca cicatrización o fibrosis de la piel y de los órganos y al día de hoy no existe un tratamiento efectivo para ella.

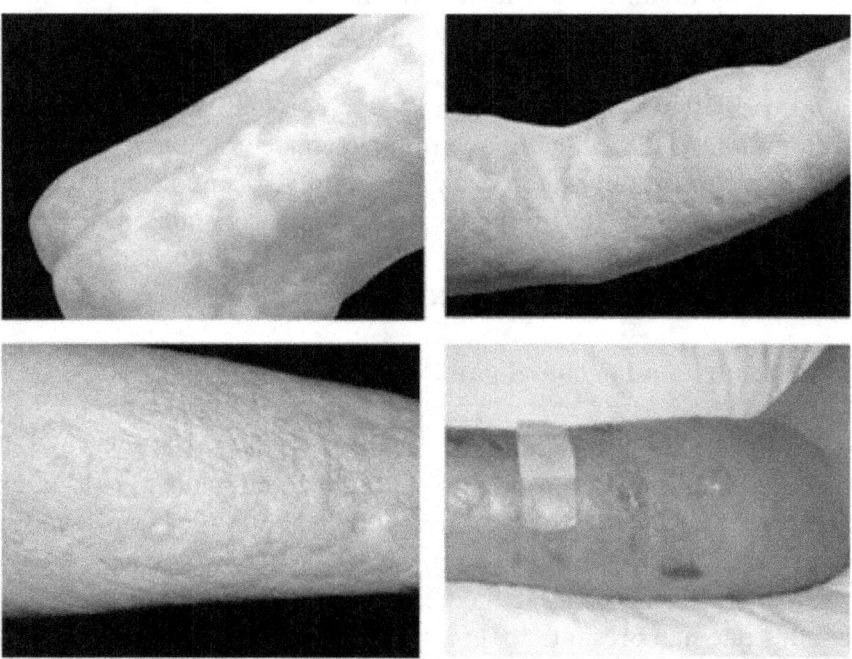

Edema, induración, eritema y engrosamiento de la piel en pacientes afectos de FSN

Embarazo y resonancia magnética

No existen evidencias de que la RMN incida de forma negativa en el embarazo (provocando abortos o acortando el periodo de gestación) o en el feto (produciendo malformaciones).

A pesar de ello, la RMN a mujeres gestantes se debe realizar exclusivamente cuando su estado de salud no permita esperar a realizarla después del parto o cuando se sospechen malformaciones o patologías en el feto. En estos casos la decisión se deberá tomar tras haber realizado un **balance riesgo/beneficio** y resultaría aconsejable obtener un consentimiento firmado por la paciente en el que, conociendo los beneficios y riesgos de la exploración, manifieste su deseo expreso de someterse a la misma.

En cuanto a las trabajadoras, de una Unidad de RMN, que se encuentren embarazadas el criterio general es que pueden desarrollar todas sus funciones a excepción de permanecer en el interior de la sala del imán mientras se produce la adquisición de la imagen.

Si no existe riesgo, ¿porqué tantas precauciones? Existe un consenso a nivel mundial de no abusar de pruebas innecesarias durante el embarazo, por precaución ante posibles efectos aún no conocidos.

En el caso de mujeres lactantes, como ya hemos comentado, la única precaución ha de ser la no utilización de gadolinio al realizar el estudio. Si no fuera posible y se inyectara contraste, se recomienda suspender la lactancia el día siguiente de la exploración.

La conclusión que deberíamos obtener sería que en las exploraciones por RMN se debe actuar con la misma precaución que lo hacemos en exploraciones radiológicas; es decir, mostrar un especial cuidado durante el primer trimestre del embarazo.

PROTOCOLOS DE SEGURIDAD EN RMN: PRECAUCIONES, CONTRAINDICACIONES E INCOMPATIBILIDADES

En el capítulo anterior hemos valorado los posibles riesgos biológicos asociados a las técnicas de RMN. En éste vamos a estudiar los riesgos que conllevan este tipo de técnicas y más concretamente, su efecto sobre los objetos metálicos.

Las instalaciones de RMN representan un **riesgo potencial** no sólo para los pacientes, sino también para los acompañantes, el personal sanitario y cuantas personas tengan contacto con el equipo de manera ocasional.

Los protocolos o los procedimientos de trabajo tienen como objetivo evitar lesiones y accidentes a las personas que entran en contacto con el equipo de resonancia. Para ello, es imprescindible conocer los efectos de los campos magnéticos y de los campos de radiofrecuencia con ciertos objetos metálicos y seguir unos procedimientos de seguridad.

Zonas permitidas y restringidas en RMN

Para garantizar la seguridad en una Unidad de RMN se necesita la implicación y participación activa de todo el personal adscrito a la misma. Esta participación requiere, en primer lugar y fundamentalmente, un conocimiento preciso de las distintas zonas y de las restricciones de paso y permanencia en las mismas.

Generalmente se admite que en toda instalación de RMN existen cuatro zonas:

1. **Zona I**: Es una zona que no requiere control, por lo que podríamos clasificarla como de libre acceso.
   Por ella, podría circular cualquier persona. Incluiría por ejemplo, salas de informe, salas de espera o aseos.

2. **Zona II**: Sería una zona intermedia entre la de libre acceso y aquellas otras que requieren un control estricto (Zonas III y IV).
   Por ella se podría mover el paciente siempre bajo el control del personal de RMN. Podríamos incluir en ella, las cabinas donde se desvisten los pacientes y las salas de preparación (cuestionario, vía…).

3. **Zona III**: Se trata de una zona controlada y de acceso restringido.

   Existe riesgo de interacción del imán con las personas y debe estar prohibido el acceso al público incluyendo al personal administrativo y al personal sanitario que no pertenezca a la Unidad. Su control debe ejercerlo el personal de RMN.

   La **línea de 5 Gauss** marcará la separación entre esta zona y la zona IV.

4. **Zona IV**: Es la sala de exploración en la que está situado el imán. Es una zona controlada y de acceso restringido al personal que va a realizar el estudio (Técnico) o va a participar en él (Celador, DUE, Radiólogo, Anestesista).

   Debe de estar señalada como potencialmente peligrosa y debe existir una luz permanentemente encendida como indicador de que el imán está funcionando (conviene recordar que en los imanes superconductivos el campo magnético siempre está presente aunque no se esté realizando una exploración).

Clasificación de los objetos en RMN

La restricción a la zona IV hay que hacerla extensiva a los materiales que entran en la sala.

Hasta hace unos pocos años cuando analizábamos los materiales, desde el punto de vista de su interacción con el campo magnético del imán, los clasificábamos en **compatibles** y **no compatibles**.

Pero, objetos seguros (compatibles) en campos bajos pueden no serlo en campos más elevados o tener comportamientos diferentes cuando se utilizan gradientes distintos. Debido a ello, la "vieja" clasificación ha sido revisada y actualmente se distinguen tres tipos distintos de materiales:

1. Objetos que ofrecen una completa seguridad o **MR-Seguros**: No presentan componentes metálicos y por tanto no son conductivos. Serían los materiales plásticos.

2. Objetos que ofrecen una seguridad condicionada o **MR-Condicionales**: Son seguros en determinadas condiciones que han sido testadas.

3. Objetos no seguros o **MR-No Seguros**: Incluiría todos los materiales que en presencia de un campo magnético pueden pro-

vocar lesiones debido a su peligrosidad. Serían los materiales ferromagnéticos.

Centrándonos en la seguridad de los materiales metálicos hay que tener en cuenta que éstos, en el entorno de la RMN, además de ser atraídos o desplazados de su ubicación por efecto del campo magnético principal, pueden inducir corrientes eléctricas a causa de los gradientes magnéticos y sufrir calentamiento por efecto de los pulsos de RF.

Hacemos hincapié en ello porque existe una tendencia a considerar la compatibilidad de un material metálico en función, únicamente, de que sea o no atraído por el imán. Debemos, por tanto, tener en cuenta las tres características que hemos mencionado.

Debido a los apantallamientos (*shielding*) activos de los modernos equipos de RMN, el efecto de atracción del imán queda reducido a distancias muy cortas al mismo. Aún así multitud de objetos metálicos, pequeños y grandes, suponen un riesgo importante si se introducen por olvido o negligencia en la sala del imán. Podríamos ofrecer múltiples ejemplos, pero bastará con citar algunos de fácil comprensión como tijeras, fonendos, sillas de ruedas, balas de oxígeno o camillas.

La buena práctica consistirá, por tanto, en que todo el personal sanitario que entre a la sala del imán se despoje previamente de todos los elementos metálicos que porte, incluidos los diamagnéticos. Este hecho, que no suele suponer ningún problema para los trabajadores de la Unidad, adquiere una mayor importancia cuando se trata de personal sanitario ajeno a la misma. En estos casos habrá que explicarles detalladamente todas las normas de seguridad de RMN y verificar que las entienden y las siguen. En particular, *exponerles concienzudamente que en los imanes superconductivos el campo magnético siempre está activo aunque "no escuchemos ruido"*. El mismo proceder habrá que seguir cuando se trate de personal no sanitario (mantenimiento, personal de limpieza, familiares de pacientes).

Obviamente el material diamagnético podría entrar en la sala del imán pero, para evitar cualquier tipo de accidente, es mucho más efectivo adquirir el hábito de dejar fuera de la sala de exploración todo el material metálico, independientemente de su susceptibilidad magnética.

En muchas unidades de RMN, se suele utilizar un imán "casero" para comprobar si el material metálico es o no compatible. Este método no deja de ser aproximativo, puesto que el campo magnético del imán es muchísimo mayor y el comportamiento de los materiales metálicos puede no ser el mismo ante el imán manual y el imán del equipo.

Seguridad del paciente

El acceso de los pacientes a la sala del imán o zona IV se controlará a partir de los datos del cuestionario de compatibilidad que previamente habrán rellenado. No nos vamos a detener en el contenido del mismo, pues ya lo conocemos por capítulos precedentes. Dicho cuestionario nos aportará información sobre los elementos metálicos que pueda portar y sobre su compatibilidad. Con ello descartaremos que sea portador de algún elemento metálico que pueda ser atraído o desviado por el campo magnético.

Pero no debemos olvidar los posibles efectos adversos de los gradientes magnéticos y de los pulsos de radiofrecuencia.

Para evitar las corrientes inducidas, producidas por efecto de los campos magnéticos variables, habremos de tener mucho cuidado con la colocación del paciente y deberemos darle instrucciones precisas para que evite formar circuitos corporales. Será importante, también, comprobar que los cables de las antenas están en perfecto estado, a la vez que separados del paciente.

El calentamiento producido por los pulsos de RF, al incidir sobre materiales metálicos, sólo se producirá cuando el elemento metálico se encuentre incluido en el campo de acción de la antena emisora.

En el caso de que el paciente fuera portador de materiales de esta naturaleza podría producirse calentamiento de la zona e incluso, como ya sabemos, llegar a sufrir quemaduras. En tal situación habría que reducir el SAR, por cualquiera de los métodos que hemos estudiado. Una buena manera sería sustituir, en la medida de lo posible, secuencias SE por secuencias GRE para reducir la cantidad de energía absorbida por el material metálico. Pero, como las secuencias GRE son más sensibles a los artefactos de susceptibilidad magnética, se trata más de una solución teórica que práctica.

Por todo ello, y aunque todos los efectos adversos no pueden ser evitados, es muy importante recordar al paciente una serie de pautas que debe seguir encarecidamente mientras dura el estudio. Colocarse los protectores acústicos y no quitárselos durante la exploración, no tocar las paredes del imán y no cruzar las manos ni las piernas, deberían formar parte de ellas.

Aunque en capítulos anteriores ya hemos hecho referencia a cómo ha de ser la actuación en RMN ante la presencia de material no compatible, vamos a analizar ahora con más detalle cual ha de ser el comportamiento ante la posibilidad de que el paciente sea portador de material biomédico:

1. **Neuroestimuladores cerebrales**: Muchos pacientes con trastornos del movimiento son sometidos a exploraciones de RMN tras sufrir un infarto o una hemorragia cerebral o para comprobar la ubicación de los electrodos.

   Desde el punto de vista de la seguridad, el problema estriba en el calentamiento de los electrodos debido a los pulsos de RF. Si se siguen los consejos de la guía de seguridad para neuroestimuladores y las instrucciones del fabricante, y se utiliza la antena de cabeza como transmisora y receptora en lugar de la antena de cuerpo, estos pacientes pueden ser estudiados por RMN.

2. **Prótesis valvulares cardiacas**: Todas las existentes en el mercado han sido testadas en equipos de alto campo (1,5 y 3 Teslas) con resultado positivo. Está demostrado que la atracción ejercida sobre ellas por el campo magnético es mucho menor que la fuerza que ejerce el corazón. Esto las convierte en seguras en los estudios de RMN.

3. **Filtros y *stents***: Suelen estar construidos con materiales metálicos diamagnéticos, como el platino o el titanio, o con materiales débilmente ferromagnéticos.

   Cuando se trata de material diamagnético el paciente puede ser estudiado inmediatamente tras su colocación.

En el caso de materiales con susceptibilidad magnética positiva conviene esperar un par de meses desde su colocación hasta la realización de la exploración.

4. **Marcapasos**: Es el ejemplo típico de contraindicación absoluta en RMN. Como norma general, sigue siendo válida. Pero, como ya hemos indicado, existe algún tipo de marcapasos que permite la exploración en altos campos magnéticos, siempre que se realice bajo el estricto control de un cardiólogo.

5. **Clips aneurismáticos cerebrales**: Los pacientes portadores no deben someterse a estudios de RMN salvo que se tenga absoluta certeza de la compatibilidad del material. Si existen dudas de si el paciente porta un clip de estas características, antes de someterle al campo magnético, conviene realizarle primero una radiografía de cráneo.

Tanto la seguridad como los efectos biológicos de la RMN han recibido, fundamentalmente en la última década, un extenso tratamiento en la literatura médica. También es posible encontrar información relacionada en algunas web, de las que daremos cuenta en la bibliografía que cerrará el libro. En todo caso, siempre resulta recomendable disponer de guías sobre materiales compatibles así como consultar los informes médicos que pueda aportar el paciente. Por último, siempre aplicar la máxima de que ante la duda de compatibilidad no se debe realizar la exploración.

SU USO EN LA PRÁCTICA MÉDICA

APORTACIONES Y DESVENTAJAS

Aunque la primera imagen por RMN se obtuvo en 1977, hasta principios de la década de los ochenta no se realizaron los primeros estudios clínicos con esta técnica. De muchas de las ventajas que aportaba, al diagnóstico médico, se tuvo conciencia en aquellos primeros años. El paso del tiempo y la evolución de la tecnología utilizada han añadido otras más. Vamos a describir unas y otras:

1. Lo primero que la distingue de otras técnicas empleadas en Diagnóstico por Imagen es el no utilizar radiación ionizante, lo que la convierte en una técnica más segura desde el punto de vista de la protección radiológica.

   Aunque no podemos decir que se trate de una técnica completamente inocua, muchos autores se refieren a ella como una técnica **no iatrogénica**.

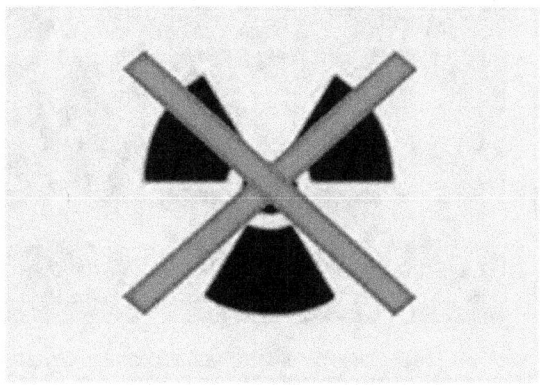

Aunque no está exenta de riesgos, la RMN no trabaja con radiaciones ionizantes.

2. Una de sus mayores aportaciones es que se pueden obtener imágenes, de manera directa, en el plano que elijamos y sin tener que cambiar de posición al paciente.

   Recordemos que en la técnica TC las imágenes se obtienen en el plano axial y luego, por reconstrucción, en los planos sagital y coronal.

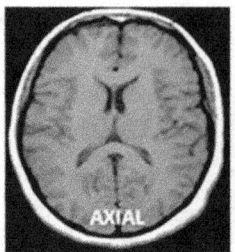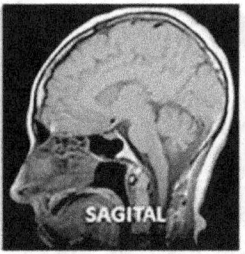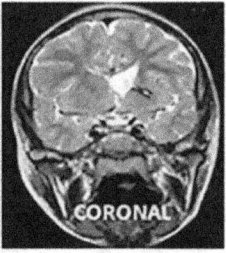

La tomografía por RMN permite obtener imágenes directas en las tres direcciones del espacio sin necesidad de mover al paciente.

3. Se trata de una **técnica no invasiva** que va a permitir estudiar la médula espinal y las vías biliares sin utilizar agentes de contraste. Se constituye de esta forma en técnica sustitutiva de la mielografía y de la colangiografía convencionales.

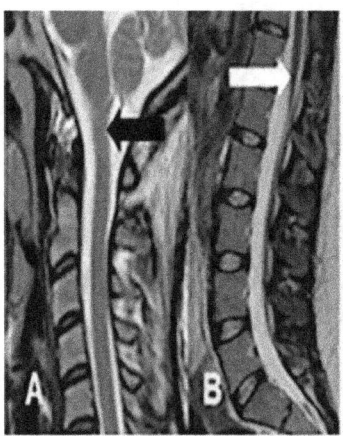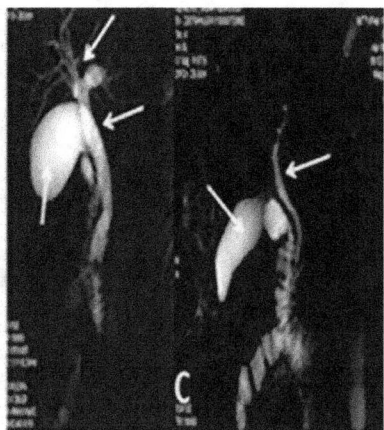

A y B.- Médula espinal (flechas) en cortes sagitales de la columna cervical y lumbar, respectivamente; C.- Dos vistas diferentes de la vesícula y de las vías biliares (flechas) en una Colangiografía por Resonancia Magnética.

4. Mayor discriminación tisular en el estudio de los tejidos blandos.

    El alto contraste que se obtiene en el estudio de las partes blandas es mucho mayor que en la TC. Ello es debido a que el contraste en la imagen RMN se obtiene a partir de las diferencias de D, T1 y T2 que existen entre los distintos tejidos; diferencias que alcanzan el 20-30% entre unos tejidos y otros.

En la TC, en cambio, el contraste entre los tejidos va a depender de los coeficientes de atenuación de la radiación X en esos tejidos, siendo las diferencias entre ellos, porcentualmente, mucho menos importantes.

Podría considerarse la mayor aportación de la RMN a la imagen diagnóstica.

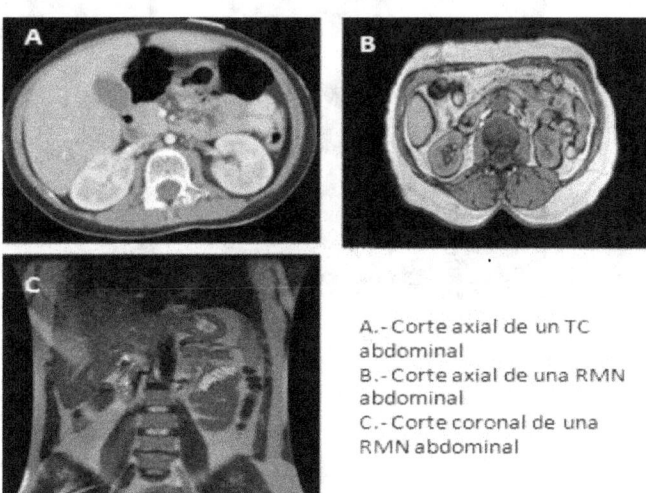

A.- Corte axial de un TC abdominal
B.- Corte axial de una RMN abdominal
C.- Corte coronal de una RMN abdominal

5. Sustituye a la artrografía convencional permitiendo estudiar la patología articular de una forma no invasiva.

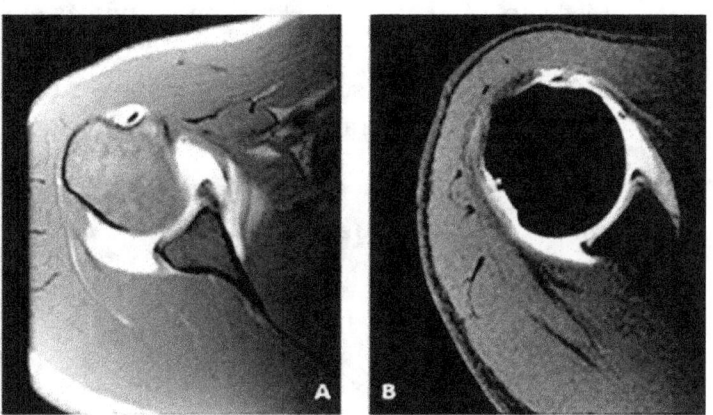

Artrografía RMN: A.- Sin saturación grasa; B.- Con saturación grasa.

6. Es una técnica muy sensible a los cambios patológicos.

   Como norma general, en cualquier patología se produce un aumento del agua intersticial. Ello comporta un aumento del T1 y del T2 del tejido y por tanto un cambio en el contraste de la imagen, que será más apreciable en imágenes potenciadas en T2 donde los líquidos aparecen con aumento de señal.

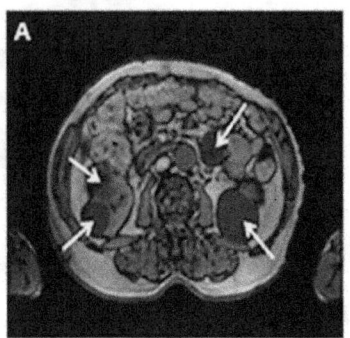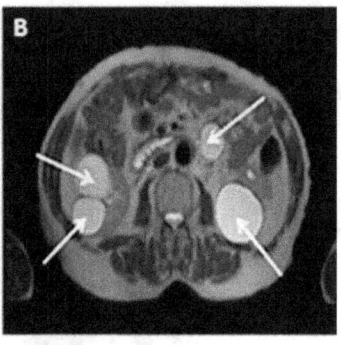

Cortes axiales abdominales donde se aprecian varios quistes a nivel renal y mesentérico (flechas): A.- Imagen T1. Los quistes aparecen con hiposeñal debido al T1 largo del agua; B.- Imagen T2. Los quistes aparecen hiperintensos por el T2 largo del agua.

7. Posibilidad de estudiar un mismo plano con distintos contrastes o potenciaciones lo que permite comparar la misma estructura y, por ello, disponer de más información para realizar un juicio diagnóstico.

   Recordemos un par de cosas. Por un lado, que las potenciaciones en T1, T2, T2* y D no son las únicas existentes. Por otro, que hay que tener mucho cuidado al seleccionar los parámetros en cada secuencia, pues unos valores inadecuados pueden "dar al traste" con el contraste deseado.

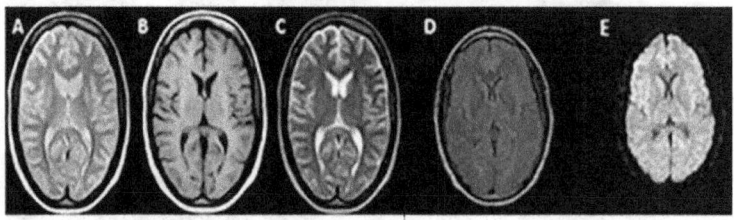

Cortes axiales del cerebro: A.- Imagen potenciada en DP; B.- Imagen potenciada en T1; C.- Imagen potenciada en T2; C.- Imagen FLAIR; D.- Imagen potenciada en Difusión.

8. Otra de las grandes aportaciones de la RMN es el poder visualizar el flujo sanguíneo, en el interior de los vasos, sin necesidad de utilizar agentes de contraste.

Se ha convertido en una técnica rutinaria, ante la sospecha de patología vascular, en territorios como el Polígono de *Willis*.

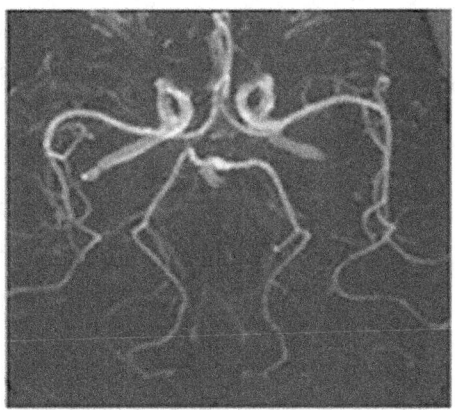

Angio-RM de Polígono de Willis sin CIV

9. Posibilidad de estudiar la fosa posterior del cráneo sin los artefactos que ocasiona la técnica TC en las interfases óseas.

10. Posibilidad de que algunos de los contrastes utilizados en RMN, que muestran especificidad tisular, puedan ser usados en un futuro próximo como marcadores magnéticos.

11. Grandes posibilidades de expansión al margen de la imagen diagnóstica.

Las informaciones bioquímica y funcional, entre otras, que aportan las técnicas de espectroscopia y de difusión abren unas expectativas que están aún por conocer.

Asociadas a las citadas ventajas y aportaciones existen, como resulta lógico pensar, algunos inconvenientes o desventajas que en su mayoría ya han sido comentados. Estos son los más significativos:

1. La necesidad de un blindaje magnético dificulta y encarece su ubicación.

2. La presencia del campo magnético es un factor limitante de los materiales que pueden ser utilizados en el interior de la sala del imán.

   Va a requerir procedimientos de trabajo bien definidos para controlar todo lo que entra en la sala de exploración.

3. Por la misma razón plantea restricciones en cuanto a la población que puede ser explorada.

   Portadores de marcapasos, clips quirúrgicos o prótesis metálicas representan una contraindicación absoluta o parcial a la hora de ser explorados.

4. Los pulsos de RF obligan a realizar un apantallamiento para evitar interferencias con aparatos emisores que trabajen en la misma banda de frecuencias.

   Y no debemos olvidarnos del depósito calórico, que hay que controlar a través del SAR.

5. Aparición de artefactos de imagen debidos a múltiples causas y que hemos estudiado en el capítulo 20.

6. El hecho de que el eco, recogido en la antena, sea una señal débil impide obtener cortes tan finos como en la técnica TC.

7. Aunque es posible obtener imágenes en pocos milisegundos, la duración de los estudios sigue siendo excesivamente larga.

   Y ello sin tener en cuenta el tiempo empleado en el tratamiento posterior de las imágenes obtenidas.

8. La claustrofobia y algunos estados de ansiedad son los responsables de que un número nada despreciable de pacientes no puedan ser explorados con esta técnica.

   En la mayor parte de los casos un equipo de resonancia abierta resolverá el problema. En otros el paciente requerirá sedación para poder ser estudiado.

9. El ruido producido por la entrada y salida de los gradientes magnéticos resulta muy molesto, sobre todo en secuencias rápidas en las que la instauración de los gradientes se produce en mucho menos tiempo.

10. Si destacábamos el alto contraste entre los tejidos como una de las grandes aportaciones de la RMN, debemos

señalar como un gran inconveniente el que no se obtenga señal del calcio.

En comparación con la imagen obtenida con radiación X obliga a los radiólogos a prescindir de una de sus herramientas más útiles.

11. El alto coste económico de las exploraciones.

El precio de un equipo de RMN dependerá, en gran medida, del tipo de imán y del software utilizado y a ello habrá que añadir los elevados costes del mantenimiento.

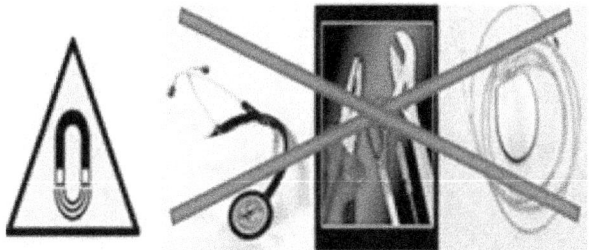

La presencia del CM, en la sala del imán, va a limitar los objetos que pueden introducirse en la misma.

APLICACIONES EN LA PRÁCTICA MÉDICA

Gracias a la gran cantidad de potenciaciones posibles en IRM las indicaciones de esta técnica diagnóstica son muy variadas. En combinación con la técnica TC puede estudiarse, prácticamente, cualquier órgano o estructura.

Grosso modo sus indicaciones más habituales son las siguientes:

1. Afectaciones del SNC: Al proporcionar mayor resolución que la TC en las afectaciones de la sustancia blanca, la fosa posterior y el tronco del encéfalo se va a utilizar para el estudio de estas estructuras afectadas por tumores, placas de desmielinización (esclerosis múltiple), trombosis venosas, hemorragias en fases medias y tardías e infartos cerebrales, por citar algunos ejemplos.
2. Alteraciones tumorales, prácticamente, de cualquier tipo y en órganos muy diversos.
3. Afectaciones de la médula (infecciosas, tumorales y desmielinizantes).
4. Alteraciones vasculares y patología cardiaca: Se puede estudiar el corazón y los grandes vasos, tanto arteriales como venosos.
5. Patologías de los oídos, senos, boca y garganta.
6. Lesiones musculares, articulares y ligamentosas del sistema músculo-esquelético.

Columna vertebral y médula espinal

La RMN complementa la información aportada por la radiografía simple y permite valorar las partes blandas, la médula espinal y los discos intervertebrales. Respecto a estos últimos, aventaja a la TC en cuanto al estudio de la patología discal. Además, la IRM es la técnica de elección para el estudio de la patología medular (infecciones, tumores) superando en aportaciones a cualquier otra técnica de imagen.

Describimos a continuación algunas otras aplicaciones:

1. Detectar anomalías congénitas de las vértebras o de la médula.
2. Evaluar nervios comprimidos e inflamados.

3. Planificar los procedimientos quirúrgicos de la columna y controlar los cambios cicatriciales postquirúrgicos.

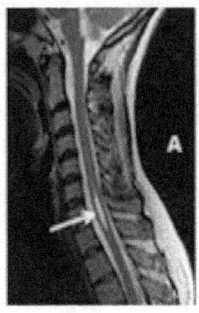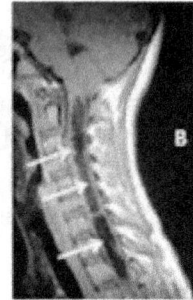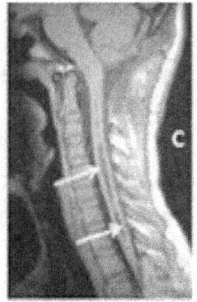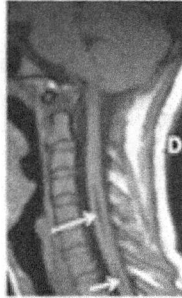

Siringomielia (quiste en el interior de la médula espinal) en dos pacientes distintos (A y B, C, D).
A.- Sagital T2 de columna cervical; B.- Sagital T1 de columna cervical; C.- Sagital T1 del paciente anterior tras cirugía; D.- Sagital T1 del mismo paciente dos años después.

Sistema músculo-esquelético

Constituye, por volumen, la primera indicación de la RMN. A pesar de que la radiografía simple sigue siendo la exploración inicial en muchas sospechas clínicas, la RMN ha aumentado su utilización, en este campo, en virtud de su capacidad para poder valorar la patología de partes blandas (músculos, ligamentos, tendones, cartílagos y meniscos).

Por su capacidad para detectar de manera precoz patología articular y caracterizar lesiones de partes blandas, se ha convertido en una exploración habitual en la gran mayoría de las patologías articulares.

Una de las grandes áreas en las que la IRM ha experimentado un auge muy importante es en la medicina deportiva. Lesiones en la articulación de la rodilla (roturas de los meniscos o de los ligamentos cruzados), en la articulación del codo (por ejemplo, el codo de tenista) o en el hombro (rotura del manguito de los rotadores) son diagnosticadas con ayuda de la imagen tomográfica por RMN.

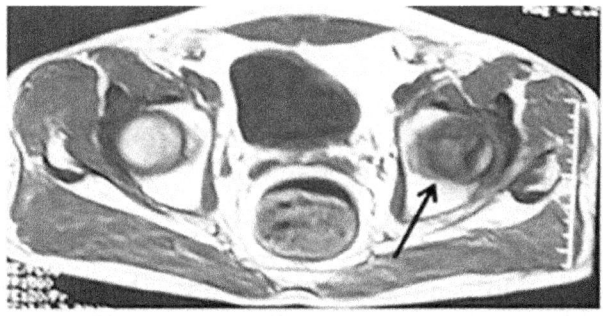

Imagen axial SE T1 mostrando una necrosis avascular de caderas siendo, ésta, mas pronunciada en la cadera derecha

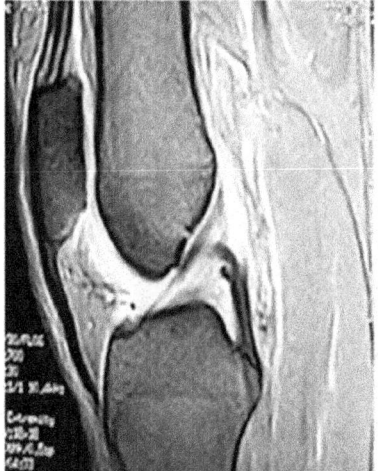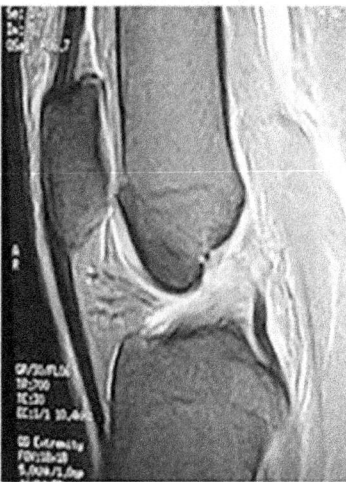

Imágenes sagitales que muestran rotura del LCA de la rodilla derecha

Cabeza y cuello

Actualmente no resultaría muy exagerado afirmar que, en muchos casos, los únicos motivos para prescribir una TC craneal en lugar de una RMN son de orden no médico (disponibilidad de horario, coste de la exploración, duración de la misma, estado del paciente).

Evidentemente hay excepciones y no pocas. Entre ellas la sospecha de hemorragia subaracnoidea y la detección de calcificaciones.

La IRM es muy sensible en la detección de metástasis cerebrales, meníngeas o del canal raquídeo. Además, no se ve afectada por los artefactos que en la TC impiden detectar pequeñas metástasis parenquimatosas en la fosa posterior.

Los estudios encefálicos, cada vez con más frecuencia, incluyen secuencias de espectroscopia, difusión, perfusión o secuencias funcionales que aportan información bioquímica y funcional, que podrá añadirse a la meramente morfológica y que será de gran utilidad en el diagnóstico de tumores cerebrales.

La capacidad multiplanar de la IRM, unida a la excelente resolución y contraste de las partes blandas, permite abordar el estudio de muchas patologías de la base del cráneo y del cuello.

Utilizando técnicas de supresión grasa junto con quelatos de gadolinio se puede efectuar el seguimiento de tumores, incluso entre los nervios craneales.

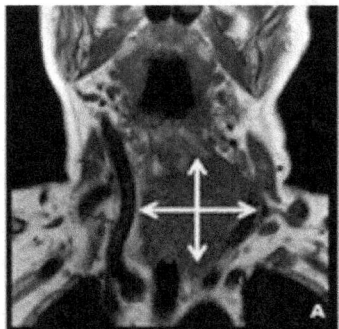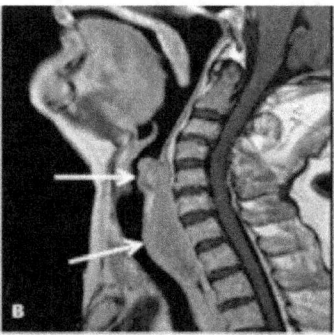

A.- Coronal SE T1 donde se observa tumoración hipointensa de gran tamaño a nivel del cuello en un paciente con diagnóstico de carcinoma de esófago.
B.- Sagital SE T1 del mismo paciente en el que se puede comprobar como el tumor invade parcialmente la tráquea.

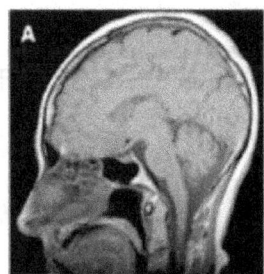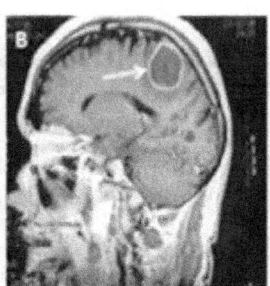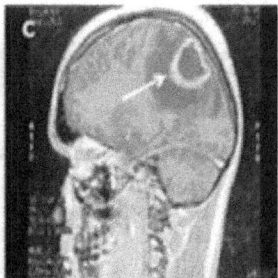

Cortes sagitales de tres estudios de RMN cerebral
A.- Cerebro normal; B.- Metástasis cerebral; C.- Absceso cerebral.

Abdomen y pelvis

También en los estudios abdominales se está produciendo una "competencia" de la RMN con la TC. Muchas patologías hepáticas, renales o pancreáticas tienen un espacio en las técnicas de RMN, sobre todo, a partir del desarrollo de secuencias rápidas que gracias a tiempos de adquisición muy bajos permiten realizar las secuencias en apnea.

Los estudios dinámicos de hígado, la Colangio-RM, la Uro-RM y la Angio-RM, como ya hemos señalado, forman parte habitual del trabajo en cualquier equipo de RMN de alto campo.

La RMN ha demostrado una superioridad importante, respecto a otras técnicas diagnósticas, en el estadiaje de neoplasias de endometrio gracias a la gran discriminación tisular que consigue.

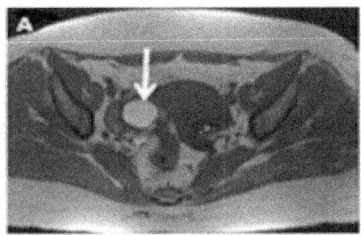 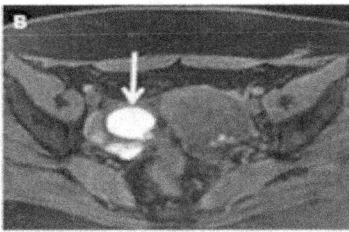

Cortes axiales de un estudio de pelvis en los que se observa una lesión quística hiperintensa compatible con endometrioma.
A.- Imagen SE T1; B.- Imagen SE T1 con saturación grasa.

También se han producido grandes avances en el estudio de la patología prostática; más concretamente en la detección del carcinoma de próstata.

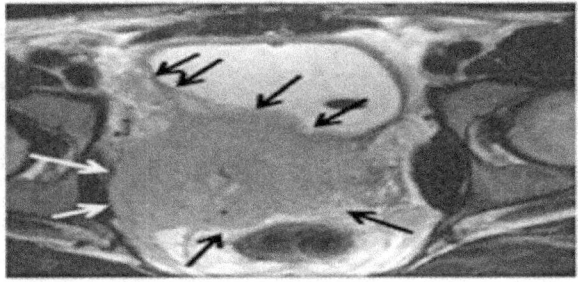

RMN de próstata: Se observa una gran masa de partes blandas, en el lado derecho de la pelvis, que comprime la pared posterior de la vejiga y la pared anterior del recto.

Corazón

Hemos resaltado en diversos capítulos la creciente utilización de la IRM en la obtención tanto de imágenes morfológicas como de imágenes funcionales del corazón. Va a ser muy útil para determinar los parámetros que regulan la función ventricular: la **fracción de eyección** (la disminución porcentual del volumen de sangre en el ventrículo izquierdo tras la sístole), los **volúmenes telesistólico y telediastólico** (volumen de sangre que queda dentro del ventrículo al terminar la sístole y volumen de sangre que se almacena en el ventrículo al finalizar la diástole, respectivamente) y la **masa ventricular** izquierda.

En casos de isquemia miocárdica juega un papel importante para determinar la viabilidad del miocardio y estimar la respuesta que se produciría a un tratamiento de revascularización.

Aporta información importante en el estudio de las miocardiopatías y de algunas cardiopatías congénitas, como por ejemplo en la **displasia arritmogénica**, en la que el miocardio, principalmente del ventrículo derecho, es sustituido por tejido adiposo o fibroadiposo dando lugar a que la circulación de los impulsos eléctricos se vea afectada, pudiendo provocar la muerte súbita del sujeto.

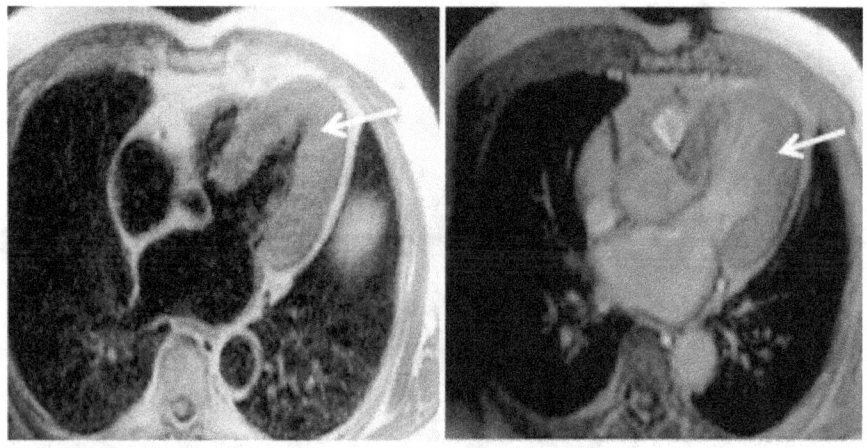

Hipertrofia del ventrículo izquierdo: A.- Imagen potenciada en T1; B.- Cine resonancia.

Mama

Tal vez lo más importante sea dejar claro que la RMN de la mama no sustituye ni a la mamografía ni a la ecografía mamaria. Se trata pues de una herramienta complementaria.

Algunas de sus indicaciones podrían ser la evaluación de mujeres con un alto riesgo de cáncer de mama, por tener una historia familiar previa; el estadiaje prequirúrgico de las neoplasias; la evolución de carcinomas tras la cirugía y las terapias; el diagnóstico diferencial entre cicatriz y recidiva; el estudio de mamas densas, difíciles de valorar por mamografía y ecografía, y la evaluación de los implantes de silicona.

Con ayuda de agentes de contraste la sensibilidad de la IRM es muy alta en la detección de tumores mamarios y en la determinación de la extensión de los mismos. No obstante, su alto coste, la larga duración del estudio y la imposibilidad de detectar microcalcificaciones en los estadíos tempranos son factores limitantes para una utilización más generalizada.

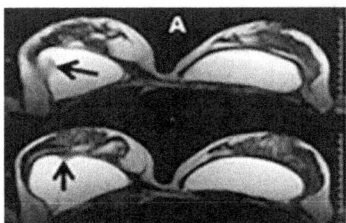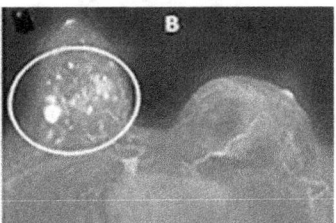

A.- RMN de mama, con implantes de silicona en ambas mamas, que evidencia rotura del implante derecho; B.- RMN de mama de paciente operada de un tumor en la mama izquierda. En la mama derecha se observan múltiples nódulos.

Tórax

A excepción del corazón y la mama, no son muchos los estudios torácicos que se realizan con técnicas de IRM, aunque su número va en ascenso. Éstas son algunas de las indicaciones:

1. Evaluar masas incluyendo el cáncer de pulmón.
2. Determinar el tamaño, la extensión y el grado de propagación del tumor a las estructuras vecinas.
3. Visualizar malformaciones vasculares y linfáticas.

4. Caracterizar lesiones del mediastino o de la pleura que hayan sido observadas con otras técnicas de imagen.
5. Visualizar la neoformación de vasos, como consecuencia del crecimiento del tumor (**Angiogénesis**).

El latido cardiaco, la respiración, las interfases aire-tejido (que provocan artefactos de susceptibilidad magnética) y la escasa densidad de núcleos de H no hacen fácil el estudio del pulmón por IRM. Por ello se va a utilizar como método diagnóstico complementario.

No obstante hay zonas anatómicas, como los vértices pulmonares o las áreas peridiafragmáticas, que se estudian bien en IRM. Ello ha permitido utilizar esta técnica en el diagnóstico de los tumores de *Pancoast*.

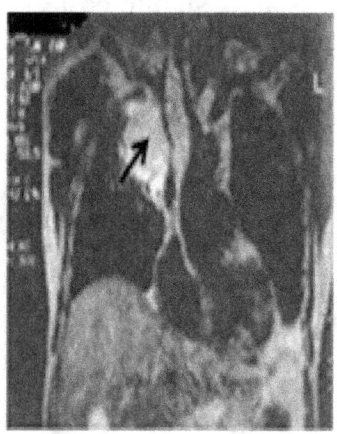

Carcinoma de pulmón en imagen T1 con gadolinio

SEMIOLOGÍA BÁSICA

De nada servirían todos los conceptos, mayormente teóricos, que hayamos podido aprender hasta ahora si cuando nos encontráramos en presencia de una imagen de RMN no fuéramos capaces de interpretar, por lo menos, los signos más elementales que en la misma aparecen.

El objetivo de este capítulo es dar unas pautas muy básicas que nos ayuden en la interpretación de la imagen por RMN.

Quizás lo primero que habría que decir es que, en IRM, las imágenes potenciadas en T1 por tener una mejor S/R definen mejor la forma de las estructuras y se utilizan más para valorar la anatomía. Ahora bien, los estados patológicos suelen ir acompañados de un aumento del agua intersticial (edema) y el hecho de que el agua brille en T2 hace que las imágenes potenciadas en T2 sean mejores para estudiar la patología.

En IRM utilizamos los adjetivos hiperintenso, isointenso e hipointenso para referirnos a las intensidades de señal que las diferentes estructuras anatómicas muestran en la imagen.

Cuando una estructura brilla, es decir cuando se ve blanca o casi blanca, decimos que se muestra **hiperintensa**. Utilizamos el término **isointensa**, aunque su uso es menos frecuente, para referirnos a estructuras que muestran una señal intermedia y, por tanto, un tono de gris intermedio entre el negro y el blanco. Si la señal es baja, la estructura no brilla o la vemos negra o casi negra, decimos que aparece como **hipointensa**.

Como ya conocemos, el que una estructura o un tejido aparezca con más o menos señal en la imagen va a depender de unos factores que podríamos definir como intrínsecos al tejido y otros, modificables por el técnico, que podríamos denominar extrínsecos al mismo.

Entre los primeros, sintetizando lo que hemos estudiado, incluiríamos los parámetros de la relajación, T1 y T2, y a ellos añadiríamos la D, la difusión y el flujo.

Entre los que hemos denominado extrínsecos cabría destacar el TR, el TE, el α, el TI, el ETL o longitud de la cadena de ecos y el factor de difusión, entre otros.

En función de la secuencia elegida y del valor de los parámetros seleccionados obtendremos diferentes potenciaciones, como ya sabemos.

Recordar, por último, que la señal la vamos a obtener, siempre, de los núcleos de H y durante la relajación de los mismos.

Es importante, antes de interpretar las imágenes en RMN y emitir un diagnóstico de patología, **conocer la señal normal que ofrece cada tejido en cada una de las potenciaciones**. Daremos, a continuación, una serie de pautas al respecto.

Señal de la grasa en IRM

La grasa es, junto al agua, el tejido que se toma como referencia al interpretar imágenes de RMN. Recordemos que se caracteriza por tener un T1 corto y un T2 intermedio.

Por tanto, en secuencias Spin Eco aparecerá siempre hiperintensa en imágenes potenciadas en T1 y con una señal intermedia en potenciaciones T2 (en secuencias Spin Eco rápidas potenciadas en T2 aparece con una señal más intensa). Pero recordad que podemos anular la señal de la grasa utilizando una saturación espectral; es decir, aprovechando las pequeñas diferencias existentes entre las frecuencias de precesión de los protones de la grasa y del agua. Es el caso de las secuencias Spin Eco FAT-SAT en las que la grasa aparecerá hipointensa.

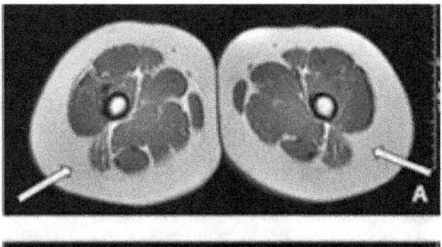
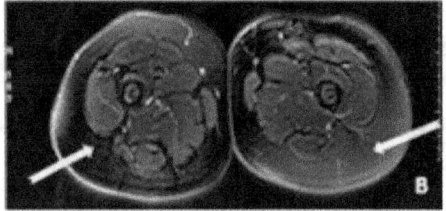

A.- Imagen potenciada en T1
B.- Imagen potenciada en T2 Fat-Sat
Las flechas indican la señal de la grasa.

En secuencias IR el comportamiento de la grasa variará en función del Tiempo de Inversión (TI) que utilicemos, por lo que su señal puede aparecer en cualquier posición de la escala cromática. Con un TI largo la grasa aparecerá con señal elevada. A medida que se reduzca el TI la señal irá disminuyendo hasta terminar por anularse.

En GRE también podemos obtener hiposeñal de la grasa eligiendo el α, el TR y el TE adecuados.

¿Cuándo interesa anular la señal de la grasa? Por ejemplo en las siguientes situaciones:

1. Lógicamente, cuando deseamos conocer si una estructura tiene grasa.
2. Cuando queramos diferenciar la grasa de otras estructuras que puedan brillar en T1.
3. En Angio-RMN cuando queramos eliminar la señal del tejido de fondo.
4. En potenciaciones T1 para que el aumento de señal provocado por el agente de contraste no quede enmascarado.
5. En potenciaciones T2 para que el edema en zonas con importante componente graso no pase desapercibido.
6. En potenciaciones STIR para detectar el edema óseo.
7. Para reducir artefactos como, por ejemplo, el de desplazamiento químico.

Las secuencias STIR se utilizan mucho en estudios musculo-esqueléticos para detectar el edema óseo.

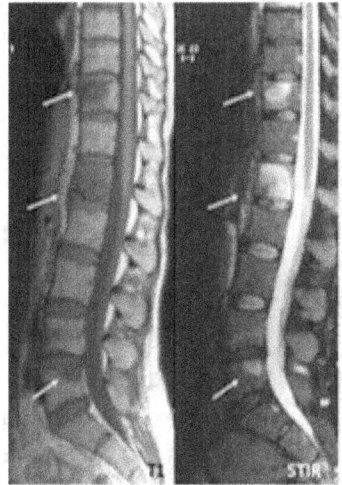

Cortes sagitales a nivel dorsolumbar en los que se evidencia edema óseo (flechas) en varios cuerpos vertebrales.
En T1 aparece con señal baja por su T1 largo.
La secuencia STIR lo muestra con alta señal al haber eliminado la señal de la grasa.

Un ejemplo sería el caso de un aplastamiento vertebral. Si el aplastamiento es agudo habrá edema, por lo que con una secuencia STIR anularemos la señal grasa de la médula ósea del cuerpo vertebral y el agua del edema brillará sobre la señal anulada de la grasa.

En estudios de abdomen es bastante frecuente obtener imágenes "en fase" y "en oposición de fase". Se trata de imágenes potenciadas en T1 y sirven, como explicamos en su momento, para detectar las zonas de un tejido en las que coexisten agua y grasa. En las imágenes obtenidas en "oposición de fase" aparece un artefacto (reborde negro) en las interfases entre la grasa y otras sustancias. El dato interesante para el diagnóstico es que aquellas zonas de la imagen que aparecen con menos señal "en oposición de fase" que "en fase" contienen mezcla de agua y grasa.

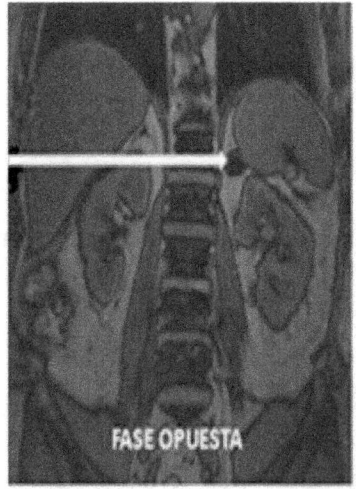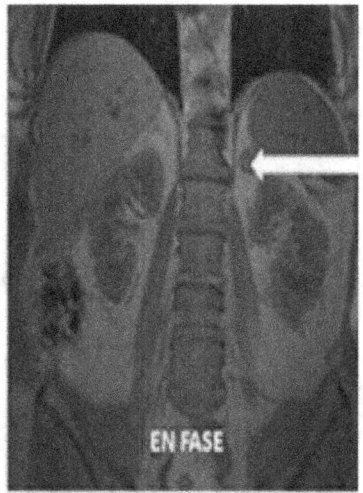

El nódulo se muestra mas hipointenso en fase opuesta, que en fase, lo que indica que está compuesto de agua y de grasa y que se trata de un adenoma

Para ilustrar el uso de estas secuencias en abdomen podemos citar el diagnóstico diferencial de un adenoma y una metástasis a nivel suprarrenal. El adenoma tiene lípidos en el interior del citoplasma celular, algo que no ocurre en las metástasis. Si en la secuencia "en oposición de fase" la señal es de menor intensidad estaremos ante una estructura en cuya composición coexisten agua y grasa. Se trataría, por tanto, de un adenoma.

Podemos encontrar una lesión grasa que no pierda señal "en oposición de fase" respecto a "en fase", pero que presente el artefacto de cancelación de señal en su borde. Podría tratarse, por ejemplo, de un lipoma intrahepático que no pierde señal pues no está compuesto de agua y grasa, sino prácticamente de grasa pura.

Hueso medular

En secuencias SE potenciadas en T1 aparece brillante por el alto contenido graso. En secuencias STIR y FAT-SAT aparecerá hipointenso al anular la señal de la grasa.

En secuencias GRE, en las que no se corrige la falta de homogeneidad del campo magnético, aparecerá con señal baja, tanto menor cuanto mayor sea la potenciación en T2*.

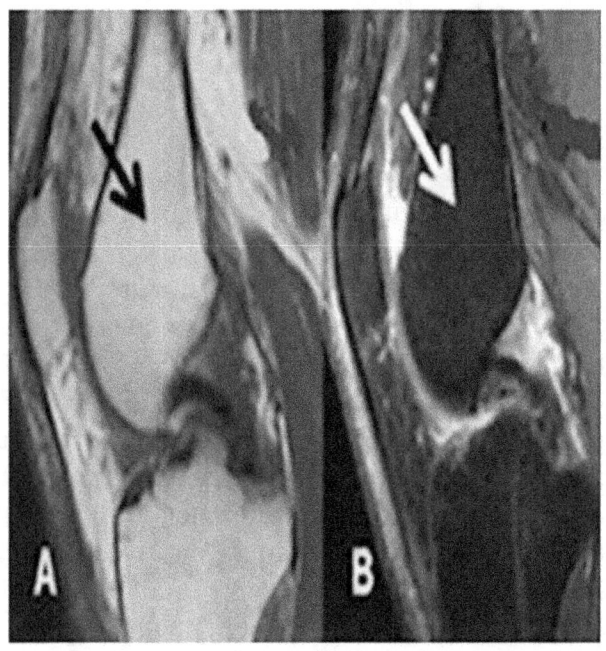

A.- Secuencia T1. El hueso medular aparece hiperintenso.
B.- Secuencia STIR. El hueso medular aparece hipointenso al haberse anulado la señal de la grasa

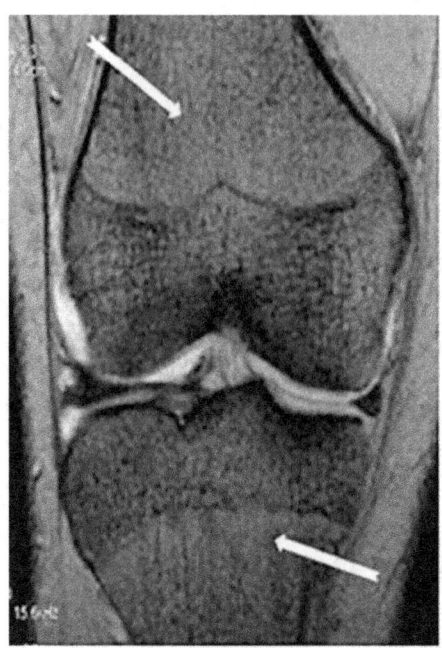

Secuencia GRE
El hueso medular aparece hipointenso

Señal del agua en IRM

Dependiendo de que se trate de agua libre o de agua ligada (los dos estados que, hemos considerado, adopta el agua en nuestro organismo) sus tiempos de relajación serán distintos. El agua libre se caracteriza por tener un T1 largo y T2 largo. Cuando comienza a ligarse formando capas de hidratación pierde libertad y el T1 y el T2 se acortan.

Cuando el agua está fuertemente ligada (por ejemplo, en los tejidos colágenos) su T2 se acorta tanto que es imposible recoger una señal de eco, por lo que es indetectable con secuencias normales. En estos casos, la utilización de técnicas de Transferencia de Magnetización permite detectar estos tejidos de una manera indirecta. Por ello, en IRM cuando se habla del agua se considera, ante todo, el agua libre.

Volvamos al principio. Si el agua libre tiene un T1 y un T2 largos se mostrará hipointensa en T1 e hiperintensa en T2. En potenciaciones en Densidad Protónica (DP) el agua, por su alto contenido en núcleos de H, dará una señal alta pero menor que en T2.

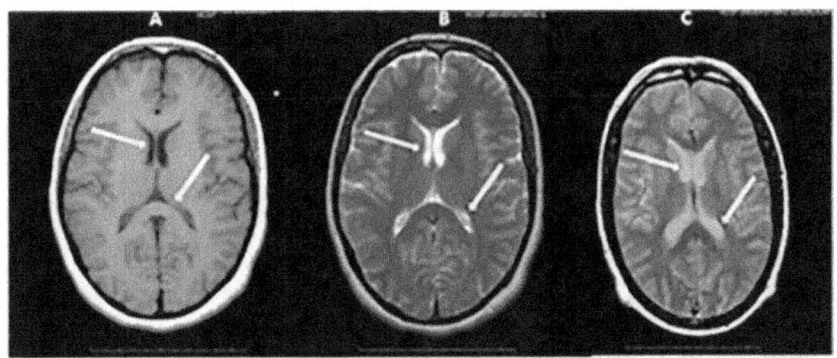

Distintas intensidades de señal del LCR en potenciaciones T1 (A), T2 (B) y DP (C).

Por eso, siempre se dice que cuando los líquidos aparecen blancos estamos ante una imagen potenciada en T2. Si esta aseveración resulta cierta no tiene porque serlo, necesariamente, la contraria. Veamos.

Si los líquidos aparecen negros lo normal es que no se trate de una imagen potenciada en T2 sino en T1. Pero esto no siempre es cierto. Hay secuencias que potencian en T2 pero que, con un TI adecuado, anulan la señal de los líquidos. Es el caso de las secuencias FLAIR.

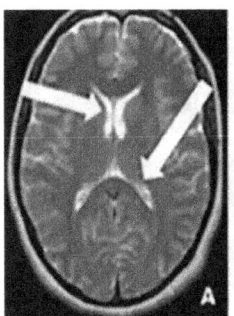 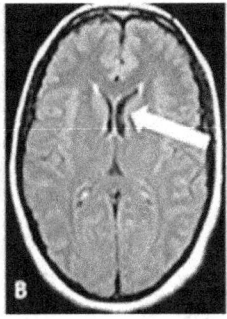

A.- Imagen T2 donde el LCR aparece hiperintenso.
B.- Imagen FLAIR en la que se ha anulado la señal del LCR.

En el agua ligada, al acortarse el T1 y el T2, aumentará la señal en T1 mientras que disminuirá la señal en imágenes T2. Esto ocurre cuando el agua libre se liga a proteínas y un ejemplo típico es el moco. Vamos a ilustrarlo con un ejemplo.

En imágenes normales, el seno frontal y las celdillas etmoidales aparecerán hipointensas (negro), tanto en T1 como en T2, lo que indicaría que están perfectamente aireados. La cosa cambia cuando se encuentran ocupadas por moco. Si se tratara de agua libre obtendríamos una baja señal en T1 y una señal brillante en T2. Lo que realmente observamos es una señal algo más alta de lo esperado en T1 y una señal menos brillante en T2. Ello es así porque se trata de agua ligada.

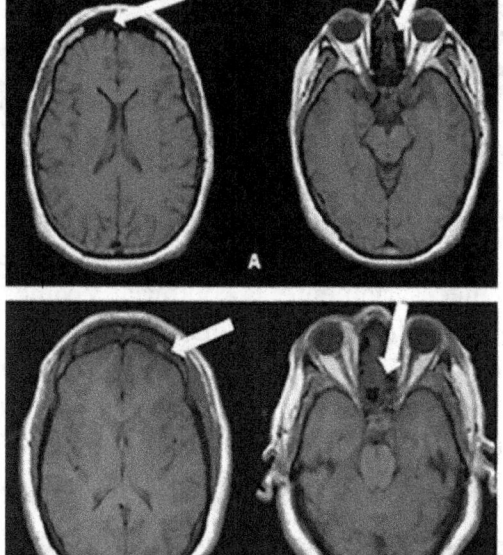

A.- Senos Frontales y celdillas etmoidales con baja señal, lo que indica que están aireados.

B.- Senos Frontales y celdillas etmoidales con señal intermedia, indicativa de la presencia de moco

Lógicamente la señal del moco dependerá de la proporción de proteínas que contenga. Cuanto menor sea ésta más se aproximará la señal a la del agua libre.

A la hora de identificar los estados patológicos servirá de gran ayuda conocer que, en muchos de ellos, el agua libre aumenta. En los casos de edema o necrosis, por ejemplo, se produce un aumento del agua libre extracelular o intersticial. En el caso de las neoplasias lo que aumenta es el agua libre intracelular. Por lo tanto la mayor parte de las patologías supondrán un aumento de D, T1 y T2 con lo que ello supone en la variación de la señal recogida (mayor señal en DP, menor señal en T1 y mayor señal en T2). No obstante existen excepciones que comentaremos más adelante.

Señal del aire en IRM

El aire se va a ver siempre negro, independientemente del tipo de secuencia y de la potenciación con la que trabajemos.

En D dará baja señal debido a la escasa proporción de núcleos de H que existe en el aire. En T1 la señal será escasa debido a que su largo T1 dificulta la liberación de la energía previamente absorbida. El rápido desfase, como consecuencia de su corto T2, supone también una baja señal en imágenes potenciadas en T2.

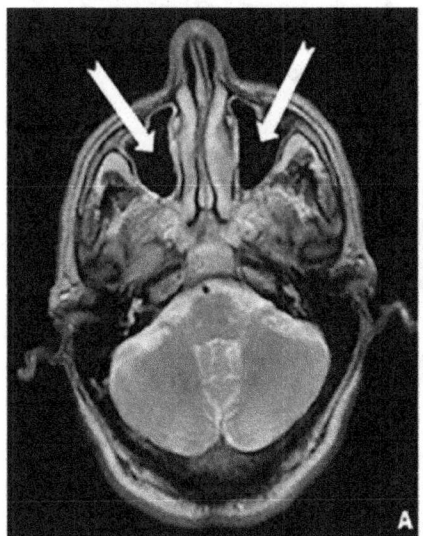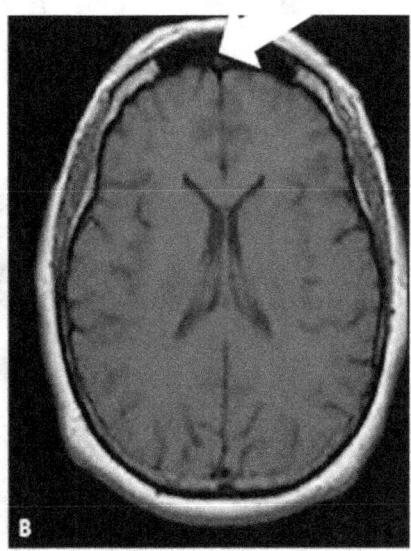

El aire aparece negro en todas las potenciaciones (las flechas indican el aire contenido en los senos maxilares y frontal). A.- Potenciación T2; B.- Potenciación T1.

Señal del calcio en IRM

El hueso cortical siempre aparece hipointenso, con muy baja señal. La causa, al igual que ocurría con el aire, su baja densidad de núcleos de H, su T1 largo y su T2 corto.

Podemos encontrar calcificaciones en las que, en función de su contenido en calcio y la secuencia utilizada, la señal obtenida no sea totalmente hipointensa. Como ejemplo, podríamos citar el caso de nódulos calcificados a nivel subependimario.

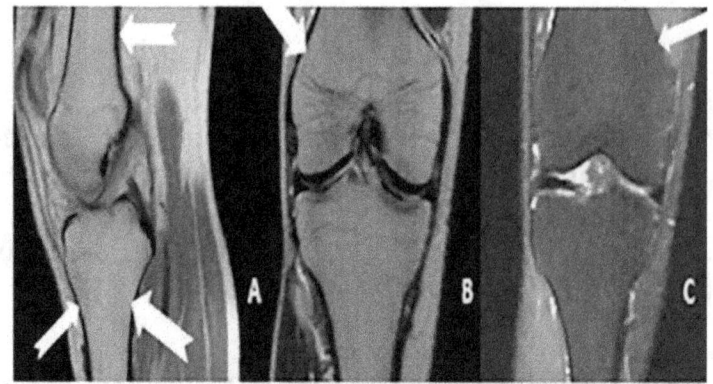

Señal hipointensa del hueso cortical en diversas potenciaciones
A.- Potenciación T1; B.- Potenciación T2; C.- Potenciación STIR

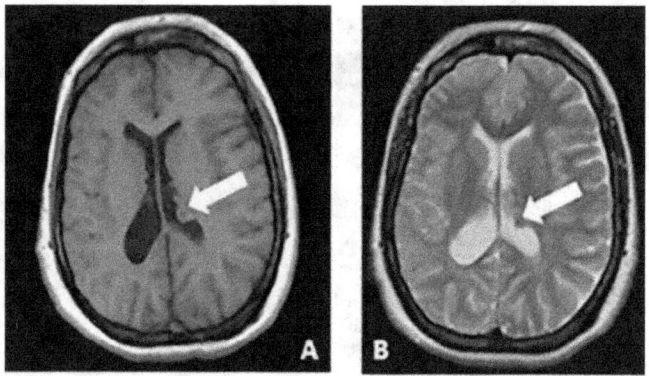

Nódulos subependimarios calcificados con señal
intermedia tanto en T1 (A) como en T2 (B).

Aunque el aire y el calcio presentan intensidades de la señal muy parecidas no suelen plantearse situaciones de confusión pues no es habitual el diagnóstico diferencial entre estas dos estructuras.

El flujo sanguíneo en IRM

Sólo recordaremos que el flujo sanguíneo, o movimiento de los núcleos de H en el interior de los vasos, podemos observarlo bien como un vacío de señal o bien como un realce de la misma.

El vacío de flujo es más evidente en aquellos vasos donde la sangre discurre con gran velocidad y en secuencias donde el TE es elevado y el grosor de corte fino, generalmente SE. La sangre aparecerá en negro.

El realce de flujo significa que el interior de los vasos aparecerá como hiperintenso. Se ve favorecido en vasos con flujo lento y en secuencias GRE con TE cortos y espesores de corte gruesos.

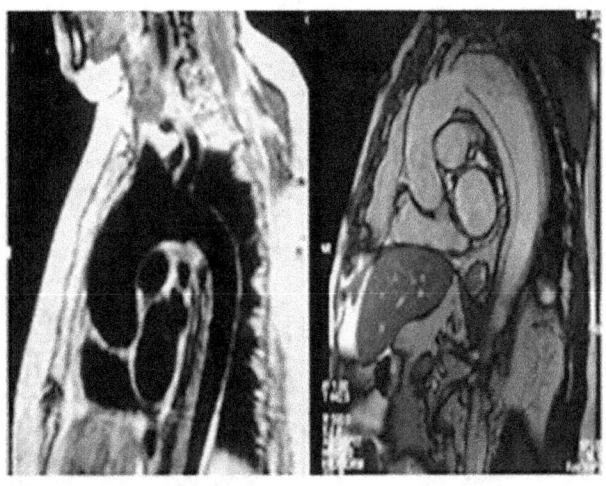

Sangre Negra   Sangre Blanca

El hierro en IRM

Como ya sabemos, los materiales paramagnéticos y ferromagnéticos van a producir inhomogeneidades del campo magnético que van a dar lugar a cambios magnéticos locales y a variaciones no controladas de las frecuencias de precesión de los núcleos de H. Las consecuencias serán pérdidas de señal y errores en la codificación espacial. Son, como ya sabemos, los denominados artefactos de susceptibilidad magnética que van a ser mucho más aparentes en secuencias GRE que en secuencias SE.

Un tornillo, una prótesis o un implante, por ejemplo, pueden "arruinar" una imagen e incluso el estudio completo.

Sin embargo, los artefactos de susceptibilidad magnética pueden representar, a veces, una ventaja diagnóstica. Permiten diferenciar un sangrado reciente de uno antiguo, merced al distinto comportamiento magnético de la hemoglobina y de sus productos de degradación (ferritina y hemosiderina).

Un vacío de señal, en la imagen, será indicativo de la presencia de alguno de estos productos de degradación de la hemoglobina y determinará que el sangrado es antiguo.

El artefacto es más visible en T2 que en T1, por lo que la mejor secuencia para confirmar un antiguo sangrado o cualquier depósito férrico es una secuencia GRE potenciada en T2*.

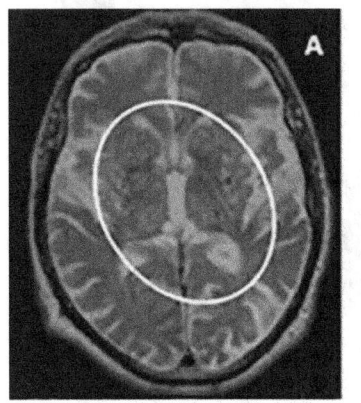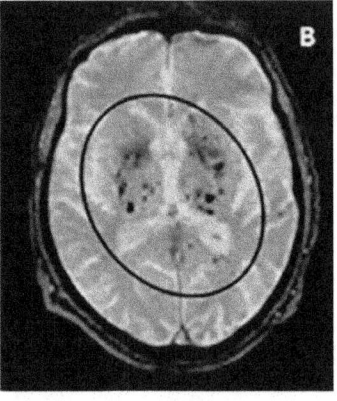

Imágenes correspondientes a un sangrado antiguo.
El sangrado es mucho mas evidente en B que en A.
A.- Spin Eco T2; B.- Eco de Gradiente T2*

Las secuencias "en fase" y "en oposición de fase" también son de gran ayuda en el diagnóstico de depósitos de hierro. Como las imágenes "en fase" se obtienen con un TE el doble de largo que las imágenes "en oposición de fase", la presencia de hierro provocará un mayor desfase en las imágenes adquiridas con un TE más largo y la señal obtenida será menor.

Por tanto, una zona más hipointensa en imágenes "en fase" que en imágenes "en fuera de fase" será indicativa de un posible depósito de hierro.

Los artefactos en IRM

Conocer, y ser capaz de interpretar, los artefactos más frecuentes en las imágenes de RMN resulta de gran utilidad para no cometer errores diagnósticos.

Pongamos un ejemplo. El latido de la aorta (también el de la cava) da lugar a un artefacto en la dirección de la codificación de fase. Se trata de un artefacto de flujo que, por repetirse a lo largo del eje de la fase, recibe el nombre de artefacto fantasma (*phase ghosting*). Puede ser confundido con nódulos hepáticos.

La forma de saber que se trata de un artefacto es que siempre aparece alineado con el vaso. En el caso de que la imagen fuera más lateral o medial se trataría de un verdadero nódulo hepático. Para descartarlo con completa seguridad lo que habría que hacer es cambiar el eje de codificación de fase y comprobar si, en lugar de verticalmente como antes, aparece también a lo largo del eje horizontal.

Los contrastes en IRM

Al reducir el T1 y el T2 de los tejidos el uso de agentes de contraste, fundamentalmente quelatos de gadolinio, producirá una alteración de la señal obtenida en secuencias normales. La disminución del T1 producirá un aumento de señal en imágenes potenciadas en T1, mientras que la reducción del T2 supondrá una pérdida de la señal en imágenes T2.

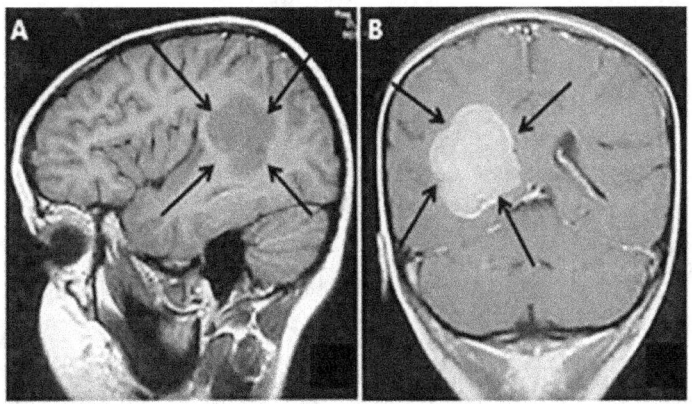

A.- Lesión isointensa en T1; B.- Relace de la lesión tras introducir CIV

Los contrastes se usan principalmente en secuencias ponderadas en T1 en las que se obtendrá un aumento de señal, en algunos tejidos sanos y en muchos tejidos afectos de patología.

Siempre que una secuencia se haya realizado con contraste hay que hacerlo constar en la imagen T1. La razón no es otra que para no confundirse con otras señales hiperintensas, como la grasa o la hemorragia subaguda.

Patología básica en secuencias Spín Eco clásicas

El aumento del agua libre que se produce en la mayor parte de las patologías se traducirá en que la señal que obtendremos, en secuencias normales, será más alta en potenciaciones D y T2 y más baja en potenciación T1 (recordemos que el agua libre presenta una alta D, un T1 largo y un T2 largo).

Pero como indicábamos en este mismo capítulo existen algunas excepciones a esta norma general:

1. **Estructuras patológicas con T1 corto**: Las más importantes son la grasa de los lipomas, la hemorragia subaguda y la presencia de melanina u otros pigmentos o sustancias paramagnéticas.

2. **Estructuras patológicas con T2 corto**: Podemos destacar las calcificaciones, la hemorragia aguda debido a la presencia de desoxihemoglobina, la hemorragia crónica debido a la presencia de hemosiderina y la presencia de melanina u otros pigmentos o sustancias paramagnéticas.

El sistema músculo-esquelético en IRM

En este sistema la grasa es un elemento de referencia tanto cuando se estudian las partes blandas como en los estudios en los que participa la médula ósea grasa.

Por su T1 corto, la grasa se detecta por su alta señal en imágenes potenciadas en T1.

Cuando la grasa sea sustituida por agua extracelular, como ocurre en los edemas y en las metástasis por ejemplo, observaremos una disminución importante de la señal como consecuencia del aumento del T1.

Es frecuente utilizar secuencias doble eco (potenciación en D y T2) que posibilitan estudiar, a la vez, las estructuras con baja proporción de núcleos de H como la cortical ósea y la presencia de colecciones líquidas, gracias a su T2 elevado.

Se utilizarán secuencias T2 con saturación grasa para obtener un alto contraste entre el tejido graso y los líquidos, como ocurre cuando se quiere confirmar un edema o una infiltración de la médula ósea grasa.

En patología articular se pueden utilizar secuencias GRE para aprovechar las diferencias de susceptibilidad magnética entre las diferentes estructuras. En potenciaciones T2* habrá un buen contraste entre el hueso cortical que aparecerá hipointenso, por los problemas de susceptibilidad magnética, y el cartílago articular que se mostrará hiperintenso al no presentarlos.

En el sistema músculo-esquelético el contraste se va a utilizar en secuencias T1 para aprovechar el aumento de señal que se produce, debido al acortamiento del tiempo de relajación longitudinal.

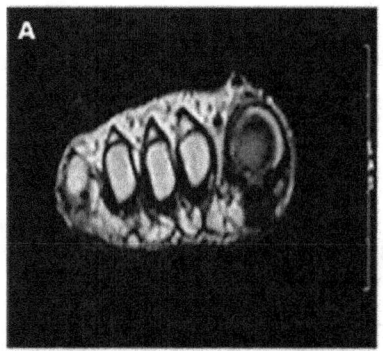
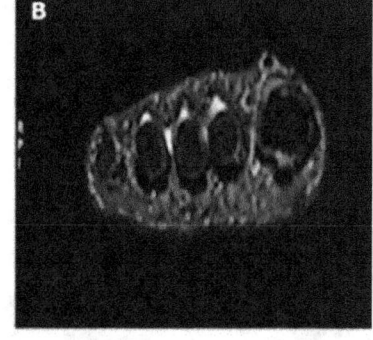
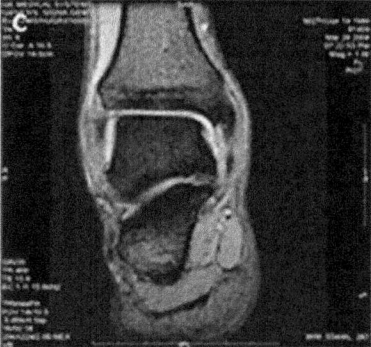

A y B.- Cortes coronales del pie en secuencias Spin Eco T2 y T2 con saturación grasa.
C.- Corte coronal del tobillo en secuencia GRE T2*.

Músculo

Presenta un valor intermedio de T1 por lo que lo veremos con tonos intermedios de gris en esta potenciación. Por el contrario su T2 es bajo lo que hará que se muestre hipointenso en imágenes potenciadas en T2.

Cartílago hialino

Según la secuencia y potenciación elegida podemos encontrarlo con diferentes intensidades de señal.

Las mejores secuencias para su estudio serán las que ofrezcan un buen contraste entre cartílago y líquido, y entre cartílago y hueso subcondral. Por contener gran cantidad de agua extracelular ligada a mucopolisacáridos y no presentar fenómenos de susceptibilidad magnética se muestra con alta señal en secuencias T2* y permite diferenciarlo con claridad del hueso cortical y subcortical.

En consonancia con su composición histológica, presenta una estructura laminar en RMN. Es la causa de que la intensidad de su señal vaya decreciendo desde la superficie hasta la zona más interna del mismo.

La presencia de fibras colágenas hace que presente anisotropía magnética por lo que hay que tener siempre presente que pueda aparecer el artefacto del ángulo mágico.

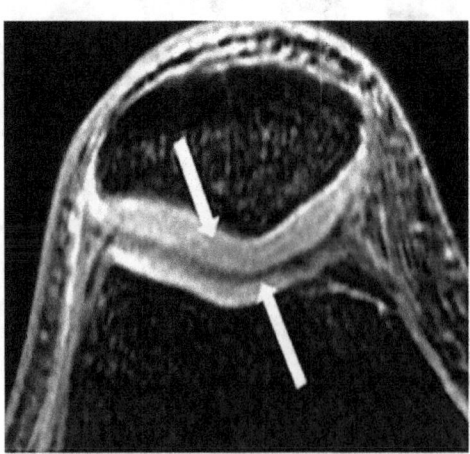

Imagen axial GRE T1. El cartílago articular aparece con alta señal contrastando con el líquido articular que muestra señal baja.

Ligamentos, fibrocartílago, tendones y meniscos

Por su baja densidad en núcleos de H, su dificultad para liberar la energía y su incoherencia durante la relajación nuclear se trata de estructuras que se van a mostrar como hipointensas en todas las secuencias (D, T1, T2).

Recordemos que las fibras de colágeno de los tendones presentan anisotropía magnética y que, debido a ello, el valor del T2 dependerá de la orientación de las fibras con respecto al campo magnético. El T2 será máximo cuando la orientación sea de 55° (ángulo mágico), por lo que en secuencias con TE muy cortos, es posible que los núcleos de H no se hayan desfasado completamente y pueda recogerse señal. Estaríamos ante el **artefacto del ángulo mágico** y hay que conocerlo para no interpretarlo como patológico.

Cuando exista patología, al aumentar el contenido en agua, el T2 se alargará con lo que en potenciaciones T2 aumentará la señal obtenida.

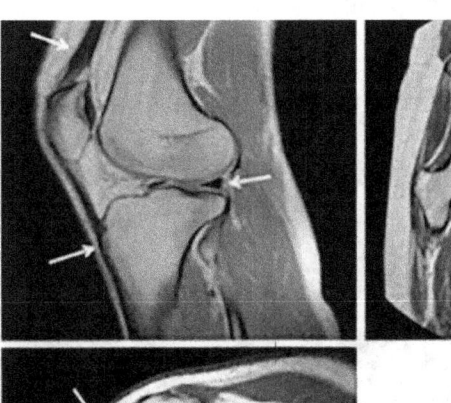
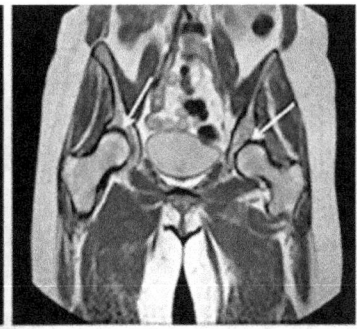
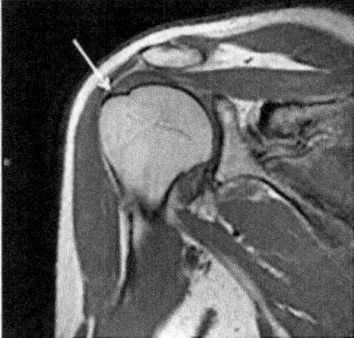

A.- Corte Sagital de la rodilla.
B.- Corte coronal de las caderas.
C.- Corte coronal del hombro.
Las flechas muestran la baja intensidad de señal de meniscos, ligamentos y tendones.

Fibrosis y tejido cicatricial

El tejido fibrótico tiene un comportamiento distinto según que se encuentre en fase "aguda" o haya transcurrido un tiempo desde el fibrosamiento.

En el primer momento, debido a la inflamación, el contenido en agua es mayor y el comportamiento es hipo o isointenso en T1 e hiperintenso en T2.

A medida que pasa el tiempo el contenido en agua va disminuyendo y consecuentemente la señal en T1 aumentará; contrariamente, la pérdida de contenido acuoso supondrá un acortamiento del T2 y una disminución muy importante de la señal en T2.

La columna vertebral en IRM

La Resonancia Magnética va a aportar información tanto de la estructura ósea como de la patología discal, a la vez que de la médula espinal y del contenido intrarraquídeo.

Los planos de estudio normales son el sagital y el axial.

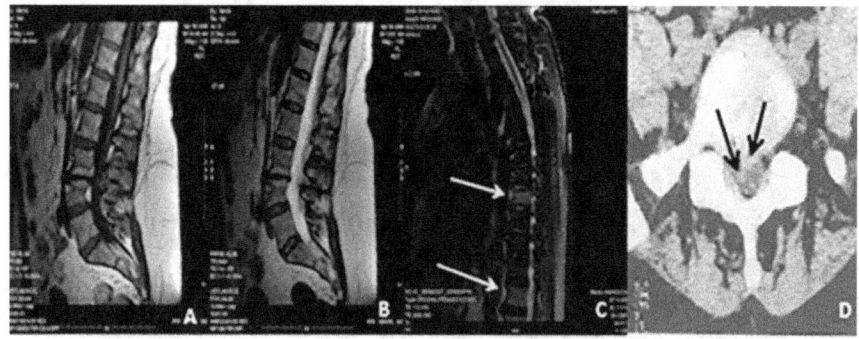

A.- Sagital T1 de columna lumbar. Aporta información sobre la forma de las estructuras.
B.- Sagital T2 de columna lumbar. Se utiliza para detectar lesiones en la médula espinal.
C.- Sagital T2 Fat-Sat de columna dorsal. Las flechas muestran el edema óseo.
D.- Axial de columna lumbar. Las flechas muestran una pequeña hernia del disco L4-L5.

Las imágenes sagitales T1 nos aportan información morfológica. Sin embargo, las imágenes sagitales T2 permiten delimitar bien el cordón medular, los ligamentos y los discos intervertebrales. Ofrecen un buen contraste entre el líquido cefalorraquídeo y la médula, por lo que van a ser muy utilizadas para detectar lesiones de la médula.

Las secuencias T2* se utilizan sobre todo en el plano axial. Diferencian bien el material óseo del material del disco. El primero presentará intensidad de señal muy baja, por los problemas de susceptibilidad, mientras que el segundo no presentará caída de la señal. Se utilizan, sobre todo, para valorar herniaciones de los discos intervertebrales y cambios degenerativos. También para detectar depósitos de hemosiderina.

Se utilizan secuencias FAT-SAT en T2 para visualizar los edemas óseos tanto en patologías infecciosas como en traumáticas.

En estudios postquirúrgicos, en los que el paciente es portador de material metálico, resulta de gran utilidad sustituir las secuencias GRE por secuencias SE.

Es muy conveniente utilizar bandas de saturación para evitar los movimientos producidos por la deglución, la respiración y el latido cardiaco, así como el artefacto de flujo producido por el LCR.

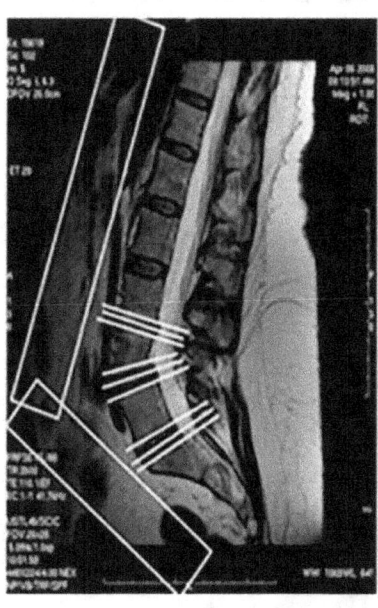

Programación de una secuencia axial realizada sobre una imagen sagital T2. Se muestra la orientación de los cortes y la colocación de las bandas de saturación, cuya finalidad es reducir los artefactos producidos por los movimientos respiratorio y cardiaco.

El contraste se va a utilizar en secuencias T1, con o sin saturación grasa, tanto en patologías infecciosas como tumorales. También en enfermedades desmielinizantes y en estudios postquirúrgicos, para diferenciar entre una fibrosis y una hernia residual o una recidiva de la misma.

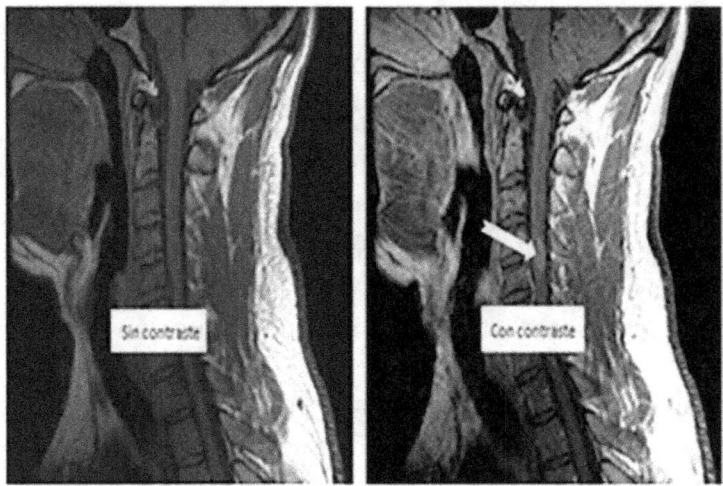

Lesión medular que es visible tras la introducción de CIV

Los estudios encefálicos en IRM

Las secuencias SE T1 van a aportar la información morfológica y las FAST-SE T2 son más sensibles a los cambios patológicos.

La valoración de las lesiones periventriculares se realiza a partir de secuencias FLAIR. Las lesiones, con un T1 más corto, brillarán en claro contraste con la ausencia de señal del LCR.

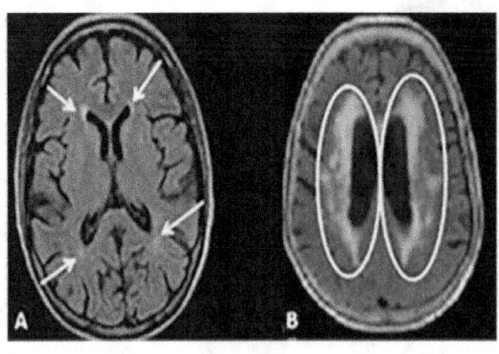

Mínimas (A) e importantes (B) lesiones periventriculares en secuencias FLAIR.

Para valorar depósitos de iones metálicos se utilizan secuencias GRE T2*.

No es infrecuente, cuando los hallazgos o la sospecha clínica lo indican, realizar una Angio-RM sin contraste.

El contraste se utiliza siempre en T1. Cuando se precisa un estudio vascular se realiza una Angio-RM con contraste.

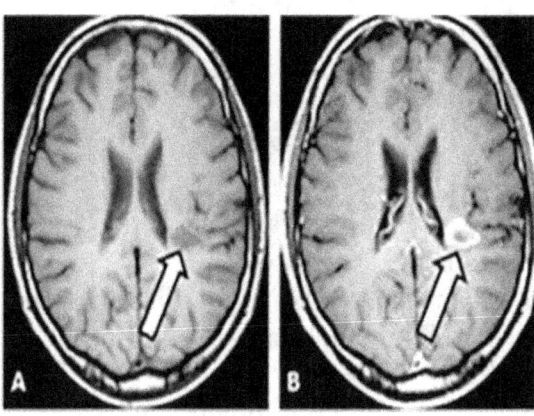

A.- Imagen T1 sin contraste.
B.- Imagen T1 con gadolinio.

Hemorragias

La IRM aporta una gran información en casos de hemorragia dependiendo de los sucesivos pasos de degradación de la hemoglobina y de los cambios sufridos por los hematíes.

En el caso de las hemorragias intraparenquimatosas cerebrales se diferencian cinco fases:

1. **Fase hiperaguda**: Comprende desde el momento de la hemorragia hasta transcurridas 12 horas desde la misma.

   En ella los glóbulos rojos se encuentran intactos y la hemoglobina se encuentra en forma de oxihemoglobina, que es diamagnética.

   No existe prácticamente variación en D y T2 por lo que la IRM presenta problemas para detectarla.

   En esta fase el diagnóstico se realiza por TC.

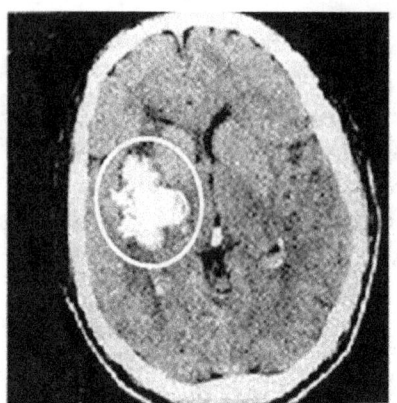

TAC craneal de una hemorragia intraparenquimatosa
a las pocas horas de producirse.

2. **Fase aguda**: Desde las 12 horas, tras el sangrado, a las 48 horas después de producirse el mismo.

   Los hematíes continúan intactos pero la oxihemoglobina se ha transformado en desoxihemoglobina, que presenta propiedades paramagnéticas.

   Ello supone problemas de susceptibilidad magnética a nivel local y, por ello, un aumento del desfase en la relajación de los núcleos que dará lugar a una caída importante de la señal en potenciaciones T2 y T2*.

   El T1 no se verá afectado porque los núcleos de H tendrán dificultad para ceder su energía al grupo hemo debido a que presenta una estructura muy cerrada.

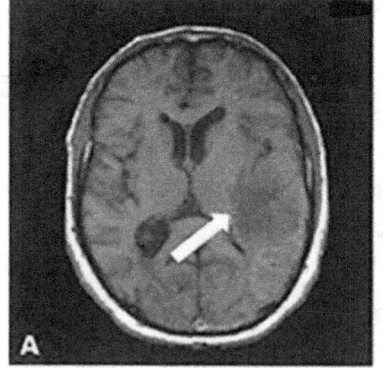 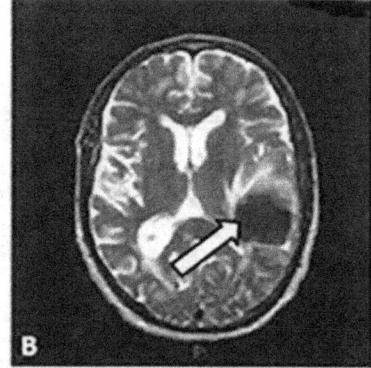

Fase aguda de una hemorragia: A.- Imagen T1; B.- Imagen T2

3. **Fase subaguda**: Desde las 48 horas después de la hemorragia hasta transcurridas tres o cuatro semanas.

Lo más característico es la transformación de la desoxihemoglobina en metahemoglobina, que es paramagnética, y la apertura del grupo hemo que va a favorecer la relajación de los núcleos de H pues van a poder ceder mejor su energía.

El T2 continúa siendo bajo pero el T1 se acorta dando lugar a un aumento de la señal en imágenes potenciadas en T1.

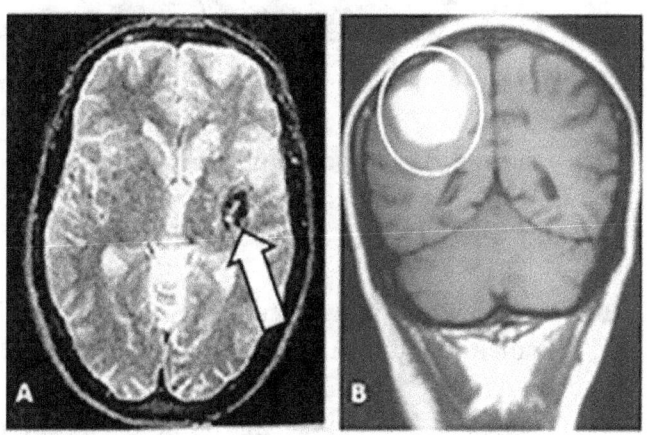

Hemorragia en fase subaguda: A.- Imagen T2; B.- Imagen T1.

4. **Fase precrónica:** Dura entre 1 y 2 meses tras el sangrado.

Se caracteriza porque los hematíes se rompen y, consecuentemente, la metahemoglobina sale al exterior de la célula.

La lisis de los glóbulos rojos hace que las interacciones spin-spin disminuyan y ello supone un aumento del T2. El T1 sigue siendo corto.

Obtendríamos alta señal tanto en potenciaciones T1 como T2.

En TC la hemorragia se va a mostrar con una densidad similar a la de los tejidos circundantes.

La IRM es la indicación correcta en esta fase.

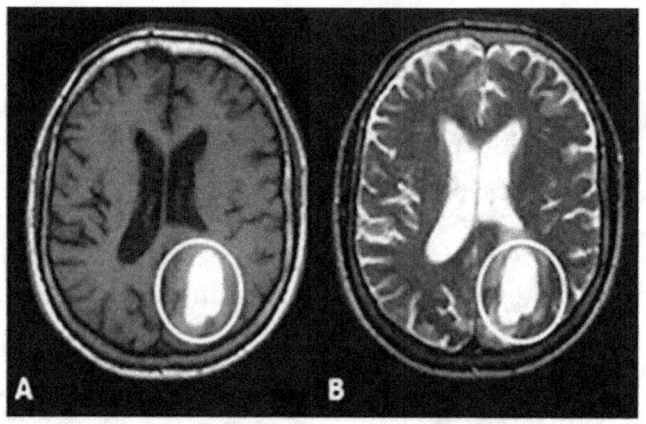

Fase precrónica de una hemorragia: A.- Imagen T1; B.- Imagen T2

5. **Fase crónica:** Hasta pasados varios años desde el sangrado.

Los restos de sangre son transformados por los macrófagos en hemosiderina que, como ya sabemos, es fuertemente paramagnética.

Ello va a suponer un acortamiento sensible del T2 y, por tanto, una disminución muy importante de la señal en imágenes potenciadas en T2 y T2*.

La presencia de hemosiderina no sólo va a permitir diferenciar una hemorragia antigua de una aguda sino, también, el diagnóstico diferencial entre una hemorragia antigua y una isquemia crónica.

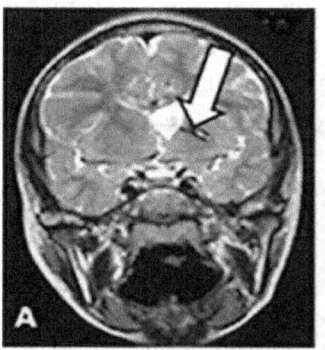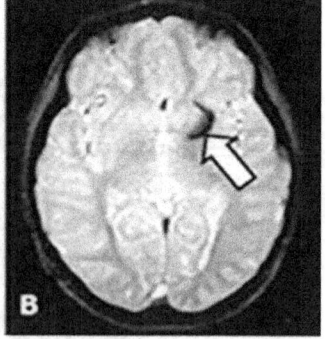

Hemorragia crónica: La señal es baja debido a la presencia de hemosiderina y ferritina en la periferia del hematoma. A.- Imagen T2 Spín Eco: B.- Imagen T2* Eco de Gradiente.

La IRM en los estudios abdominales

Ya dijimos que la RMN es la técnica de diagnóstico por imagen que consigue el mejor contraste en las partes blandas. Por ello, la IRM debería ser la técnica de elección en los estudios abdominales.

Pero, paradójicamente, la IRM en estudios abdominales se enfrenta a una serie de problemas.

En primer lugar, el tener que trabajar con FOV grandes, para cubrir toda la anatomía a estudiar, condiciona la Resolución Espacial del estudio. En segundo lugar, los movimientos respiratorios, cardiacos, peristálticos y vasculares condicionan la calidad de las imágenes por el riesgo de artefactos en las mismas.

Trabajar con FOV grandes supone problemas de uniformidad del campo magnético. Se puede observar, en muchas ocasiones, como los pulsos de saturación grasa no son igual de efectivos en todo el volumen, sobre todo fuera del isocentro (ver artefacto por falta de homogeneidad del campo magnético).

Pero no son ésos los únicos problemas. Resulta difícil, para la antena de cuerpo, la excitación uniforme de toda la zona de estudio. No resulta fácil, tampoco, la recogida de una señal que proviene de un territorio tan amplio (se ha mejorado con la utilización de antenas *phased-arrays*).

En imprescindible controlar todos los movimientos, a los que nos hemos referido, si no queremos comprometer la calidad de las imágenes. El movimiento respiratorio se evita realizando las exploraciones en respiración suspendida. El movimiento del corazón obliga a obtener las imágenes utilizando sincronización cardiaca. Los movimientos peristálticos habrán de combatirse utilizando bandas de saturación para minimizar su efecto.

Una forma bastante rápida de obtener información anatómica es un T1 en método *Dixon*, que aprovechará el desplazamiento químico entre los H del agua y de la grasa para obtener dos juegos de imágenes. El primer juego, "en oposición de fase" se obtendrá con el TE más corto en el que los spines del agua y la grasa estén en fases opuestas; el segundo grupo de imágenes, "en fase", será obtenido con el TE más corto que coloque los spines en fase.

Estas imágenes no sólo aportan información anatómica; permiten, también, valorar la composición grasa de órganos como el hígado, riñones o páncreas y estudiar enfermedades como la esteatosis, caracterizada por los depósitos grasos.

Otra secuencia básica en estudios abdominales es la SSFSE-T2 (RARE o HASTE) con o sin saturación grasa. Se obtiene una alta señal de los líquidos estáticos o con bajo flujo, por lo que se utiliza en Colangio-RM, para estudiar las vías biliares, y en Uro-RM. En ambos casos sin utilizar contraste magnético.

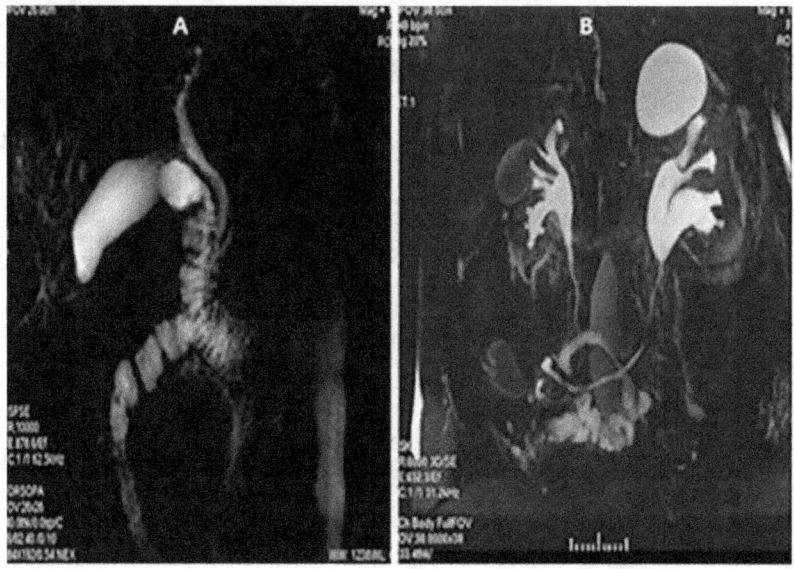

A.- Colangiografía-RM   B.- Urografía-RM

Se utilizarán secuencias STIR rápidas, en el plano axial, para detectar la presencia de agua intersticial. El aumento de la señal de ésta en contraste con la eliminación de la señal de la grasa será el indicativo de su presencia.

En estudios hepáticos se requerirá el uso de contraste para realizar adquisiciones dinámicas multifase, en las que se valorará la evolución temporal del paso del contraste. Normalmente se utilizan 5 fases:

1. **Fase pre-contraste**.
2. **Fase arterial**, entre los 8 y los 40 segundos.
3. **Fase portal**, al minuto.
4. **Fase de equilibrio**, alrededor de los 3 minutos.
5. **Fase tardía**, alrededor de los 8 minutos.

Permite valorar las variaciones dinámicas que se producen en el parénquima hepático, en la arteria hepática, en la vena porta y en la vena suprahepática.

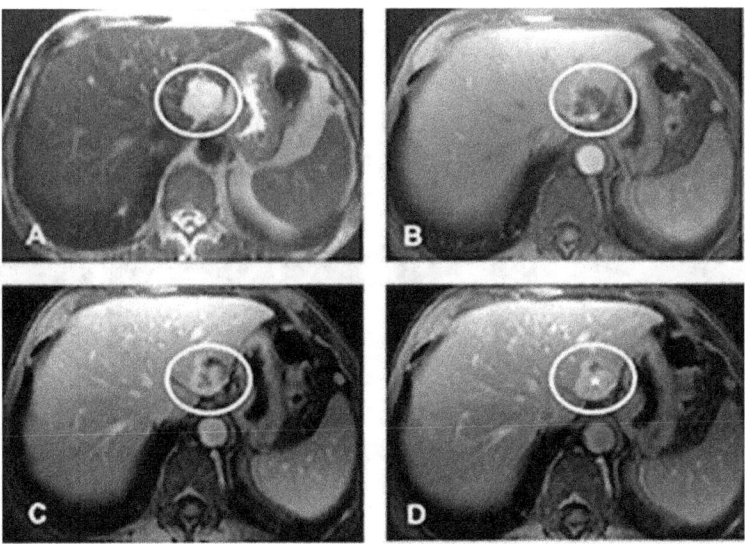

RMN de hígado que muestra masa en lóbulo izquierdo (hemangioma).
A.- Secuencia T2; B, C y D.- Estudio dinámico en T1 con Gd y supresión grasa. B.- Fase arterial; C.- Fase portal; D.- Fase de equilibrio.

Para el estudio de los depósitos de hierro, como por ejemplo en la hemocromatosis, se utilizan secuencias rápidas GRE por su gran sensibilidad magnética. Según la caída de la señal que se produzca podrá determinarse la lesión como leve o grave.

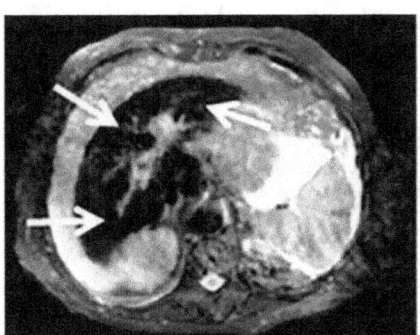

Imagen Spin Eco potenciada en T2 que muestra depósitos de hierro en el hígado.

Por último destacar los estudios de Angio-RM a nivel abdominal que habrán de realizarse calculando el tiempo entre la inyección del contraste y la llegada del mismo al punto de interés, para obtener así la máxima intensidad de señal.

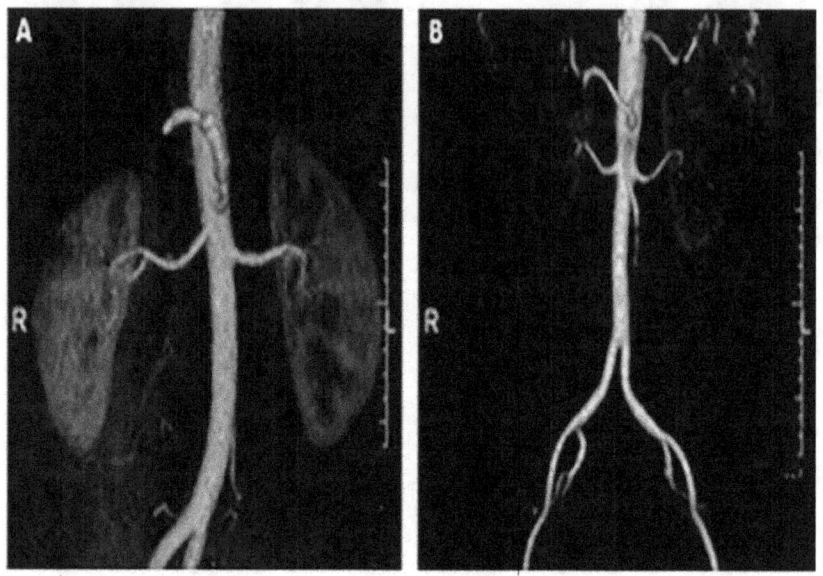

Reconstrucciones 3D de Angiografias por RMN
A.- Angio-RM de arterias renales; B.- Angio-RM de aorta-iliaca.

La mama en IRM

El estudio de la glándula mamaria mediante IRM se está convirtiendo en un método de control habitual debido a la no utilización de radiaciones ionizantes.

En la fase diagnóstica inicial, pero más aún en la fase post-tratamiento, la **IRM** de mama aporta información muy importante y complementaria a las otras técnicas (Mamografía y Ecografía mamaria).

Tras un cáncer de mama, una vez operadas o sometidas a quimioterapia o radioterapia, las glándulas mamarias se estudian con dificultad. La mamografía no es fácil de interpretar, la ecografía ofrece, en muchas ocasiones, un resultado mediocre y la biopsia no siempre resulta fiable.

Es en estos casos donde la resonancia con contraste aporta sus ventajas, porque se ha demostrado que puede diferenciar una fibrosis postradiación de un tumor maligno. Por ello, la **IRM** es una buena técnica para controlar las recidivas tumorales.

La IRM estudia la mama en distintos planos pero es el estudio dinámico el que aporta una mayor información. Ello supone trabajar con un gran número de imágenes por lo que, para facilitar su estudio, se han desarrollado programas analíticos que calculan imágenes paramétricas de forma automática. Dicho estudio se realizará, siempre, introduciendo contraste intravenoso con inyector.

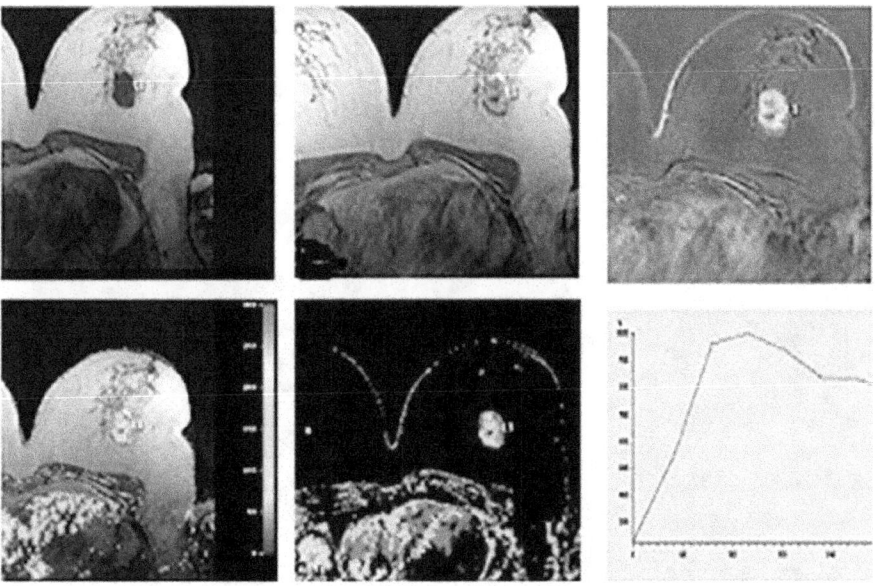

Diferentes imágenes de un estudio avanzado de RMN de mama.
Incluye imágenes pre y post contraste, imágenes de realce y curva de captación.

ANEXO.- BIOGRAFÍAS

Son muchos los nombres propios que han ido apareciendo a lo largo del texto. Unidades de medida, teoremas, leyes, análisis matemáticos, fenómenos físicos e, incluso, artefactos llevan su nombre.

Al estructurar los contenidos del libro me pareció interesante incluir una pequeña biografía de algunos de ellos como una forma de vincular un nombre o un apellido con el extraordinario legado que, en el cien por cien de los casos, hay detrás de los mismos.

Con toda seguridad otros muchos deberían, también, ser reseñados. Pido disculpas, de antemano, por ello.

Han sido ordenados siguiendo, exclusivamente, un criterio alfabético.

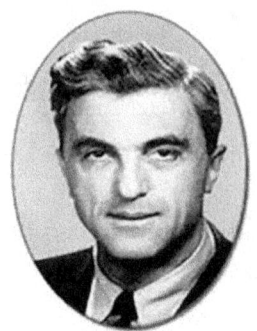

Félix Bloch
(1905-1983)

BLOCH, FELIX: De origen judío, nació en Suiza (Zúrich) en 1905. En esta misma ciudad cursó estudios de ingeniería y de física. A partir de 1927 continuó con los estudios de física en la Universidad de Leipzig en la cual se doctoró en 1928. Permaneció en Alemania hasta 1933. Durante estos años estudió con Heisenberg, Pauli, Fermi y Bohr.

Con la llegada al poder del Tercer Reich emigró a EEUU y comenzó a trabajar en la Universidad de Stanford en 1934. Unos años después (1939) obtuvo la nacionalidad norteamericana y durante la segunda guerra mundial trabajó en el programa nuclear en el Laboratorio Nacional de Los Álamos. Tras dimitir del mismo colaboró en la Universidad de Harvard en los trabajos de desarrollo del radar.

Sus trabajos con campos magnéticos le llevaron a determinar el **momento magnético del neutrón** y a ser considerado uno de los padres de la Resonancia Magnética Nuclear.

Como reconocimiento a estos trabajos obtuvo el Nobel de Física en 1952, premio que compartió con el físico Edward Purcell de la Universidad de Harvard.

Falleció en 1983.

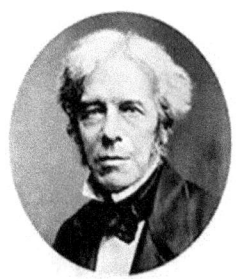

Michael Faraday
(1791-1867)

FARADAY, MICHAEL: Nacido en Newington, Gran Bretaña, en 1791 se trata, sin ningún género de dudas, de uno de los físicos más importantes de la historia de la ciencia.

Nació en el seno de una familia muy humilde y desde muy pequeño trabajó como repartidor de periódicos, primero, y como encuadernador en una librería, después. Este último trabajó le llevó a leer determinados artículos científicos que le pondrían en la senda de lo que sería su futuro. Éste comenzó cuando fue contratado como ayudante por el químico Humphry Davy.

Trabajando con hidrocarburos **descubrió el benceno** y las primeras reacciones de sustitución orgánica, desconocidas hasta entonces.

Basándose en los descubrimientos de *Oersted*, sobre campos magnéticos generados por corrientes eléctricas, desarrolló el primer motor eléctrico y descubrió el fenómeno de la **inducción electromagnética**. A partir de las observaciones de que un imán en movimiento a través de una bobina induce, en ella, una corriente eléctrica describió matemáticamente la ley que expresa la producción de energía eléctrica por un imán.

Introdujo el **concepto de líneas de fuerza** para representar los campos magnéticos.

Falleció en Londres en 1867.

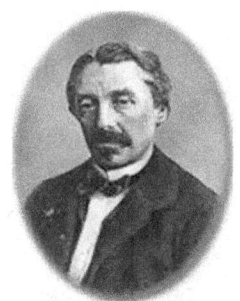
Jean-Bernard-Leon Foucault
(1819-1868)

FOUCAULT, JEAN BERNARD LÉON: Físico francés nacido en 1819. Ha pasado a la historia de la ciencia por su demostración científica de la rotación de la tierra mediante el denominado "**péndulo de Foucault**".

La demostración más importante la realizó en el Panteón de Paris el 23 de marzo de 1851. Utilizó como péndulo una bala de cañón de 26 kilos colgada de la bóveda mediante un cable de 67 metros de largo.

Pero no fue ésta su única contribución a la ciencia puesto que **midió la velocidad de la luz**, inventó el giróscopo y realizó las primeras fotografías del sol.

Descubrió, también, que la fuerza que se requería para que un disco de cobre girara era mayor cuando el disco era situado entre los polos de un imán y que el disco se calentaba como consecuencia de las corrientes inducidas en el metal.

A estas corrientes inducidas se las denomina **Corrientes de Foucault** o corrientes de Eddy.

Falleció en Paris en 1868 y está enterrado en el cementerio de Montmartre de esta ciudad.

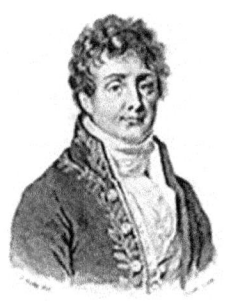

Jean Baptiste Joseph Fourier
(1768-1830)

FOURIER, JEAN BAPTISTE JOSEPH: Nación en Auxerre, Francia, en 1768. Fue educado por los benedictinos y, debido a su buena posición familiar, pudo acceder en el ejército a una cátedra de matemáticas.

Participó junto a Napoleón en la expedición oriental de 1798 y fue nombrado gobernador del Bajo Egipto. Tras regresar a Francia comenzó sus experimentos sobre la propagación del calor que culminaron en 1822 con la publicación de la **Teoría analítica del calor**, basándose parcialmente en la ley del enfriamiento de Newton.

Sus trabajos más importantes versaron sobre la descomposición de funciones periódicas en series trigonométricas convergentes denominadas **Series de Fourier**.

Ingresó en la Academia Francesa en 1817 y desde 1822 hasta su muerte fue secretario de las secciones de matemáticas y física.

Falleció en Paris en 1830 y dejó sin concluir su trabajo sobre resolución de ecuaciones que se publicó al año siguiente y contenía una demostración de sus estudios sobre la forma de calcular las raíces de una ecuación algebraica.

La **transformada de Fourier** recibe este nombre en su honor y su nombre se encuentra grabado en el listado de setenta y dos científicos que figura en la *Tour Eiffel*.

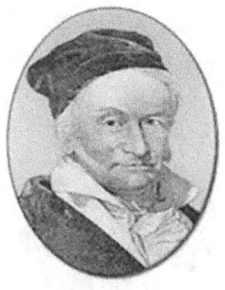

Carl Friedrich Gauss
(1777-1853)

GAUSS, JOHANN CARL FRIEDRICH: Matemático, físico y astrónomo alemán nació en Brunswick en 1777. Dicen que fue un niño prodigio; aprendió a leer solo y sus primeros y muy importantes descubrimientos los hizo siendo todavía adolescente.

A los 21 años ya había terminado su gran obra, "**Disquisiciones Aritméticas**", con varias secciones dedicadas a la **Teoría de los Números**.

En 1831 predijo con exactitud el comportamiento orbital del asteroide Ceres, utilizando el método de los mínimos cuadrados que él mismo había desarrollado en 1794 y que, aún hoy, sigue siendo una herramienta de trabajo en muchos cálculos astronómicos.

Se puede afirmar que contribuyó, de manera muy importante, en campos tan diferentes como el análisis matemático, la teoría de los números, el álgebra, la geometría, la óptica y el magnetismo.

En 1807 aceptó el puesto de profesor de astronomía en el Observatorio Astronómico de Gotinga, cargo que ocupó hasta su muerte. Durante todo este tiempo se dedicó a afianzar sus postulados sobre geometría, prescindiendo de los postulados de Euclides, y profundizó en el estudio de ecuaciones diferenciales y secciones cónicas.

Falleció en Gotinga en 1855.

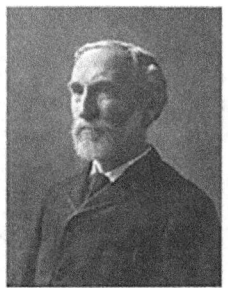
Josiah Willard Gibbs
(1839-1903)

GIBBS, JOSIAH WILLARD: Físico estadounidense nacido en 1839 en New Haven considerado uno de los padres de la termodinámica teórica.

Estudió en Yale y fue la primera persona que obtuvo el doctorado en ingeniería por esta universidad. Tras un periplo de tres años por distintas capitales europeas, en 1871, regresó a Yale donde fue nombrado profesor de física matemática en esta prestigiosa universidad. Dedicó su trabajo al estudio de la termodinámica y a la utilización del cálculo vectorial en la física.

A él debe su nombre el **fenómeno de Gibbs**, que explica como a medida que aumenta el número de términos de una serie de Fourier ésta se va aproximando a una onda cuadrada puesto que las oscilaciones se vuelven más rápidas y más pequeñas pero los picos no desaparecen.

Este fenómeno explica la existencia de artefactos en anillo en procesamiento de imágenes digitales, también denominados **artefactos de truncación o artefactos de Gibbs**.

Falleció en 1903.

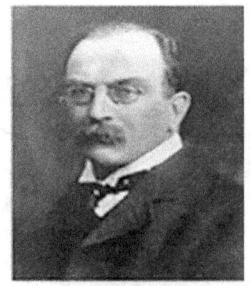

Joseph Larmor
(1857-1942)

LARMOR, JOSEPH: Físico y matemático norirlandés nacido en 1857. Trabajó sobre todo en física matemática, relatividad, mecánica celeste y electrodinámica.

Entre sus aportaciones figura la demostración de que el electrón tenía masa y sentó los cimientos de la electrónica en la obra "**Éter y materia**".

En dicha obra sostenía que la materia estaba formada por partículas elementales moviéndose en el éter.

Explicó, también, la división de las líneas espectrales en un campo magnético por la oscilación de los electrones.

En 1896 publicó "**La influencia de un campo magnético sobre la radiofrecuencia**".

Falleció en Irlanda del Norte en 1942.

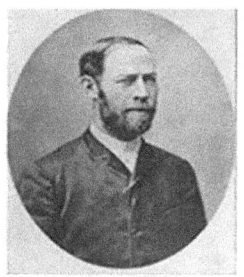

Heinrich Rudolf Hertz
(1857-1894)

HERTZ, HEINRICH RUDOLF: Físico alemán, nacido en Hamburgo en 1857, descubridor del efecto fotoeléctrico así como de la producción, detección y propagación de las ondas electromagnéticas. Ingeniero de profesión abandonó la misma para dedicarse a la investigación física.

Confirmó experimentalmente las teorías de Maxwell respecto a la identidad entre ondas luminosas y ondas electromagnéticas. **Calculó la velocidad de propagación de las ondas en el aire** aproximándose mucho a la velocidad de 300.000 kilómetros por segundo establecida por Maxwell. Consiguió transmitir ondas electromagnéticas dando lugar a la telegrafía sin hilos. Marconi utilizó una de sus publicaciones para construir un emisor de radio y Popov adaptó un descubrimiento de Hertz para el registro de tormentas eléctricas.

De su nombre derivan las denominadas **ondas hertzianas**, utilizadas en la radio, y el **hertzio**, unidad de frecuencia que equivale a un ciclo por segundo.

Descubrió el **efecto fotoeléctrico**, explicado después por Einstein, al observar que un objeto cargado eléctricamente perdía su carga al ser iluminado por luz ultravioleta.

Falleció en 1894 cuando sólo contaba 36 años.

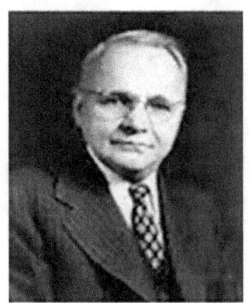

Harry Nyquist
(1889-1976)

NYQUIST, HARRY: Nacido en Suecia en 1889 emigró a EEUU, con su familia, a la edad de 8 años. Estudió ingeniería eléctrica en la Universidad de Dakota del Norte y física en la Universidad de Yale.

Trabajó en el departamento de investigación de *AT&T* y continuó en dicha empresa cuando ésta pasó a denominarse *Bell Telephone Laboratories*. Trabajó en la estabilidad de amplificadores de retroalimentación, fax, telegrafía, televisión y en otros campos de la comunicación. Colaboró en el desarrollo del primer fax de *AT&T*.

Sus trabajos fueron muy importantes para el desarrollo de la **Teoría de la Información**. Su aportación consistió en determinar que el número de pulsos independientes por unidad de tiempo que pueden ser transmitidos por un canal de telégrafo está limitado al doble del ancho de banda del canal y es lo que se denomina **Teorema de muestreo de Nyquist-Shannon**.

Falleció en 1976.

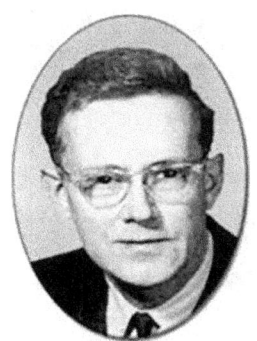

Edward Purcell
(1912-1997)

PURCELL, EDWARD MILLS: Físico norteamericano, nacido en 1917, se doctoró en Harvard en 1938.

Entre 1941 y 1945 trabajó en la construcción de un radar de microondas en el *Massachusetts Institute of Technology*.

Al año siguiente, en 1946, obtuvo la cátedra de física en la Universidad de Harvard.

Fue quién demostró la **existencia del hidrógeno en el espacio interestelar** y logró detectar las microondas emitidas por el hidrógeno en este espacio.

Sus investigaciones sobre los campos magnéticos en el núcleo atómico posibilitaron el **desarrollo de la RMN** y por ellas se le concedió el Nobel de Física en 1952, junto a Felix Bloch (otro de los padres de la Resonancia Magnética) cuyos trabajos le habían llevado a determinar el momento magnético del neutrón.

Falleció en Cambridge en 1977.

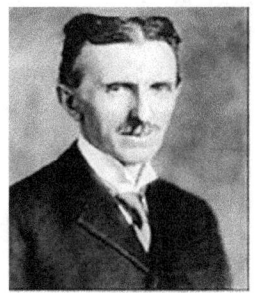

Nikola Tesla
(1856-1943)

TESLA, NIKOLA: Nació en Smiljan, actual Croacia, en 1856. Estudió física en las universidades de Graz y Praga y, a los 26 años, tras trabajar en distintas empresas eléctricas en Francia y Hungría se trasladó a EEUU donde trabajó con Thomas Alba Edison, partidario de la corriente eléctrica continua. Tras discutir con éste, se asoció con G. Whestinghouse y ganaron la batalla de la **distribución de energía eléctrica** a favor de la corriente alterna.

Dedicó parte de su vida al estudio del fenómeno del electromagnetismo. Fruto de estos trabajos fue el descubrimiento del principio del campo magnético rotatorio y la creación del primer motor eléctrico de inducción de corriente alterna. Posteriormente inventó el motor de inducción de corriente trifásica.

A él se debe la constatación de que el cuerpo humano es capaz de conducir corrientes de alta frecuencia sin sufrir ningún daño.

Debido a sus afirmaciones, aparentemente increíbles e inverosímiles, fue considerado un científico "loco" y ello terminó condenándolo al ostracismo.

La unidad de inducción magnética en el Sistema Internacional fue llamada Tesla en su honor.

Falleció en Nueva York en 1943.

AGRADECIMIENTOS Y REFERENCIAS

A LAS PERSONAS

Si, como dije al principio del libro, el profesor **Jaume Gili** fue la persona que me introdujo el "gusanillo" en el cuerpo, **los alumnos**, que a lo largo de los últimos siete años han "aguantado" mis clases, han sido los que por turnos rotativos se han encargado de alimentarlo. De nuevo, mi agradecimiento para el primero y mi afecto y camaradería para los segundos.

El mismo agradecimiento para mis compañeros, **Técnicos y Radiólogos**, del Servicio de Diagnóstico por Imagen del Hospital Universitario de Guadalajara con los que he compartido muchas horas de trabajo y con los que he aprendido no pocos de los aspectos que en estas páginas, mejor o peor, han quedado reflejados. Algunos, incluso, tuvieron la "osadía" de animarme a publicar lo escrito; algo que, en principio, ni siquiera se me había pasado por la cabeza. No incluyo sus nombres, pero ellos saben quiénes son. Gracias, de verdad.

Pero si hay alguien a quien debo todo mi agradecimiento es a **Elena**, mi mujer. A ella quiero dedicar estas páginas que, sin duda, compartirá con gusto con nuestro hijo **Miguel** quien, de manera seguramente distorsionada, siempre ha visto a su padre como un modelo de empleado público. No creo serlo; pero oírlo de sus labios me enorgullece. Ellos me han apoyado y alentado en todo momento. Gracias.

A LOS LIBROS

La base para la confección de este pequeño manual lo constituye parte del material que, a lo largo de los últimos siete años, he ido utilizando y revisando para impartir las clases de RMN a los alumnos del Ciclo Superior de Imagen Diagnóstica del Hospital Universitario de Guadalajara.

Dicho material provenía de múltiples fuentes y autores. A decir verdad, intentaba aprovechar "todo lo que caía en mis manos" por lo que de muchos de ellos cometí el imperdonable error de no guardar las reseñas bibliográficas. Pido disculpas por ello y les rindo mi agradecimiento junto a los autores, revistas, sociedades y web que siguen a continuación.

AUTORES

ALMANDOZ, T.: Guía práctica para profesionales de Resonancia Magnética. Bilbao: Osatek S.A. 2003.

ARIAS, MARÍA SELMA; IZQUIERDO, MARÍA LUISA: Espectroscopía de Resonancia Magnética Nuclear.

BUSHONG, S. C.: Magnetic Resonance Imaging. Ed. Mosby. 1996.

BUXTON, R. B., FRANK L.R. Y PRASAD P.V.: Principles of diffusion and Perfusion MRI.

FERNÁNDEZ LLATAS, CARLOS: Resonancia Magnética Nuclear. INP.

GARCÍA SEGURA, J.M.: Espectroscopía in vivo por resonancia magnética nuclear. Eudema, S.A. Madrid, 1991.

GIL BELLO, DAMIÁN: Semiología básica de la resonancia magnética. UDIAT. Parc Taulí.

GILI PLANAS, JAUME: Biofísica de la resonancia magnética aplicada a la clínica. V (05-1).

GILI PLANAS, JAUME: Introducción biofísica a la resonancia magnética en neuroimagen. V (03-2).

HOLGADO CARRANZA, TERESA: Medios de contraste en RM. Presentación breve. Hospital Universitario Virgen Macarena.

KELLER, PAUL J. y D. PH.: Basic principles of MR imaging. G.E.
MARTÍN MARTÍNEZ, JULIO: Medios de contraste de distribución intracelular y mixta en RM abdominal. Unidad de Diagnóstico por la Imagen de Alta Tecnología (UDIAT). Corporación Sanitaria del Parc-Taulí.

MAZAS ZORZANO, VICTOR; MAZAS ARTASONA, LUIS: Manual de usuario de la consola de los aparatos de Resonancia Magnética de GE Healthcare (Signa 1,5 y Signa Excite HD). Hospital Universitario Miguel Servet.

PEBET, NICOLÁS: Resonancia Nuclear Magnética. Monografía.

SAVALL CLIMENT, DAVID; MORATAL PÉREZ, DAVID; CHAUSTRE MENDOZA, LUIS FABIÁN; MARTÍ-BONMATÍ, LUIS; RIETA, JOSÉ JOAQUÍN; VAYÁ, CARLOS: Herramienta didáctica para el estudio de los principios físicos de la imagen por resonancia magnética: El comportamiento del espín. Departamento de Ingeniería Electrónica (Universidad Politécnica de Valencia). Departamento de Radiología (Clínica Quirón de Valencia).

SHELLOCK F.G.: Reference manual for Magnetic Resonance Safety. Ed. Amirsys Inc. 2003.

SHELLOCK F.G. y KANAL E.: Magnetic Resonance: Bioeffects, Safety and Patient

REVISTAS Y MONOGRAFÍAS

ANALES DEL SISTEMA SANITARIO DE NAVARRA V 30, nº 3: Principios básicos de resonancia magnética cardiovascular (RMC).- Secuencias, planos de adquisición y protocolo de estudio. Pamplona 2007.

MONOCARDIO: Resonancia magnética y corazón. Sociedad Castellana de Cardiología. 2ª época: Vol. III. Número 1. 2001.

MONOGRAFÍA SERAM: Aprendiendo los fundamentos de la resonancia magnética. Coordinadores: Oleaga Zufiría, Laura y Lafuente Martínez, Javier. Editorial Médica Panamericana. 2006.

UNIDAD DE RESONANCIA MAGNÉTICA DEL HOSPITAL JUAN CANALEJO: Resonancia Magnética con fines médicos.

SOCIEDADES

American College of Radiology (ACR)

International Commission on Non-Ionizing Radiation Protection (ICNIRP)

International Commission on Radiation Units & Measurements (ICRU)

Radiological Society of North America (RSNA)

Sociedad Española de Física Médica (SEFM)

Sociedad Española de Radiología Médica (SERAM)

U.S. Food and Drug Administration (FDA)

PÁGINAS WEB

https://es.wikipedia.org

http://elbaulradiologico.blogspot.com.es

www.biografiasyvidas.com

www.covidiem.com

www.ge.com

www.geocities.ws

www.guerbet.com

www.monografías.com

www.MRIsafety.com

www.philips.com

www.radiologyinfo.org/sp

www.radiology.upmc.edu/MRsafety

www.rocities.com

www.scielo.org

www.siemens.com

www.slideshare.net/lollero/medios-de-contraste-en-rm

www.toshiba.com

www.ingramcontent.com/pod-product-compliance
Lightning Source LLC
Chambersburg PA
CBHW081433170526
45166CB00008B/2192